HISTOIRE D'URGENCES

DU MÊME AUTEUR

Urgentiste, Fayard, 2004.

Patrick Pelloux

HISTOIRE D'URGENCES

Préface de Philippe Val

Dessins de Charb

le
cherche
midi

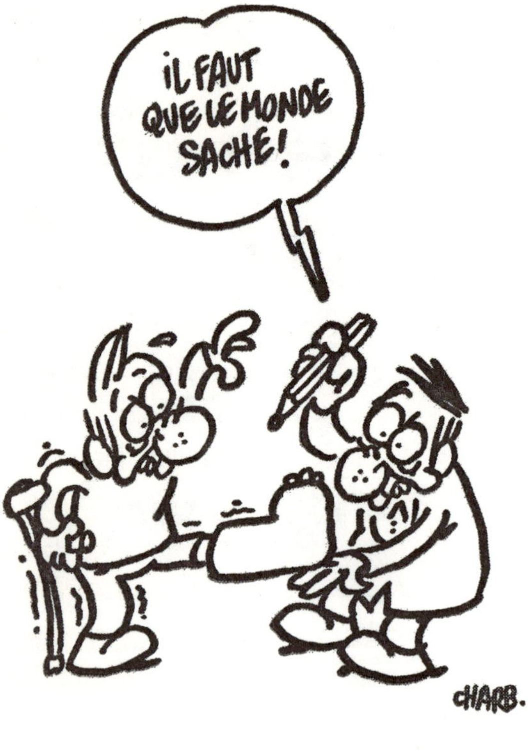

23, rue du Cherche-Midi, 75006 Paris.

Vous pouvez consulter notre catalogue général et l'annonce
de nos prochaines parutions sur notre site Internet :
cherche-midi.com

PRÉFACE

C'était il y a quelques années. Un journal de minuit, à la télé. Un type, un médecin, parlait des urgences. J'ai tout bien écouté, j'ai tout compris, j'étais d'accord avec ce que disait le monsieur. À la fin, j'ai noté son nom sur un bout de papier. Le lendemain matin, je l'ai appelé au téléphone et je l'ai invité à déjeuner. On est devenus amis. C'était bien avant la canicule. Il n'était pas encore devenu l'urgentiste préféré des Français, mais c'était le mien. Je trouvai l'homme vif, intelligent, chaleureux, sensible. Et pour un type confronté à toute la violence et à toute la misère du monde, il était habité par un enthousiasme et une absence de cynisme remarquables.

Souvent les médecins sont lourds. Leurs blagues sont lourdes, comme leur compte en banque. Patrick est léger et il est pauvre par négligence. Dès le début, je lui ai suggéré d'écrire. Réfléchis, prends ton temps, laisse venir. Si un jour ce que tu sais devient insupportable parce que tu ne peux pas en parler comme tu voudrais, on en discutera. Deux années sont passées. Si Patrick tient le coup, c'est paradoxalement – comme le roseau de La Fontaine – parce qu'il est fragile. Un chêne serait tombé depuis longtemps. C'est qu'il en voit de toutes les couleurs ! Non seulement pendant ses gardes à l'hôpital, mais avec la hiérarchie, le ministère. .

Un jour, il m'a dit : « Je crois que je vais écrire, mais ce n'est pas mon métier. » Je lui ai conseillé de faire ce que j'avais fait moi-même lorsque j'ai commencé à faire du journalisme. J'ai lu

Choses vues, ces fameuses notes de Victor Hugo jetées à la hâte, géniales, brutes de décoffrage, où faits et commentaires sont deux instruments de percussion qui s'entrechoquent au gré de l'humeur du compositeur, pour faire « sonner ». L'insouciance pour la forme que prendra le texte y dédramatise l'acte d'écrire. Le texte a l'apparence rassurante d'une respiration naturelle, qui ne l'est pas, bien sûr, mais, du moins, il n'a pas l'aspect impressionnant d'une tragédie en alexandrins. Et puis il donne faim. Faim de la réalité. Faim de voir surgir de la singularité.

Patrick a un point commun avec Hugo : il croit en l'humanité. Et celui qui s'en moque ferait bien de le faire discrètement, parce qu'un jour ou l'autre il arrivera aux urgences agonisant, et il sera bien content de trouver un médecin qui croit en l'humanité.

L'univers change de sens selon le point à partir duquel on le contemple. Le point de vue des urgences est un des plus riches, des plus féconds, pourvu que celui qui y travaille ne cède pas à la tentation de trop se blinder. Je ne sais pas comment Patrick a tenu si longtemps sans écrire. Il faut dire qu'il parle. Mais ce n'est pas pareil. On peut fuir et se fuir en parlant. Écrire, c'est se rejoindre, faire durer ses sensations, rattraper les pensées perdues, faire des points, récupérer sans cesse le pourquoi de ce que l'on fait, ne pas oublier pourquoi l'on est devenu médecin.

Aux urgences, on est confronté aux sentiments dans leur forme paroxystique. La joie, le chagrin, le désespoir, la peur, la souffrance, la solitude, tout ce que produit notre propre négligence humaine, tout ce que produit la société concentre là sa violence, tout ce que produit l'imprudence, l'inconscience, l'innocence, tout passe aux urgences. Les urgences, c'est humain, sociologique, philosophique, scientifique, éthique, et politique. Patrick Pelloux est un journaliste de l'extrême. Si vous voulez comprendre quelque chose au monde dans lequel on vit, il faut lire Patrick Pelloux.

Il s'emporte, désespère, s'enthousiasme, s'attendrit, mais surtout il rapporte. Il est reporter. Il ne cesse, chronique après chronique, de nous apprendre quelque chose sur nous-même, il nous déculpabilise de nos douleurs et de nos angoisses morbides, il nous renseigne sans erreur possible sur la société dans laquelle on vit, parce que les urgences ne mentent pas. Tout y est nu. La bêtise et l'inconscience du ministre s'y traduisent directement sur notre corps en perdition par un raccourcissement du temps qui nous sépare de la mort ou un allongement du temps qui nous sépare du soulagement, ou les deux.

Il faut lire Patrick Pelloux. C'est tonique. On a presque envie de se casser quelque chose pour aller le voir. Il a la lucidité joyeuse. Je pense que son témoignage hebdomadaire dans *Charlie Hebdo* a apporté quelque chose de très précieux, et à l'équipe, et à nos lecteurs. Au fil de ces chroniques, Patrick nous apprend quelque chose du rapport entre le pouvoir et le corps, que l'honnête homme d'aujourd'hui ne peut pas ignorer.

Philippe VAL

Il ne pouvait m'arriver meilleure rencontre que celle-ci. Accepter, après maintes hésitations, d'écrire *dans Charlie Hebdo*... Il y a sans doute des moments dans nos vies où nous sommes à la croisée des chemins ; ces petits moments de bonheur si intense où le choix qu'on a fait est le bon ! Jamais je n'aurais osé frapper à la porte de ce journal.

Vous n'entrez pas à *Charlie Hebdo* comme dans un moulin, et si vous croyez trouver une bande de joyeux lurons, vous vous trompez complètement. Faire rire est un travail rigoureux. *Charlie*, c'est une grande équipe de rédaction, travailleuse, méticuleuse, préparant chaque semaine, comme le dit Philippe Val, une sorte de pièce de théâtre pour faire rire le plus de monde possible... Et cela dure depuis des dizaines d'années, en toute indépendance.

Fan, je l'étais, depuis tout petit, de tout ce que représente *Charlie Hebdo* dans le paysage des médias et de la presse en France. J'avais gardé des articles de Val, Cavanna, Biard ou les dessins de Charb, Cabu, Tignous, Luz... Je me souvenais, étant môme, du scandale de la « une » de Charlie pour la mort de De Gaulle, « Bal tragique à Colombey », ou de la campagne de Coluche...

Je me retrouvais donc, un jeudi de novembre 2004, autour de la table en fer à cheval, plein de doutes et d'interrogations. Je trouvais que ce que j'écrivais n'était vraiment pas bon. On croit toujours que c'est simple, une chronique hebdomadaire. Mais ça demande une rigueur et un travail considérables. En plus, Val m'avait demandé de lire Hugo, et particulièrement *Choses vues*... La barre ne pouvait être plus inaccessible ! J'ai tout de suite travaillé main dans la main avec Gérard Biard, brillant rédacteur en chef et journaliste de talent.

Le premier papier me fit regarder les étoiles pendant une quizaine de jours. Un trac pas possible. Je ne trouvais ni le style, ni l'intérêt de ce que j'écrivais... Gérard et Charb ont alors introduit le texte par ces mots : « Pour consoler les téléspectateurs de la fin de la 48e saison d'*Urgences*, *Charlie* a décidé de faire appel à Patrick Pelloux, médecin urgentiste, qui, régulièrement, nous donnera des nouvelles de l'hôpital public. » Et Cabu m'a dessiné dans un médaillon, qui fait encore rire tout le monde.

Cette première remporta son petit succès. Mais pas le temps de le savourer que, déjà, le jeudi était là, et la trouille de la page blanche me reprenait... Ça fait trois ans que ça dure, pour mon plus grand bonheur.

Nous avons donc fait ce premeire recueil de chroniques d'urgences de *Charlie Hebdo*. Comme on dit dans les films, toute ressemblance serait une pure coïncidence. Chaque chronique parle de faits réels, mais tout a été changé – sexe, date, noms –, afin de protéger tout le monde, les personnels, les malades, les familles... Ce sont des chroniques de la vie ordinaire, cette vie que tout un chacun croise sans la voir. Elles sont précédées d'une petite introduction, pour donner des nouvelles éventuelles des personnes décrites... Il y a des dessins de Charb. Nous avons remis les dessins de chaque chronique sans rien modifier, ni le format, ni le graphisme... parfois il n'y a pas de dessin parce que Charb avait mieux à dessiner ! Bonne lecture et amusez-vous bien au cours de ce voyage dans un service d'urgences comme si vous y étiez, et ainsi remonter le temps qui passe trop vite.

UN BRANCARD EN LISTE D'ATTENTE

24 novembre 2004

En médecine d'urgence, le plus difficile à supporter, ce sont les histoires de détresse humaine. Nous sommes à la croisée des drames, essayant avec nos maigres moyens de sortir les malades de leur douleur, quelle qu'elle soit.

Prenons cette dame de plus de quatre-vingt-dix ans, encore belle, d'une dignité peut-être d'un autre âge. Elle vit seule, n'a plus personne. Les pompiers sont entrés chez elle car les voisins ne l'entendaient plus. On retrouve quelques papiers, bien rangés, datant de l'entre-deux-guerres. Elle ne peut plus parler ni bouger. Les infirmières, qui ont l'âge que cette dame avait sur ses photos d'identité, lui parlent, les aides-soignants sont calmes, prévenants, présents. En la déshabillant, on voit sur l'avant-bras gauche un tatouage, un numéro. Il y a encore des gens qui ont connu les camps de concentration, la barbarie nazie, les horreurs de la guerre...

On fait le bilan et les examens. Nous découvrons une hémorragie cérébrale massive, au-delà de tout recours thérapeutique. Eh oui, on ne peut pas tout, et surtout pas l'impossible. Nous devons donc la garder, être près d'elle, pour que sa mort, qui s'annonce, ne soit pas à l'image des souffrances qu'elle a vécues dans sa jeunesse. Il faut trouver un lit. Mais il est tard. 3 heures du matin, aucun lit dans aucune des structures d'urgence sur Paris. Refusée dans les cliniques privées, qui s'intéressent plutôt désormais aux spécialités chirurgicales et rentables. Il y a de moins en moins de lits en France pour hospitaliser les malades. Et, contrairement aux effets d'annonce successifs, rien ne s'arrange. Les hôpitaux vont même prochainement se transformer en entreprises industrielles : management, efficience, rentabilité...

Alors, cette vieille dame, elle va attendre sur un brancard. Faisant confiance à la collectivité et à ses personnels hospitaliers pour l'aider. Ils le font : on s'arrange pour lui laisser un box de soins des urgences rien que pour elle. L'équipe s'affaire pour qu'elle soit bien. Elle s'est peut-être battue il y a soixante ans pour défendre le système de santé, créer la Sécurité sociale. Ou bien était-elle une anonyme déportée comme des millions, dans une France de l'arbitraire.

On attend. Les services sont tous débordés, et, douze heures après, il n'y a toujours pas de lit. Alors, la vieille dame meurt. Sans s'en apercevoir, restant dans un coma profond. Elle meurt avec le soutien d'un personnel hospitalier dévoué et humain, mais pas dans un lit, sur un brancard.

C'est le quotidien des urgences et du système hospitalier. Et on nous demande 850 millions d'économie sur trois ans... Il faudra bientôt prendre rendez-vous pour mourir.

LES FANTÔMES EXISTENT

1er décembre 2004

Faire un journal est une aventure humaine, une véritable construction avec des fondations, une pièce principale et des aménagements. Chaque conférence de rédaction est une confrontation d'idées, un échange de réflexions. Je découvrais un univers de rigueur et d'intelligence.

La misère et la précarité ne sont pas le lot des seules soirées de charité. Au quotidien, les personnels des services d'urgences les prennent en charge. Tous les jours, ils gèrent de très complexes cas de détresse profonde, où s'imbriquent le médical, le psychologique et le social. Il faut beaucoup de temps pour démêler les nœuds de la vie d'un individu. Quelques professionnels de la santé ou statisticiens zélés aimeraient bien voir ces cas extrêmes adressés directement aux centres sociaux. Or l'hôpital public, le service public, a aussi pour but de lutter contre les inégalités. Nous ne sommes pas là uniquement pour flatter de la maladie académiquement valorisée.

Tout commence bien souvent par la prise en charge sur le trottoir par les sapeurs-pompiers. L'état d'ivresse aiguë est le plus fréquent. Car l'alcool est l'anxiolytique du solitaire.

Ce petit homme a quinze ans. Et aujourd'hui, s'il faut aider quelqu'un, cela doit être lui. Nous l'examinons et le gardons en observation. On réalise les examens et l'assistante sociale bosse sur son cas. Qui est-il, a-t-il une famille, comment en est-il arrivé là ? Il ne parle pas français. Il a déjà un visage marqué par les cicatrices de la violence du monde de la rue.

Le temps passe, son état est beaucoup moins sérieux que celui de tous ces malades que nous prenons en charge en même temps. Mais nous poursuivons notre enquête sociale d'urgence.

Dans ses poches, quelques papiers froissés, salis, nous aident. Peut-être pourra-t-on ainsi renouer le dialogue ou le contact avec des proches, de la famille. Éviter que ne s'aggrave la situation. Dans son cas, tout est compliqué : plus de parents, un ancien foyer d'hébergement duquel il a été exclu pour violence...

Ne pas fermer les yeux sur ce môme malgré tout le boulot et les urgences très graves qui arrivent. Et si nous étions sa chance de retrouver un chemin ? On fait un signalement aux services sociaux, on cherche un hébergement. Cela demande du temps. Les services de la justice sont débordés, la brigade des mineurs aussi. Soudain, le rappel arrive. Il est connu. Il a déjà été condamné pour des vols, jugé plusieurs fois, placé tout autant de fois, et il n'a plus de famille. Il est connu partout et souhaité nulle part. Il semble avoir épuisé tous les recours, tous les systèmes.

On lui parle. Il comprend qu'on sait qui il est. On lui remet l'adresse du foyer où il est attendu et, tout aussi vite, il part. Que fera-t-il pour exister ? La délinquance est la seule solution que lui indique la société. Il reviendra aux urgences. Nous ferons tout pour le soigner, jusqu'au jour où les hôpitaux exigeront une carte bleue avant toute prise en charge.

Nous générons nos propres ghettos. Ils se construisent sur les manques de moyens de plus en plus évidents de services publics débordés par la misère. Ainsi, des sortes de fantômes sociaux bien réels, bien vivants, hantent nos villes. Ils sont exclus de tout, même de la justice. Nous ne les voyons pas, ou nous ne voulons pas les voir. Ils font peur, forcément, puisqu'il ne leur reste que l'ivresse pour se soigner, que la violence pour exister.

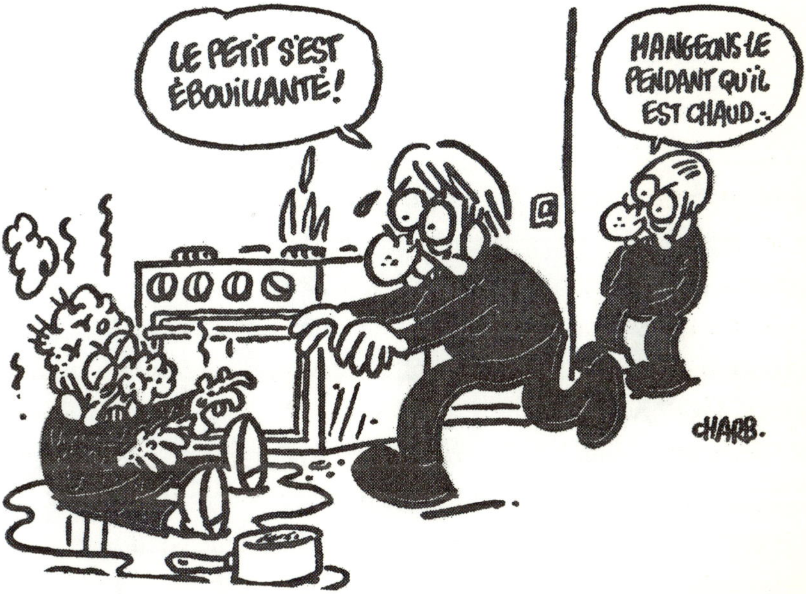
LE PETIT S'EST ÉBOUILLANTÉ !
MANGEONS-LE PENDANT QU'IL EST CHAUD...
CHARB.

UNE JOURNÉE BANALE

8 décembre 2004

À force d'entendre que « les malades n'ont rien à faire aux urgences », il fallait bien expliquer le quotidien bien banal de toutes celles et ceux qui travaillent à l'hôpital et aux urgences. Mais surtout défendre l'idée que les usagers du service public ne sont pas coupables d'utiliser le service public hospitalier pour lequel la nation s'est battue pendant des siècles.

Alors, comme ça, « les gens qui viennent aux urgences n'ont rien à y faire », ou « ils devraient aller ailleurs », ou encore « ce ne sont pas de vraies urgences mais que des gens pressés » ? Ainsi, dans le langage technocratique des responsables administratifs et médicaux, les services d'urgences sont « inutiles ». Dans leur monde parfait et normalisé, seuls les systèmes économiquement rentables doivent exister.

10 % des malades se présentant aux urgences et 65 % des sorties en préhospitalier (SAMU, en langage commun) sont des urgences absolues. On a alors entendu accuser les autres malades de n'avoir rien à faire aux urgences. D'abord, on ne connaît l'état de gravité d'un malade qu'après l'avoir examiné. On pourrait imaginer une société idéale où tout le monde aurait fait des études de médecine avant de naître et où l'on pourrait choisir l'heure et le type de son accident ou de ses blessures.

Dans le service où je travaille, au cours d'une journée banale, nous recevons en moyenne cent trente-cinq malades. Treize sont des urgences absolues (arrêt cardio-respiratoire, choc hémorragique, fractures, occlusion adbominale, brûlé grave, enfant atteint de convulsions...). Selon le discours des gestionnaires, les cent vingt-deux autres malades « devraient aller ailleurs » tous les jours de la semaine et à toute heure.

Parmi eux, neuf sont des urgences psychiatriques (risque suicidaire, rechute de dépression, conduite addictive, choc psychologique...). Nous avons, par exemple, aidé dans toutes ses démarches (soins, plainte, aide sociale) une femme victime de maltraitance par son mari.

Quarante-sept patients sont atteints d'un traumatisme : accidents de circulation, dans le cadre scolaire, ou du travail, chutes d'échafaudage, plaies de la main, fractures du col du fémur, morsure par un python... Soulignons parmi eux une dizaine d'agressions comme celle qu'a subie cette dame, littéralement massacrée pour le vol de son sac à main vide.

Soixante-cinq malades sont des urgences de type douleurs abdominales, pneumopathies sévères, pertes d'autonomie chez des sujets âgés, infections sévères, crises d'asthme, aggravation d'une leucémie, décompensations cardiaques...

L'hôpital est une communauté de moyens, de spécialités, de savoirs complémentaires mis en place pour le bien des malades, si toutefois on a des lits pour les accueillir... et non pas pour le bien des bilans budgétaires.

Et évidemment, il y en a toujours un qui vient parce qu'il a froid et faim. « Le social n'a rien à faire là », s'embrouille alors le gestionnaire. Mais nous sommes à l'Assistance publique-Hôpitaux de Paris, et pas dans une société privée lucrative. On lui donne à manger, et l'assistante sociale l'aide à trouver un hébergement. La richesse des hôpitaux est d'aider sans tomber dans la charité.

Le dénominateur commun à ces cent trente-cinq personnes qui ont recours aux urgences, c'est la douleur, physique et morale, ressentie, vécue. Ce sont ces mêmes raisons qui ont motivé en 2003 les 14 millions de personnes venues aux urgences hospitalières, en France, ainsi que les 15 millions d'appels téléphoniques au SAMU et les 150 000 sorties d'ambulances de réanimation.

Les services d'urgences, comme les hôpitaux, sont un garant de l'accès aux soins et de l'égalité des chances lorsque surviennent les coups les plus durs de la vie, pour les grandes ou petites détresses et blessures. Les équipes des urgences ont une réponse adaptée à la gravité de l'état des malades. Leur réponse est fonction des besoins des malades et non pas de ce qu'ils souhaitent « consommer ». Voilà cent trente-cinq raisons, pour l'ensemble de l'équipe des urgences, de se sentir chaque jour utile.

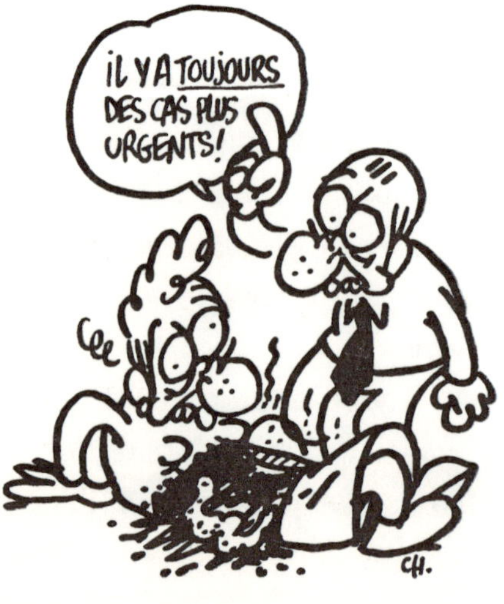

LA PORTE, BORDEL !

15 décembre 2004

Deux ans après, elle est toujours en panne, quasiment tous les trois jours. Il fallait bien finir par parler de cette porte. Derrière cette anecdote se cache le spectre de la privatisation et du non-remplacement du personnel ouvrier des hôpitaux, le manque de moyens quotidiens et le mépris des malades. Cet article de décembre 2004 aurait pu être écrit aussi en 2007... À quoi servent ces chroniques ? Je vous le demande !

Le premier contact avec un lieu, c'est la porte d'entrée. C'est un bon élément de réflexion sur la qualité de la structure où l'on se rend. Aux urgences, nous avons deux portes d'entrée, dites automatiques, pour faire une sorte de sas. Ces deux portes limitent un couloir glacial, avec parois en aluminium gris et vitres sales.

La première donne à l'extérieur, sur l'arrivée des véhicules de secours des pompiers et du SAMU. Elle est cassée depuis presque un an, après de multiples réparations qui n'ont jamais tenu. À force, elle ne tient plus sur ses gonds. On s'y est fait. On a même oublié qu'on attendait une réparation. On est bien loin de la série télé ou des reportages du JT de 20 heures sur le thème « Tout va bien ».

Jusqu'à l'autre soir, au moment où la seconde porte automatique est elle aussi tombée en panne. Certes, là encore, nous avons l'habitude qu'elle se bloque. Sauf que, ce soir-là, le thermomètre était en dessous de zéro.

Dans les hôpitaux, nous avons nos ouvriers. Ce sont des techniciens, des serruriers, des plombiers, des électriciens, des maçons, des menuisiers... Mais, comme cela coûte cher, progressivement, la sous-traitance fait son chemin. On ne les remplace plus, on appelle des entreprises extérieures, on prend les contrats d'entretien les moins chers... Alors les ascenseurs se dégradent et ne sont réparés qu'avec de grandes difficultés, les vitres des fenêtres sont de moins en moins nettoyées.

Ce soir-là, donc, la salle d'attente est pleine et devient, en plein air, glaciale. Les malades sur les brancards, les familles, le personnel, allez hop, tout le monde au frais ! Dans l'endroit où on a dénoncé la canicule, mieux vaut en rire... Les familles nous engueulent. Mais l'infirmière de l'accueil n'est pas responsable : elle aussi, dans sa blouse, se les gèle.

On appelle l'entreprise privée qui assure la maintenance : « On ne peut rien faire. » Alors les ouvriers de l'hôpital arrivent. Impossible de réparer, il faut des pièces qu'ils n'ont pas. Soit. Les idées fusent, nous remplaçons les deux portes par des bâches en plastique. Cela donne un côté Rungis ou entrepôt frigorifique. Bien loin du luxe « hight tech » de l'hôpital Georges-Pompidou ! On a remis trois radiateurs et on a tenu. On a tous fait notre boulot. Maigre fierté face au grand mépris des gouvernants.

Le lendemain, l'ouvrier de la boîte de maintenance des portes nous confiait que les portes automatiques des hôpitaux étaient les plus difficiles à entretenir. Beaucoup plus difficiles que celles des gares. Il faudrait des systèmes plus robustes, plus solides. Mais les hôpitaux sont à l'heure des économies. « Mais les urgences de Saint-Antoine sont connues, ils devraient y mettre le paquet... en termes de moyens. »

Le plus ridicule est donc là. Depuis cinq ans, on a vu défiler des délégations de ministres, mais cela n'a rien changé. Ni le cours des choses, ni la fermeture des portes !

Le plus drôle, c'est d'entendre madame Bernadette C., dans une émission de télé à la mode, dire qu'en trois semaines elle avait eu son permis de construire pour sa Maison des adolescents à Paris, entre l'hôpital militaire du Val-de-Grâce et la prison de la Santé. Voilà au moins une dame à qui on ne ferme pas la porte au nez. Au contraire, elles s'ouvrent toutes automatiquement.

De projet en projet, cela fait cinq ans que nous attendons le permis pour la construction de nouvelles urgences, une sorte de bâtiment virtuel, argument majeur du « demain ça ira mieux » du monde libéral. On aura alors des portes généreuses, accueillantes, qui se ferment et s'ouvrent à tout le monde. En attendant, la porte est grande ouverte au débat : nous prennent-ils pour des cons ? Oui.

ON EST LÀ POUR SOIGNER, PAS POUR CREVER !

22 décembre 2004

Le ministre Douste-Blazy a été « horrifié » après le massacre, à l'hôpital psychiatrique de Pau, d'une infirmière et d'une aide-soignante. Ce n'était pourtant qu'un avant-goût de l'hôpital public qu'il nous préparait : pas d'argent, pas de moyens, pas de personnel, pas de lits, mais la chaîne 13e Rue en « direct live ».

Le massacre de l'hôpital de Pau n'est pas une fatalité. C'est le résultat, malheureusement prévisible depuis des années, de la politique de paupérisation de la filière de santé, orchestrée par les pouvoirs publics.

Samedi dernier, la journée devait être une fête au centre hospitalier de Pau : le traditionnel arbre de Noël devait réunir tous les enfants du personnel. Mais il a fallu nettoyer le sang d'une infirmière qui a été décapitée, sa tête mise sur la télévision, et celui de sa collègue aide-soignante, égorgée à quelques pas. Je pense à elles, à la peur qu'elles ont dû avoir, aux cris d'effroi, à la douleur, à la terreur de leurs derniers instants. L'assassinat des soignants, ceux-là mêmes qui sont au cœur de l'action humaniste, est une sorte de symbole de la fin de l'humanité dans notre société.

Après une telle barbarie, les personnels d'autres entreprises auraient débrayé, avec raison. Ils auraient bloqué les trains, les camions... Les personnels hospitaliers ont continué à travailler, avec une sagesse quasi philosophique et une conscience professionnelle à toute épreuve – le mot n'est pas trop fort. Mais leur silence est un vacarme. Écoutez bien, comprenez ce qu'ils disent tout bas : le manque de personnel et de moyens, la fermeture en chaîne des lits... Et l'hôpital qui devient la dernière issue à tous les problèmes d'une société. Cet hôpital qui, chaque semaine, est accusé, montré du doigt : gaspilleur ! On exige des économies, le gouvernement s'apprête à le faire gérer comme une entreprise industrielle, fondée sur la rentabilité et l'activité. Et les soignants sont blessés et tués.

Pour les pouvoirs publics, la communication est réglée : visite de personnalités, un ministre et son aréopage, une petite cellule psychologique et, hop ! le tour est joué. L'oubli se fera en même temps que les cercueils seront recouverts de terre... Eh bien, cette fois, non ! La fracture entre les gouvernants et les gouvernés est désormais totale. Deux planètes sont en opposition : celle des personnels qui travaillent sur le terrain, au contact des malades, et qui mesurent les conséquences des restrictions budgétaires qui s'empilent depuis des années. Et l'autre, qui ne considère que ses statistiques et ses bilans comptables.

Le 20 janvier 2004, nous avions, avec une délégation d'urgentistes de l'AMUHF (Association des médecins urgentistes hospitaliers de France), parlé des violences aux urgences avec un certain ministre de l'Intérieur nommé Sarkozy. Il nous a fait plein de promesses. Dix mois après, sur le terrain, rien du tout. Sauf, bien sûr, l'éternelle commission-alibi, sorte de groupe de parole dont il ne sort jamais rien. J'oubliais : les mesures lancées en mars 2000 pour lutter contre la violence dans les hôpitaux, qui sont restées lettre morte...

La lutte et la prévention contre la violence ne sont pas fonction des cohortes de CRS ou de milices parallèles que l'on déploiera dans les hôpitaux. C'est une question globale et de politique.

Prenez ces ados qui débarquent aux urgences l'autre jour : le premier contact avec l'équipe de soins se résume à une fausse identité et des insultes lancées aux infirmières. Ou cet homme ivre qui a frappé une infirmière, ou cet autre qui en a poursuivi une à la sortie de l'hosto... Ou encore cette fusillade aux urgences de l'hôpital de Bicêtre en 1998, qui avait fait un mort chez les policiers et plusieurs blessés graves. Comme à Nice en juillet 2002, ou plus récemment à Lyon et Besançon... Et la peur au ventre des jeunes infirmières, des aides-soignants, des cadres, des médecins, des psychiatres, qui viennent travailler dans des services où le manque de moyens exacerbe toutes les violences. Tous les jours, la haine des autres se retourne contre les personnels soignants. Ce n'est pas une nouveauté, certes, mais c'est intolérable. L'hôpital ne peut pas soigner tous les maux de notre société.

Les personnels sanitaires et sociaux des hôpitaux sont là pour servir le bien commun d'une société dite civilisée. Pas pour se prendre la violence et la haine en pleine gueule. Pas pour mourir. Un soir, un jeune con qui sortait de boîte de nuit est venu aux urgences et voulait nous casser la gueule. C'est un clochard plus bourré que lui qui nous a protégés. Ce jeune con portait des vêtements avec lesquels aurait pu loger pendant peut-être six mois notre SDF. La violence dans les hôpitaux est le fait de toutes les couches sociales.

La solution, encore une fois, est globale, elle doit couvrir toute la filière de soins. De la médecine scolaire au développement de la pédopsychiatrie, des moyens donnés aux hôpitaux – je redis que nous ne savons pas comment nous allons faire les économies de 850 millions d'euros sur trois ans que le gouvernement exige de nous ! – à la médecine pénitentiaire, qui n'a pas les ressources financières et humaines nécessaires à ses objectifs. Sans oublier les grands psychopathes, qui doivent être soignés et rester dans des structures de soins. Mais, là encore, nous n'en avons pas les moyens.

Seule la prévention peut permettre de lutter contre la violence dans les hôpitaux, comme ailleurs sans doute. Mais cela passe par des effectifs suffisants, des lits pour garder les malades jusqu'à la guérison, notamment ceux atteints de troubles psychiatriques violents et dangereux. L'hôpital doit rester un lieu humaniste et non sécuritaire, mais un lieu sécurisé, dans lequel la violence ne doit en aucun cas devenir banale.

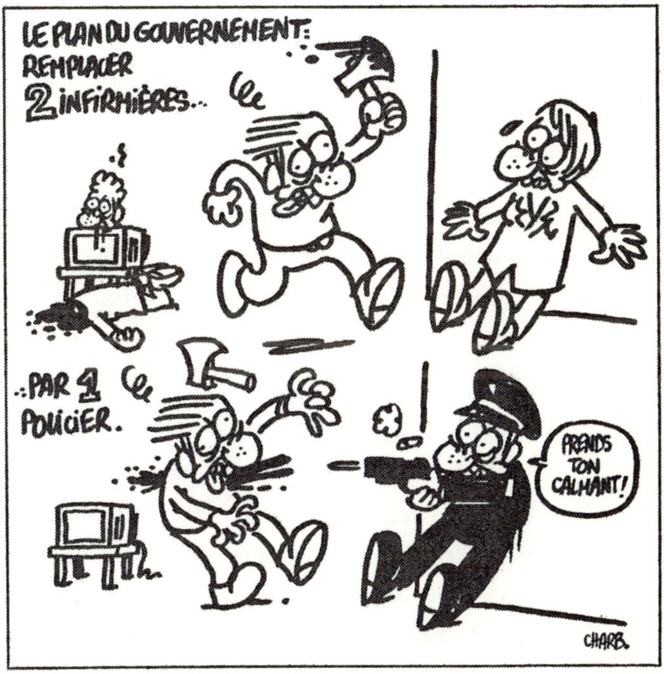
LE PLAN DU GOUVERNEMENT :
REMPLACER
2 INFIRMIÈRES...
...PAR 1
POLICIER.
PRENDS TON CALMANT !
CHARB.

VOUS AVEZ DEMANDÉ VIVALDI, NE QUITTEZ PAS...

29 décembre 2004

Comment vivaient-ils sans téléphone ? Les heures passées à attendre au téléphone, c'est, hélas ! notre habitude. L'homme moderne passe son temps devant le plastique : téléphone portable, ordinateur, etc. Mais le pire est atteint quand on vous balance dans les écouteurs un opéra de Verdi au son tellement pourri qu'il vous fracasse les tympans.

Ce n'est pas du tout la fête, en cette période, dans les hôpitaux. Comme d'habitude, les fermetures de lits aggravent une situation déjà très difficile en temps normal. C'est d'autant plus vrai aux urgences. Pour la simple raison que nous sommes toujours ouverts, jour et nuit, fête ou pas. Il ne reste plus que six cent vingt-cinq services d'urgences en France, appliquant ce devoir de service public : accueillir tous les malades.

Mais la logique de rentabilité des technocrates de l'hôpital va à l'encontre de cette obligation. Toujours plus d'économies, plus de regroupements, on recrute de moins en moins de personnel, on ferme de plus en plus de lits... Certains matins, aux urgences, on se retrouve avec dix, vingt ou trente malades en attente d'un lit d'hospitalisation. Même en réanimation : une nuit, nous avons dû contacter trente-quatre hôpitaux pour parvenir à placer en réa un malade intubé et ventilé, dans le coma. On téléphone, on fait tous les hôpitaux de la région et, au bout de six heures, on lui trouve enfin une place dans le nord de Paris... après le décès d'un autre malade dans leur service. La réalité dépasse l'humour noir.

L'autre jour, nous n'avions pas d'autre solution que d'envoyer une dame très âgée au fin fond de la Seine-et-Marne, elle qui n'avait sans doute jamais quitté Paris. On y a renoncé, car son mari, tout aussi vieux, devait ignorer l'existence des territoires après le périphérique. Et tous ces malades relevant de la chirurgie traumatologique, tant convoités par les cliniques privées à but lucratif, qu'on envoyait dans une célèbre clinique dans le nord de Paris, car elle prenait tout, y compris les bas de laine. Du coup, elle a été fermée par la répression des fraudes... Ou encore ces cancéreux, dont la maladie s'aggrave et pour lesquels on nous annonce que le service de cancérologie qui les suit a fermé trop de lits et qu'on ne peut pas les y hospitaliser... Et cette autre nuit, où il nous a fallu plus de huit heures pour trouver un lit pour un patient atteint d'une grippe qui avait mal tourné : pneumopathie, malgré ses vingt ans..

C'est une négociation permanente. C'est long, les familles imaginent parfois qu'on ne fout rien : « Vous passez votre temps à téléphoner ! Vous ne pouvez pas vous occuper des malades ! » C'est vrai, on a un élément simple pour évaluer le degré de saturation des urgences : le nombre d'heures que l'on passe au téléphone. Me l'aurait-on dit pendant mes études de médecine que je ne l'aurais pas cru. Des heures entières au téléphone, à chercher un lit pour hospitaliser un malade. On attend, on parlemente, on fait de la diplomatie, d'hôpital en hôpital, service par service, à écouter Vivaldi en boucle. Cinq à six heures de *Quatre Saisons* au téléphone... Ça pourrait devenir une maladie professionnelle, non ?

En fonction de la pathologie, il faut un lit en médecine ou en spécialité, en chirurgie ou psychiatrie. Donc, il faut téléphoner à l'endroit le mieux adapté au malade. Des systèmes informatiques ont été mis en place pour nous faire savoir si les lits sont disponibles, mais les informations, quand elles sont exactes, sont rarement actualisées. La même pression de rentabilité se faisant ressentir dans les services hospitaliers, ils bloquent les lits, pour être sûrs qu'un malade des urgences ne change pas l'ordre établi de leurs rendez-vous d'hospitalisation.

L'hôpital-entreprise est donc bien en place, chacun gérant la pénurie au quotidien. Le démantèlement du service public continue inexorablement. Pendant ce temps, les soignants téléphonent, de plus en plus longtemps. Allez, encore quatre saisons de Vivaldi, et quatre encore, et quatre encore...

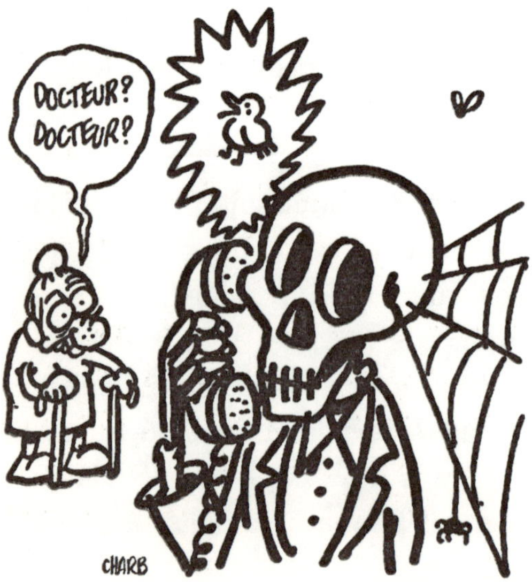

VIVE L'HÔPITAL !

5 janvier 2005

Une des caractéristiques des médias, depuis toujours, est de simplifier les raisonnements et les personnalités. Ainsi je serais le type qui gueule tout le temps. C'est fort mal me connaître, car je peux le dire aussi, lorsque ça marche ! Et l'hôpital ne marche pas si mal... comme le pays. Pensez donc ! Celui-ci a su, en soixante ans, se redresser et passer d'une espérance de vie de cinquante-quatre ans à plus de quatre-vingts ans !

Aux urgences, nos succès restent anonymes, nos grandes gloires silencieuses. Cette femme qui, moins de vingt minutes après son arrivée aux urgences, était au bloc opératoire de gynéco pour traiter sa grossesse extra-utérine. Ces malades, atteints de cancer, que l'on transfuse en pleine nuit et qui peuvent ainsi espérer retourner chez eux le plus vite possible. Cet homme, tombé à son domicile, pris en charge en dix minutes par les pompiers, et que, grâce à l'infirmière de tri à l'accueil, on a pu sauver en le faisant transporter par le SAMU vers un hôpital de chirurgie vasculaire...

L'autre soir, nous avions tellement de malades que les gens attendaient dehors. Des brancards partout, des familles au teint jauni par les néons, la fatigue générale de l'équipe... Une surveillante se démenait avec l'administrateur de garde pour trouver des brancards, des draps... On a sauvé une victime d'un arrêt cardiaque, diagnostiqué quelques cancers, calmé les douleurs physiques et morales, pris en charge des malades difficiles et polypathologiques, de tous les âges, de toutes les couches sociales, étrangers ou pas.

Eh oui, elle marche, l'Assistance publique ! Mais dans des conditions de restrictions budgétaires jamais atteintes. Si nous gueulons sans arrêt sur le manque de moyens, c'est qu'il est nécessaire de dire ce qui ne va pas, parce qu'on sait que, justement, notre système de santé hospitalier public est l'un des meilleurs du monde et qu'il est en danger. Exprimer un mécontentement n'est pas synonyme de pessimisme, c'est défendre l'intérêt général.

Les changements de ces dernières années ont été le fait de groupes politiques qui utilisent la contestation sociale hospitalière pour casser encore plus ce service public. Leur tactique est évidente : « Voyez, ils disent eux-mêmes que cela ne marche pas, alors... » La fin du scénario est écrite en toutes lettres dans les textes de l'Organisation mondiale du commerce : privatisation. Alors que tout, au contraire, des catastrophes de la canicule de l'été 2003 à celle, actuelle, du Sud-Est asiatique, devrait nous pousser à des réflexions communautaires sur l'organisation du système de santé, pensé non pas comme une entreprise lucrative, mais comme un service sanitaire et social global...

L'autre jour, un débat m'opposait à des médecins nord-américains. Ils ne comprenaient pas notre système public des urgences. Et pourtant, le SAMU est un trésor pour notre pays. Il permet à tout un chacun de joindre un urgentiste, il permet de dépêcher des moyens de secours n'importe où, à toute heure, tous les jours. Cela sauve des milliers de vies. Mais il aura fallu de longues années de combat aux permanenciers des SAMU pour être enfin reconnus statutairement et devenir une profession médicale à part entière. Autre exemple : nombreux sont ceux qui empêchent la reconnaissance universitaire de la médecine d'urgence. Pourtant, ce sont les urgentistes des SAMU qui ont contribué aux progrès fantastiques effectués sur l'infarctus du myocarde, sur la prise en charge du polytraumatisé, sur les recommandations pour éviter les morts subites du nourrisson.

Oui, ce système fonctionne, tous les jours, sans vérifier si le malade est assuré ou non avant de le prendre en charge. Grâce à ses médecins, ses infirmières, ses ambulanciers, ses pompiers, ses aides-soignants, ses permanenciers... Et la caricature qui voudrait que les méchants ne se trouvent que dans le camp des directeurs ou des administratifs est grossière et participe de la même stratégie de démantèlement. Là encore, ce n'est pas aussi simple. Beaucoup d'entre eux travaillent aussi à la sauvegarde de l'hôpital public, mais, éternelle rengaine, avec des moyens financiers trop justes. C'est ainsi que le monde libéral avance : en opposant, par la pression financière, dans le même système public, plusieurs catégories professionnelles.

Nous avons raison de nous mobiliser, car l'hôpital n'appartient à personne, à aucune catégorie professionnelle ou sociale, il est le bien de tous, et la garantie de la stabilité sociale de notre société. Mais nous devons aussi rappeler que notre système de santé marche, et dénoncer avec force la stratégie libérale qui consiste à se servir de nos revendications pour dire qu'il faut réformer, ouvrir à la concurrence, favoriser la compétition et donc écarteler le service public. Allez, gueulons encore plus fort !

MALADES SANS FRONTIÈRES

12 janvier 2005

Début janvier 2005, nous nous mobilisions pour les victimes du tsunami qui venait d'avoir lieu en Indonésie juste après Noël. Ce mot de « tsunami » entrait dans le vocabulaire populaire, comme ce fut le cas pour « canicule ». La générosité a été énorme : un Français sur deux a donné. Le président de la République, Jacques Chirac, annonçait la création d'une force d'intervention humanitaire rapide... qui ne verra finalement jamais le jour ! Trois ans après, la Cour des comptes révélait que certaines organisations n'avaient pas redistribué les dons et que l'argent roupillait dans les banques ! Les explications ambiguës et confuses des responsables des ONG ne doivent pas faire oublier la générosité et le travail des bénévoles.

La catastrophe en Asie du Sud-Est est un révélateur multiple. D'abord, on avait banalisé la pauvreté de ces pays. Ensuite, nous n'avons pas de leçons à leur donner, car nous-mêmes n'avions pas su prévoir et gérer rapidement une vague de chaleur il y a seize mois. Souvenez-vous de l'impéritie de nos gouvernants, pourtant tous confirmés dans leurs postes ! Enfin, l'aide internationale n'a pas la structure qu'elle devrait avoir. L'Europe ne s'est toujours pas dotée d'une cellule de crise sanitaire commune, gérée non pas par des généraux, mais par des médecins.

Lorsque vous êtes confronté à un afflux de victimes, vous êtes saisi par cet effet de masse. Comme à la fin des années 1990, où, lors des manifestations à Nation, des jeunes collégiens brisaient les vitrines. Ils se tailladaient les membres et, en quelques minutes, les urgences étaient pleines de jeunes couverts de sang, déclenchant une sorte de branle-bas de combat dans tout l'hôpital... Ce fut le cas aussi lors de la canicule. Les urgences d'un jour banal augmentent de manière exponentielle... et, pourtant, chaque victime reste unique.

Dans une catastrophe, tous les problèmes existant dans une société sont aggravés par la désorganisation. Et tout le monde se sent plus ou moins concerné. Est-ce l'apanage des sociétés modernes, le résultat de la diffusion de l'information, de la rapidité des échanges ? Désormais, les catastrophes sont globales et leur gestion ne doit pas rester un Barnum médiatique. La mobilisation, la solidarité, l'humanisme en réaction à ces drames, dérangent les ordres économiques établis.

Nos sociétés riches refusent d'entendre, de voir les pays les plus pauvres. Pensez au Darfour. Après le tsunami, les pays riches ont recherché leurs ressortissants et les ont ramenés grâce à leurs assurances privées de rapatriement. La mobilisation des nations a surtout pris la forme de promesses de dons, qui ne parviendront peut-être même pas à destination (à peine 1 % des dons promis pour le tremblement de terre de Bam, l'an dernier, ont été effectivement versés). Il me semblerait plus logique que la direction de la gestion des catastrophes soit en priorité confiée au ministère de la Santé plutôt qu'à ceux des Armées, des Affaires étrangères ou de l'Intérieur. À moins que quelques-uns ne souhaitent qu'en aucun cas une catastrophe puisse changer l'ordre établi de la misère et de la pauvreté du monde.

Les malades sont sans frontières. Ce fut le cas l'autre jour de ce tout jeune homme venant de Tunisie. Il n'avait jamais mis les pieds en France. Les médecins de son pays ont diagnostiqué une leucémie. Mais pas de traitement pour lui, car trop coûteux (forme trop rare). Alors que faire pour sauver sa peau ? Il cherche sur Internet et trouve l'adresse de ces hématologues parisiens « qui soignent ça ». Quelques heures d'avion et le voilà. Dans son regard, il n'y avait pas de jugement politique, mais un appel au secours... Secours que nous lui avons porté. Ce n'est pas au soignant de définir telle ou telle politique internationale. Le malade est là, je le soigne, point barre.

Donner de l'argent, c'est super. Donner du temps, changer son regard, c'est mieux, même si c'est plus difficile. Sans doute l'aide devrait se baser non pas sur la générosité individuelle, la pitié ou la charité d'une croix ou d'un croissant, mais sur le devoir politique. Plus on baissera les impôts, plus la santé – et sa gestion lors de catastrophes – exclura la collectivité et fera appel à la « générosité ».

Comme beaucoup de personnels du service public hospitalier, je m'apprête à partir en Asie pour tenter de jumeler l'hôpital public d'ici avec les hôpitaux de là-bas. Nous allons essayer de mettre notre expérience au service du Sud-Est asiatique, avec toute l'humilité que nous avons face à l'ampleur de ce drame et face à ces pays que les guerres et la politique ont laissés dans la misère. Mais en aura-t-on les moyens financiers, au vu des difficultés que nous avons déjà ici ?... En partant au Sri Lanka, on espère bâtir dans la durée. Ce qui serait bien, ce serait d'inventer « les Hôpitaux du monde ». D'ailleurs, quelle que soit la catastrophe, c'est toujours l'hôpital qui reste ouvert. Même avec trois fois rien.

PREMIERS JOURS AU SRI LANKA

19 janvier 2005

Lundi matin. L'aéroport de Colombo est moderne, calme. Sur le tarmac, on voit d'énormes avions de l'Air Force américaine. Et plein de militaires, américains, allemands, australiens... On croise également beaucoup de membres d'ONG, reconnaissables eux aussi à leurs uniformes. La palme du ridicule revient aux « Texas disaster », environ une cinquantaine de personnes avec le ventre en forme d'Air Bag déployé, tout de jaune fluo vêtus, comme des gros poussins, avec dans le dos la mention « The Baptist's Church ». Et ils parlent fort. Il semble y avoir très peu de convivialité entre toutes ces personnes, censées apporter de l'aide et de l'humanisme. Y a-t-il une concurrence entre toutes ces volontés d'agir ?

On fonce jusqu'à un grand hôtel où toutes les ONG et autres officiels sont réunis. Peu de Français, en dehors de ceux de l'Institut de veille sanitaire, qui ont fait un énorme boulot de synthèse et d'épidémiologie. Je me sens mal à l'aise dans ce palace, qui cadre mal avec le but de cette mission.

Les titres des journaux sri lankais semblent plus nuancés sur les conséquences de la catastrophe que ceux de la presse occidentale. Il faut dire que nous arrivons quinze jours après. Après que des pressions de toutes sortes ont été exercées pour empêcher le ministère de la Santé de faire ce travail humanitaire...

À l'ambassade de France, nous rencontrons des personnels très mobilisés. Rendez-vous est pris avec le ministre de la Santé sri lankais. On lui explique que nous sommes là pour mettre en place des jumelages entre les hôpitaux français et ceux de son pays. Il nous répond que c'est exactement ce qu'ils attendent : une aide à long terme et pas un déploiement furtif. La catastrophe est passée, maintenant, c'est de coopération qu'ils ont besoin. Car certaines aides ont déstabilisé leur système sanitaire...

Mardi matin. Ballet d'hélicos de l'armée américaine au-dessus de Colombo. Démonstration de force... On part pour le Sud, vers Matara. Nous voyageons en voiture. Je confirme : ils conduisent comme dans une poursuite de film d'aventures. Je regrette de ne pas avoir été plus attentif à l'école lors des cours d'anglais. Mais bon, avec le responsable national des hôpitaux du Sri Lanka, on arrive à se comprendre... Ils sont contents qu'on ne les considère pas comme des gens sous-développés. Eh oui, ils ont un système de santé. Pas équivalent au nôtre, certes, mais très respectable, avec des programmes de santé publique, de vaccinations, de lutte contre les morsures de serpents, la rage, les violences contre les femmes... Ils ont des hôpitaux publics et privés, des infirmières, des aides-soignants et des médecins bien formés. Mais peu de moyens matériels.

En longeant la côte, je suis frappé par le fait que la vague semble s'être brisée aux endroits où des palmiers et autres arbres se dressent entre la plage et les maisons. Là où il n'y avait que des constructions, sans arbres, tout est détruit.

On passe devant le train qui a été emporté avec ses mille passagers. Beaucoup de monde travaille pour reconstruire, mais on voit peu de gros engins de terrassement. Un vieil homme casse des cailloux sur ce qui devait être sa maison. Deux gamins le regardent et se marrent. Il n'y a plus rien autour, sauf des militaires qui surveillent et aident au dégagement des gravats.

C'est le jour de la rentrée scolaire. Les enfants, tout de blanc vêtus, sont souriants et nous saluent. Personne ne fait la mendicité. Partout des drapeaux ou des guirlandes en tissu blanc, en signe de deuil. Aujourd'hui, la présidente a annoncé que tous les enfants orphelins resteraient au Sri Lanka. Elle-même a adopté un enfant tamoul.

À Matara, nous arrivons à l'hôpital public. Les victimes y sont venues de toute la région. Le bâtiment a subi trois vagues successives et les personnels n'ont eu que le temps de monter au premier les couveuses des dix nouveau-nés. Il n'y a pas de cloisons, très peu de fenêtres, car c'est adapté au climat. Beaucoup de bois, le fer rouille, mais c'est propre, ça bosse, il y a du personnel en nombre, les infirmières sont impeccables dans leur tenue blanche. On réfléchit ensemble sur trois cas de tétanos. Ça manque de matériel, surtout... Nous parlons longuement avec les médecins et les directeurs. Ils n'ont pas de service d'urgences, ils manquent de places en maternité... Le lien est fait et le premier jumelage a déjà commencé : les collègues de Midi-Pyrénées vont travailler avec eux.

Une certitude me saisit : les catastrophes soulignent toute l'importance de services publics forts. C'est vers eux que se sont tournées les victimes. Comme ce fut le cas chez nous pendant la canicule.

MA CABANE AU SRI LANKA

26 janvier 2005

Mercredi 12 janvier, 6 heures. On repart travailler à l'hôpital de Matara. Tous les responsables de l'hôpital nous attendent dans le bureau du directeur : une douzaine de médecins, dont deux femmes. Ils nous racontent comment le drame s'est passé. Ils ont vécu le pire qu'ils pouvaient imaginer, la peur de tout médecin : être confronté à une catastrophe et vouloir tout faire pour sauver le plus de monde possible. Je me souviens des courriels reçus de mes potes des urgences de Harlem, le 11 septembre : les mêmes mots, la même stupéfaction. Mais tous sont restés à leur poste et ont géré l'ingérable.

Les victimes de cette catastrophe sont mortes très vite, dans les trois vagues successives qui, en ravageant le rivage, se transformaient en un tourbillon de pierre, de fer, de bois. Quinze jours après, l'urgence n'est plus médicale mais matérielle. Elle tient en trois mots : coopération, reconstruction et échange.

Nous leur donnons les quelque 800 kilos de matériel acheminés de la région Midi-Pyrénées. Ils nous disent que, dans la journée, des Américains vont venir pour les aider. Espérons que leur aide sera complémentaire de nos efforts et ne les engloutisse pas... On mesure combien la France est toute petite vue de l'extérieur. D'ailleurs, tout le matériel que nous leur avons apporté est fabriqué sous licence américaine ou directement aux États-Unis...

Nous repartons vers le sud-est, à Hambantota. Le port est un terrain vague sur 500 mètres. Les bateaux sont sur la route, voire encastrés dans les maisons. Souvent détruits, les gros comme les petits. Nous nous rendons à l'hôpital, sur la colline dominant le village. C'est propre, les couloirs sont étroits et sombres, sans doute pour se prémunir de la chaleur, les bâtiments, sortes de petits pavillons reliés entre eux par des halls, font un étage au plus. Ce système est très efficace pour les isolements en cas d'épidémie. Il n'y a pas de service d'urgences. Un policier à l'entrée se charge de l'orientation des malades.

On nous explique qu'après la vague, en dix minutes, il y a eu plus de 500 cadavres. Dans les vingt-quatre heures qui ont suivi le tsunami, le gouvernement sri lankais a envoyé, en bus, tous les médecins, étudiants en médecine et infirmières des régions non touchées du Nord et de la côte ouest. Ils n'ont pas vu d'ONG. Ils ont reçu quelques cartons, tous étiquetés de l'armée américaine, avec des médicaments dont certains leur sont inutiles. On ne rencontre que le directeur et un jeune médecin submergé de travail. Il gère une grande salle commune où il y a une trentaine de malades relevant de la traumatologie. Le manque de matériel est criant. Une infirmière lave les gants jetables. Sur le parking, une ambulance neuve est arrivée du Pakistan la veille.

On remonte sur Ampara. À la nuit tombée, les contrôles de police sont nombreux. Nous cherchons un logement pour la nuit et finissons par atterrir dans le commissariat local, où on nous indique les endroits où sont installés les camps de réfugiés.

En sortant, nous croisons une horde de 4 × 4 flambant neufs, siglés ONU, UNICEF ou CICR, bardés d'antennes satellites et dotés d'éclairages dignes d'un concert rock. Curieux, par rapport à la pauvreté environnante, de vouloir se faire voir à ce point... Mon enthousiasme de les rencontrer et de pouvoir parler avec eux retombe très vite. On demande quelques renseignements et, rien qu'au mot de « Français », le dialogue se rompt. Ils sont tous attablés et très occupés par leur bière. La seule qui daigne nous répondre est une jeune Italienne de Médecins sans frontières. Ce qu'elle m'apprend me met KO debout : il y a eu une réunion vers 17 heures, tenue par les marines américains, qui ont distribué les tâches à accomplir. Toute cette débauche de moyens sert-elle à venir en aide aux populations ou à maintenir un ordre géo-politique mondial ? Huit jours plus tard, madame Condoleezza Rice dira que le tsunami est une « merveilleuse occasion pour les États-Unis »...

On trouve refuge chez des habitants ravis de nous accueillir. Je passe ma première nuit par terre, en compagnie de quelques lézards roses. Par hasard, trois membres d'une petite association humanitaire française nous rejoignent, totalement dégoûtés du bordel humanitaire ambiant. L'une d'elles s'est vu pratiquement expulser par des marines américains dans le camp de réfugiés où elle travaillait, parce qu'elle était française... Vu sur le terrain, le rayonnement de notre pays et de l'Europe est une triste plaisanterie.

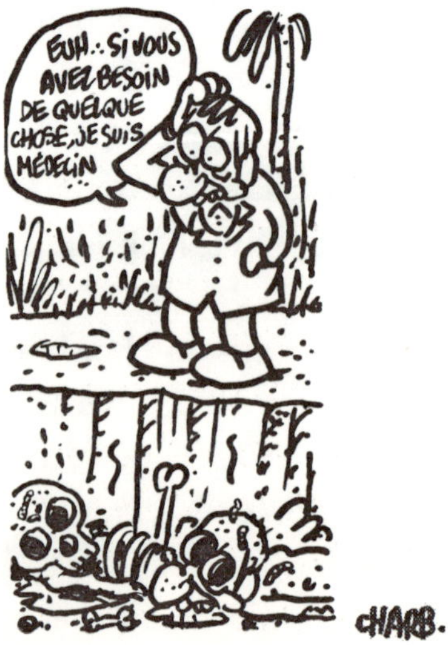
EUH... SI VOUS AVEZ BESOIN DE QUELQUE CHOSE, JE SUIS MÉDECIN...
CHARB.

JUMELAGES HOSPITALIERS

2 février 2005

En montant dans l'avion qui allait nous ramener à Paris ce dimanche 17 janvier, l'impression de travail inachevé, d'impuissance, se mêle à l'optimisme. Les trois derniers jours nous ont permis de voir les hôpitaux de Kallar à Akkaraipattu sur la côte est.

Le long du rivage, il n'y a plus rien. Cette zone auparavant touristique et balnéaire n'est plus que ruine. Le peuple travaille et reconstruit avec très peu de moyens : pioches, bâtons, pelles, cartons... Mais où est l'aide internationale ?

Au milieu des ruines, deux enfants nous regardent, dans leur tenue impeccable, avec une dignité et un sourire qu'aucune considération matérielle ne semble atteindre. Leurs parents, derrière eux, enlèvent un tas de sable sur ce qui devait être une maison.

L'hôpital de Nintivur est dévasté. Même leur maternité, inaugurée en septembre dernier, a été noyée dans la vague. On y rencontre des représentants de Médecins sans frontières, qui restent sur place encore trois mois. On parle avec le directeur, qui ne voit pas comment le gouvernement pourra lui payer un nouvel hôpital. On parle aussi des jumelages hospitaliers que le gouvernement français veut mettre en place, sans leur avouer que nous n'avons pas encore obtenu le financement de ces jumelages, en dépit des dons records aux organisations caritatives.

Sur la route, un camion a écrasé une vache. Arrivée à l'hôpital de Karativu : il ne reste que quelques pans de mur. Cet hôpital pavillonnaire comprenait trois services (médecine homme et femme, pédiatrie et gynécologie) et une équipe de quatre médecins. Il fournissait une médecine de base à la population de la commune, dont une partie a été déplacée du fait de la destruction des habitations de cette zone. Depuis le tsunami, une activité de consultation est organisée, dans des conditions très précaires, dans un bâtiment voisin très mal adapté à cette activité. La seule possibilité serait la reconstruction d'un centre de santé pour couvrir les besoins de santé primaires d'une population qui a tout perdu dans la catastrophe.

Plus loin, nous arrivons dans un camp de réfugiés. Nous sommes accueillis chaleureusement par quatre soldats canadiens. Ils nous racontent tout. Je leur donne le peu de matériel dont nous disposons. Le camp est propre et calme : deux grandes salles, une pour les hommes et une pour les femmes et les enfants. Les Canadiens bossent dans une tente plantée entre les deux bâtiments. Environ un millier de personnes sont réfugiées dans ce camp. Un bureau du gouvernement semble travailler avec eux pour la reconstruction, tandis que des policiers surveillent l'entrée.

Un peu plus loin, un hôpital a été réaménagé dans des bâtiments probablement industriels qui étaient vides. Hélas, il ne reste plus de matériel. L'équipe de l'ancien hôpital, complètement détruit, nous raconte comment tous les efforts qu'ils ont faits ces dernières années ont été engloutis par le raz de marée. En partant, ils nous donnent la liste du matériel dont ils ont besoin en urgence pour faire re-fonctionner leurs services.

Nous arrivons à l'Alliance française, où nous croisons une dame venue de France avec un carton de médicaments donné par le pharmacien de son quartier. Que des médicaments inadaptés ! Sa générosité est immense, mais son effort est bien inutile et inapproprié.

Le retour à la capitale Colombo se fait comme dans un grand huit de la foire du Trône. À l'arrivée, le représentant de l'ambassade est présent. Un homme très sympa, disponible et compétent. On réussit à revoir le représentant du ministère de la Santé sri lankais ainsi que les collègues de l'Institut de veille sanitaire de Paris. Nous faisons le point : les jumelages hospitaliers satisfont tout le monde et nous ressentons un regain d'optimisme. Mais tous font le constat que rien n'est coordonné, que nul ne peut savoir où va l'aide ni ce que deviendra tout cela une fois que le Barnum médiatico-humanitaire s'arrêtera. À l'hôtel, nous buvons du thé et nous nous amusons à deviner les soldats américains en civil... jeu très con au demeurant.

J'aurais tant aimé leur donner plus et plus vite, jumeler encore plus d'hôpitaux. On ne quitte jamais une catastrophe sans amertume. L'impuissance qu'on a ressentie les jours qui ont suivi le tsunami doit nous conduire à développer une coopération immédiate, en particulier entre hôpitaux.

QUAND LES USAGERS SE PRENNENT POUR DES CLIENTS

9 février 2005

Il est toujours curieux de voir la différence entre un pays comme le Sri Lanka et la France à travers le prisme de la santé. Mesure-t-on la chance que nous avons finalement d'être ici ? Alors se pose la question : quelle est l'évolution de la connerie ? Comment les chieurs évoluent-ils ? Il reste évidemment des personnes, des familles résolument gentilles et aimables, même lorsqu'elles sont dans la misère des emmerdements.

Comme chaque année à cette époque, l'épidémie hivernale frappe. Les services d'urgences sont surchargés et le manque de moyens dans les hôpitaux, notamment dans les grandes villes, est bien réel. La plupart du temps, les familles et les malades sont d'une très grande gentillesse avec le personnel. J'ai même vu des gens remercier des personnalités politiques en visite à l'hôpital alors que l'action de ces personnes consistait à limiter les ressources allouées aux hôpitaux publics ! Souvent, les plus modestes, les plus pauvres reviennent apporter des vêtements, des chaussures... Ces petits gestes de rien font que la convivialité, la solidarité, existent encore.

Un vieux monsieur est admis suite à une chute. Ses vêtements sont trempés, nous lui en donnons des propres (ceux que d'autres malades ou familles nous remettent). Sa compagne nous a promis de les laver et de nous les rapporter... Elle s'excuse presque de nous avoir dérangés. C'est beaucoup et ça change tout, un sourire, un « bonjour », « un merci », et je vous assure que cela dynamise les équipes des urgences qui travaillent dans des conditions difficiles, de plus en plus kafkaïennes, technocratiques, illogiques, imposées par l'hégémonie intellectuelle du tout-économique. On a échangé l'hôpital humaniste contre l'hôpital-entreprise

Ainsi, les malades attendent la prise en charge, les lits d'hospitalisation, les rendez-vous de consultations spécialisées... sauf en cas de passe-droit, cette nouvelle forme de corruption contemporaine, une sorte de « fashion corruption » (ces deux mots très laids s'accordent fort bien). Ainsi, l'égalité de traitement fait place lentement et définitivement à une médecine non pas à deux vitesses, mais à boîte automatique, modernité oblige.

Il n'est pas rare que des professionnels de la santé découvrent la réalité du système hospitalier et ses difficultés aux urgences ! Ainsi, ce grand professeur amenant sa maman. Il voulait tellement s'en occuper qu'il a fait un scandale aux urgences pour qu'elle soit transférée dans un service spécialisé d'un de ses amis professeurs. Ce n'est qu'arrivé à destination qu'il constate que là-bas non plus il n'y avait pas de place.

À aucun moment nous ne leur reprochons d'aimer leurs proches et de tout faire pour les aider. Ce qui est contestable, c'est la haine que ces personnes développent contre les équipes des urgences en usant de leur pouvoir pour mépriser le travail des personnels.

Les « je suis journaliste, je vais appeler... » sont tout aussi intéressants. Menaçant de reportage et de nous dénoncer... comme si l'infirmière urgentiste de l'accueil était responsable du budget des hôpitaux. Nous, on est pour le journalisme d'investigation et d'information, mais généralement leurs menaces ne sont pas suivies d'effets. Comme celui qui hurlait contre nous parce que nos collègues de chirurgie viscérale opéraient un autre malade. Mais lui devait passer devant tout le monde. Comble de l'égoïsme, il ajouta : « Laissez les autres mourir ! »

Nous avons souvent des personnalités politiques : ils ne nous embêtent pas car ils téléphonent généralement aux administratifs qu'ils ont nommés et qui ont fermé des lits en déclenchant des plans d'économies. Version de l'arroseur arrosé. Ou parfois ils méprisent tellement l'organisation de l'hôpital qu'ils font venir des spécialistes issus du gratin hospitalier, qui, comme les médecins de Molière, ont tous un avis différent. En fin de compte, c'est le malade qui attend encore plus ou est mal orienté.

D'autres patients, procéduriers, qui essayent de faire pression sur les personnels des urgences, sont vite reconnaissables car ils sont prêts à fouiller les poubelles pour avoir des preuves, ils relèvent les noms des personnels, notent tout... vous disent au revoir et paf : lettre de plainte dans le dos le lendemain.

Tout ce petit monde n'aura jamais suffisamment de considération envers le « collectif » pour se dire : « Je reviens de l'hôpital, il faut que je tente quelque chose pour améliorer les conditions, pour le bien de tous. »

Ces derniers jours, le Premier ministre Raffarin a annoncé la fermeture de l'hôpital pédiatrique Saint-Vincent-de-Paul à Paris et la directrice générale de l'Assistance publique-Hôpitaux de Paris est très heureuse car elle a réduit à zéro son déficit, estimé à 210 millions d'euros en 2003. Étonnant non, aussi rapidement ?

ON-DIT SUR LES URGENCES

16 février 2005

La rumeur va vite et elle est souvent plus forte que l'approche scientifique. Les pouvoirs publics et médicaux ont toujours négligé les urgences car les problèmes de ces services remettent en cause leur capacité à faire évoluer le système de santé en fonction des besoins des malades plutôt que des nécessités économiques. Quoi de mieux que de minorer la réalité et les difficultés dans les hôpitaux ?

On dit : « Les gens qui viennent aux urgences n'ont rien à y faire. » Je n'ai jamais rencontré quelqu'un qui y venait par plaisir.

On dit : « Les malades des urgences ne relèvent que de la bobologie. » Chacun utilise les urgences en fonction de sa propre estimation. Cela figure d'ailleurs dans plusieurs jurisprudences : c'est le malade qui estime son « état d'urgence », le médecin l'évalue mais ne le juge pas.

On dit : « Les malades viennent aux urgences pour ne rien payer. » C'est faux. On a vérifié que plus de 90 % des patients des urgences payaient ou avaient droit à une couverture d'assurance-maladie. Certains pays ont tenté de surfacturer les passages aux urgences, cela n'a rien changé à l'affluence.

On dit, dans la culture hospitalière : « Il faut savoir utiliser les urgences... d'ailleurs, tout est de l'urgence. » Surtout lorsqu'il y a un budget à la clé. De 1990 à 1995, 1 milliard de francs ont été débloqués par les gouvernements successifs pour les urgences. En

1998, seulement 30 % de cette somme avaient été affectés aux urgences. Tout le reste s'était évaporé dans les méandres budgétaires de l'administration hospitalière.

On dit au jeune étudiant en médecine : « Il n'y a pas d'urgence, il n'y a que des gens pressés. » Sauf, bien sûr, quand il s'agit d'un médecin ou du parent d'un grand mandarin. À l'occasion, il découvrira que l'urgence existe bel et bien, lorsque le juge le mettra en examen pour non-assistance à personne en danger ou défaut de soins.

On dit, chez les chargés de communication : « Il n'y a pas de manque de moyens, il n'y a que Pelloux qui fait chier. » Mieux vaut gérer en termes de com' plutôt que de gérer directement les problèmes. Quelques coups de fil judicieux, un peu d'autocensure dans les médias, et les problèmes s'effacent d'eux-mêmes… Mais les problèmes s'obstinent à revenir, mois après mois, année après année…

On dit, toujours chez les chargés de communication : « La grippe et la gastro-entérite sont des phénomènes exceptionnels. » Pourtant, chaque année, elles reviennent, une fois l'hiver pour la grippe, une fois l'été pour la gastro, faisant entre 6 000 et 10 000 morts… Et, chaque année, quelques responsables régionaux des affaires sanitaires et sociales découvrent le cycle immuable des saisons.

On dit : « Les malades viennent de plus en plus aux urgences par confort. » Cet argument est tenu par des personnes qui ne sont jamais allées aux urgences, car, point de vue confort, il y a mieux. En 1999, on a mené une étude sur douze pays européens. Malgré des structures bien différentes, partout, l'affluence aux urgences augmentait. Seul indice commun : plus on ferme de lits, plus la durée moyenne de séjour d'hospitalisation baisse, et plus les urgences sont débordées.

En France, en 2004, plus de 14 millions de personnes se sont rendues aux urgences. Le SAMU a reçu plus de 15 millions d'appels, dont 10 % ont entraîné une sortie de véhicule médicalisé d'urgence. Ce qui signifie qu'un quart des habitants de notre pays ont fait appel, en toute liberté, à notre système de service public de santé, fondé sur l'égalité d'accès aux soins. Une liberté et une égalité de plus en plus précaires. Demain, avec la mise en place de la tarification à l'activité, les Français auront intérêt à être porteurs de maladies rentables, sinon ils resteront bloqués aux urgences.

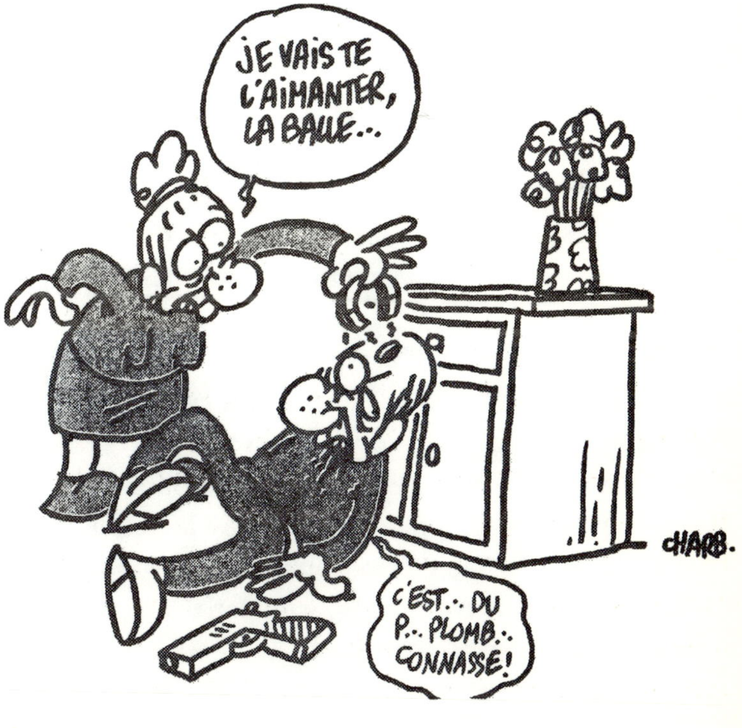
JE VAIS TE L'AIMANTER, LA BALLE...
C'EST... DU P... PLOMB... CONNASSE!
CHARB.

MONSIEUR ALBERT

23 février 2005

L'histoire de l'humanité a eu entre autres pour aboutissement une espérance de vie de plus en plus longue. Vivre de plus en plus vieux a pour conséquence de nouvelles misères, aggravées par la solitude. Il faudra progresser pour que collectivement nous acceptions les handicaps des personnes, quels que soient leur âge, leur sexe, leur condition sociale ou leur culture et pour contredire cette société de jeunisme et d'éternelle séduction.

C'est monsieur Albert. Il est âgé de soixante-huit ans. Un homme souriant, maigre, le teint terreux, une sorte de Louis Jouvet. Dans sa chambre, il attend le début de la visite. Il se marre avec les aides-soignants qui débarrassent les restes du petit déjeuner. Il est arrivé en pleine nuit, totalement épuisé par sa toux. Chance inouïe par les temps qui courent, on lui a trouvé une chambre aux urgences, avec un voisin KO par la grippe. Mais il ne s'en plaint pas.

Son dossier raconte l'histoire banale de son cancer pulmonaire. Il le sait et maudit la fumée et les cigarettes... Et le temps qui passe. Mais, après une douzaine d'heures avec un masque à oxygène et une bonne perfusion d'antibiotiques, il va mieux. Il nous affirme : « Je fais tout ce que me dit le docteur du cancer. » Il est d'une simplicité et d'une gentillesse à l'égard des autres qui ne datent pas d'aujourd'hui. Alors on parle.

Il était sidérurgiste dans l'Est. Et ça a fermé. Il a connu le chômage, jusqu'au milieu des années 1980, où il s'est formé à la serrurerie. Un peu de picole, les enfants qui ont grandi, qui sont partis loin, la mort de sa femme, la solitude... Et, il y a deux ans, le crabe qui attaque ses poumons, mais pas son moral ni son goût de la vie.

Mais ce matin il va mieux. Il trouve tout très bien. Il est un peu moins fatigué. « Faut dire que les médicaments pour la chimio, ça fatigue. » Faut dire aussi que l'hôpital ne lui accorde plus trop le temps de se reposer après la chimio. Dès qu'elle est faite, il rentre chez lui, même s'il est fatigué, voire malade ! L'hôpital n'est plus très patient.

Ce matin, il va mieux, donc. Je lui propose de rentrer chez lui. « Ah, bah, ça m'arrange, ça, comme ça j'vais pouvoir aller bosser demain. » Mais c'est dimanche, demain ! Et travailler où, pourquoi ? « Ah, bah, j'ai pas fait tous les papiers et j'ai toujours pas ma r'traite, alors pour pas être à la rue, rester chez moi, je travaille à 4 heures, tous les matins... J'fais le ménage dans une brasserie. » Ça aussi, c'est de plus en plus banal : les vieux qui travaillent au noir pour survivre dans une société qui n'est jamais à court d'idées pour inventer de nouvelles marginalités, de nouvelles détresses sociales.

Mais pourquoi monsieur Albert en est-il là ? D'abord, les papiers. Très compliqué, les papiers, d'autant qu'il a eu plein d'emplois différents, dans des régions différentes. Alors, pour lui, ce n'est pas simple. Car, en plus, il en a perdu beaucoup, des papiers... J'imagine la tête de la guichetière de l'administration face à la poésie et aux galères de notre Albert. « Des papiers ??? Ah, bah... quels papiers ??? »

Alors, comme il ne veut pas gêner, ni profiter du système, il a trouvé ce moyen : reprendre un boulot, payé au noir, pour rester digne, comme on dit, avoir sa maison et pouvoir se soigner.

Inutile de préciser qu'il est resté à l'hôpital. C'est encore possible. Mais, au train où vont les choses, bientôt les Albert seront expédiés directement au SAMU social. Le lendemain, nos assistantes sociales ont démêlé les nœuds dans la paperasserie de sa retraite. Et désormais, il peut dormir le matin.

Avec la tarification à l'activité et la logique de rentabilité qui se mettent en place dans les hôpitaux, aurons-nous encore longtemps les moyens de travailler comme nous le voulons, en conformité avec notre éthique et notre sens du service public ? La pauvreté évolue, elle aussi, et prend sans cesse de nouvelles formes. Comme le cancer.

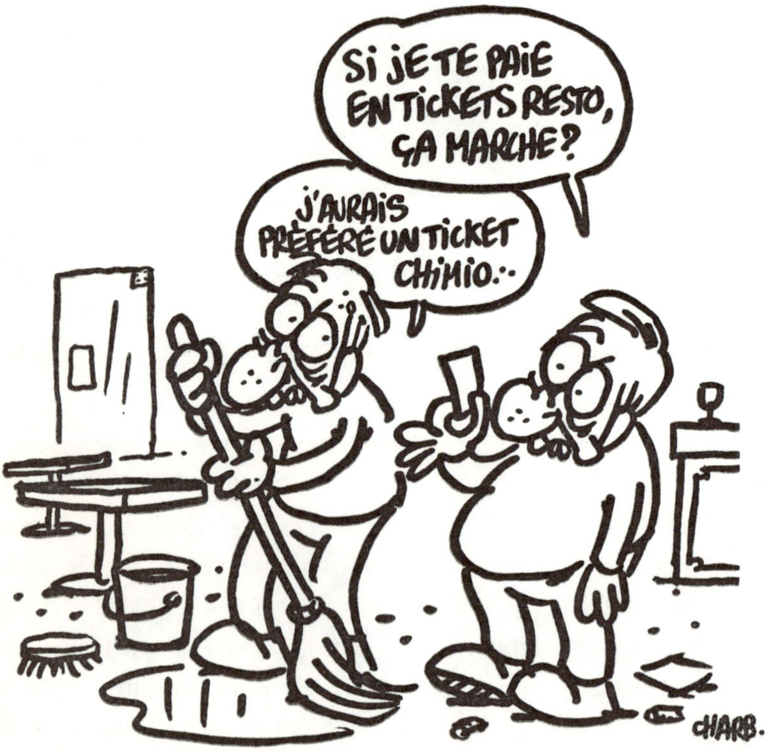
SI JE TE PAIE EN TICKETS RESTO, ÇA MARCHE ?
J'AURAIS PRÉFÉRÉ UN TICKET CHIMIO...
CHARB.

TOUTES NUES SOUS LEUR BLOUSE

2 mars 2005

Selon un récent sondage, le fantasme des hommes serait d'avoir comme amante une infirmière. Dans l'imaginaire collectif, les hôpitaux seraient des lupanars... Disons que, comme dans n'importe quelle entreprise, ça fricote, ça baise, ça se déchire... mais ce n'est pas orgiaque. Reste toujours un petit plaisir caché derrière un fantasme, et vous entendrez bien parfois un vieux qui vous dira : « Moi, d'mon temps... »

Vous les connaissez depuis votre naissance, mais vous ne vous en souvenez pas. Et vous ne connaîtrez pas celles qui vous prépareront après votre mort. C'est une profession qui a su se séparer de la religion pour devenir laïque dans les services publics, qui a intégré toutes les origines et toutes les nationalités. C'est une représentation syndicale combative, mais à ce point réfléchie sur les enjeux de la profession qu'aucun mouvement de grève n'a eu lieu malgré les crimes de Pau. Leurs dernières revalorisations, comme toujours, elles les ont gagnées en marchant dans la rue. Même qu'une fois, sous un gouvernement de gauche, les CRS les ont chargées...

Pour réussir le passage aux trente-cinq heures, 45 000 postes ont été annoncés. Mais personne ne s'est posé la question fondamentale de savoir pourquoi 60 000 d'entre elles ont quitté ce métier. Pourquoi, en moyenne, elles tiennent au maximum dix ans avant de démissionner. Pourquoi le coût de la vie ne leur permet plus de vivre dans les grandes villes, aux loyers très coûteux. Beaucoup d'entre elles aimeraient pouvoir accéder aux 20 mètres carrés de plus par logement et par enfant, considérés comme le minimum vital par Raffarin... Car elles aussi servent la République. Tout autant qu'un ministre qui paye l'impôt sur la fortune. Retenons la leçon du reportage pour l'émission « Envoyé spécial » de Marcel Trillat sur l'hôpital de Créteil, qui montre combien le métier d'infirmière est essentiel à notre pays.

Elles ne sont pas les subalternes des médecins. Leurs fonctions sont différentes, mais leur but est commun. Servir, assister, aider les malades et leurs familles. Il n'y a pas que l'échelle des salaires qui n'évolue pas beaucoup, dans leur profession, il y a aussi le regard de quelques docteurs à leur égard. Un regard bloqué sur une conception hiérarchique qui date de la fin du XIXe siècle. Beaucoup d'entre elles songent à quitter l'hôpital parce que les salaires ne progressent pas, c'est vrai, mais surtout parce que le travail devient de plus en plus dur. Là, comme ailleurs, la logique du marche-ou-crève prédomine et l'hôpital-entreprise casse l'hôpital-service public.

L'autre soir, une femme d'une rare vulgarité arrive aux urgences en hurlant. Un membre de sa famille avait été pris en charge pour un accident vasculaire cérébral. Tout avait été fait dans l'heure. Mais pas de lit. Il restera sur un brancard. À l'accueil, une infirmière, appliquée, souriante, élégante. Face à elle, des gens attendent et la grosse dame veut l'étrangler, la frapper, l'insulte parce que son père est malade et qu'elle ne « fait rien ». Ma collègue, les larmes aux yeux à peine dix minutes après avoir commencé son boulot, ne sait plus où elle en est. Ce soir-là, nous avions vingt-huit malades en attente de lits d'hospitalisation. Et seulement quatre infirmières et deux médecins pour gérer, entre 21 heures et 7 heures, plus de cinquante malades arrivés en urgence avec les pompiers ou le SAMU. Alors les insultes, les menaces de mort, elles en ont assez. Ce n'est pas nous qu'il faut maudire.

Leurs regrets, elles les gardent bien souvent dans leur tête, enfouis. Un jour, j'avais organisé une réunion sur le thème de la mort aux urgences. Certaines se rappelaient la mort de ce jeune qui avait fait un malaise à la piscine et qui est décédé à son arrivée aux urgences. Cinq ans après, elles se souvenaient de tout. On ne sort pas indemne de ce métier. L'image de l'hôpital lupanar est fausse. Il ne s'en passe pas plus que dans n'importe quel cabinet de ministre, n'importe quelle entreprise... La salle de repos, c'est plutôt le lieu où on évoque les difficultés, où tous passent leur temps à reconstituer le brouillard de Londres avec les clopes et le café... En papotant, en riant, en s'engueulant, en refaisant le monde... Tout comme si la mort, la détresse, la violence, ne s'en donnaient pas à cœur joie dans le couloir d'à côté.

Elles redonnent parfois le goût de vivre et sont l'élément essentiel du lien avec les malades. Leur travail d'équipe avec les agents hospitaliers et les aides-soignants est le fondement de l'hôpital. Sans elles : rien.

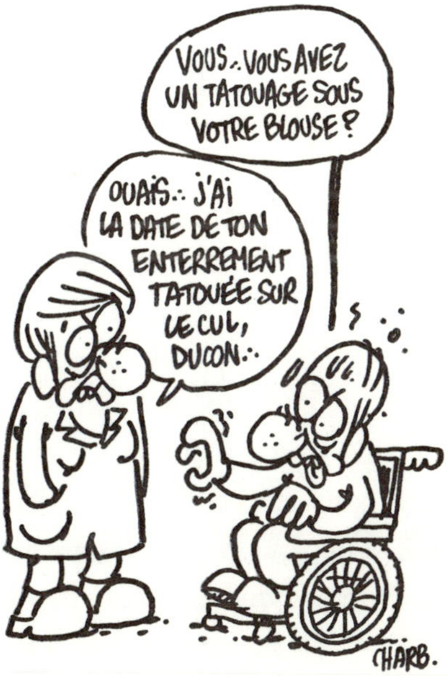
VOUS... VOUS AVEZ UN TATOUAGE SOUS VOTRE BLOUSE ?
OUAIS... J'AI LA DATE DE TON ENTERREMENT TATOUÉE SUR LE CUL, DUCON...
CHARB.

ATTENTION, ÇA GLISSE !

9 mars 2005

Depuis ma thèse de 1995, dans laquelle je m'étais passionné pour les pluies verglaçantes de novembre 1993 et leurs conséquences, je continue d'étudier l'influence du climat et ses conséquences. Pas de doute, la planète se réchauffe et les sautes d'humeur de la météo n'ont pas fini de nous épouvanter. Réagissons vite.

Vlan ! Voilà le verglas et la neige... Le citadin n'a plus l'habitude ni le temps de s'adapter. Alors madame se casse le poignet, parce que, en talons hauts sur le verglas, en une seconde, vous voilà patineuse... L'*Homo sapiens* de 2005 ne veut plus être en retard. Fonce, mon lapin, fonce ! Mais les scooters ne sont pas des motoneiges. L'autre matin, quinze motards sont arrivés aux urgences, en moins d'une heure. Plus ou moins cassés et définitivement en retard.

Même avec la neige, en sortant du train, il faut aller vite. Alors ils ont poussé la demoiselle. Elle s'est coincé la jambe entre le quai et le train. Personne ne s'est arrêté. Elle est arrivée aux urgences le fémur en deux et le moral en vrac. Et celui qui veut continuer à faire du vélo, en dépit de la neige, du froid et, surtout, du roi de la savane en 4×4 qui l'a percuté sur la piste du faubourg Saint-Antoine... Un grand coup de pare-buffles, élément constitutif du primate parisien qui se déplace dans la jungle hostile de la capitale. On ne sait jamais, des fois que les statues de pierre du Jardin des Plantes se mettent à bouger et traversent le pont d'Austerlitz...

Et, au milieu des fracas osseux dus à la neige et au verglas, la misère, une nouvelle fois en première ligne. Tous les pauvres, clochards et autres miséreux arrivent aux urgences – je n'aime pas ce sigle de SDF, qui avait été créé en 1940 par l'administration pétainiste. Ils sont les premiers à subir les variations de climat, comme lors de la canicule de l'été 2003. Mais là, ce sont les hypothermies. Les pompiers les prennent en charge dans la rue. À l'arrivée aux urgences, tout est froid : les vêtements, les sacs, l'homme. La température de celui que nous prenons en charge est tombée à 28 degrés.

Nous avons équipé un box des urgences avec deux radiateurs électriques, car, comme trop souvent, il n'y avait pas de lit. La température du corps remonte de un degré par heure et, avec une bonne hydratation par voie veineuse, il s'est finalement réveillé. Et l'assistante sociale a pu dérouler la spirale de sa descente vers la misère. Il était cadre dans une entreprise. Sa femme est morte. Très vite, il est tombé dans le tonneau de vin rouge.

Alors, tout s'est précipité. Les mises à pied au boulot, puis le chômage, les dettes, les amis qui se font rares, les saisies, l'alcool, la rue. Il a fini par devenir l'ombre de lui-même et par ne plus se reconnaître dans ce manteau sale, avec son physique marqué par les maladies. On lui a trouvé un lit à l'hôpital au bout de trois jours, car ses pieds étaient rongés par les gelures. Hasard des séries et des rencontres : quelques minutes plus tard, nous prenions en charge un homme de quarante-cinq ans qui venait tout juste de retrouver un travail et un logement...

En attendant, aux urgences, nous devons non seulement faire face au manque de lits, mais aussi à la difficulté pour les malades d'avoir accès aux soins, notamment en médecine libérale. Et jamais les menaces et les rétorsions sur les médecins syndicalistes n'ont été aussi violentes ! Le dialogue social ne figure pas dans les lignes budgétaires.

Devenant un médecin urgentiste absorbé par la météo, je mesure combien chaque variation climatique prend notre système de santé en défaut, combien chaque saison souligne à quel point le service public hospitalier manque de moyens. Et puis, pas facile de cultiver nos facultés d'adaptation alors que nous voulons que tout soit plat, nivelé, homogène, prévisible : pas de chaleur l'été, pas de froid l'hiver... Amusant que ce soit la nature qui mette par terre ces sociétés érigées sur le CAC 40. Est-on vraiment sûr que la croissance économique est la seule valeur de développement de notre civilisation ?

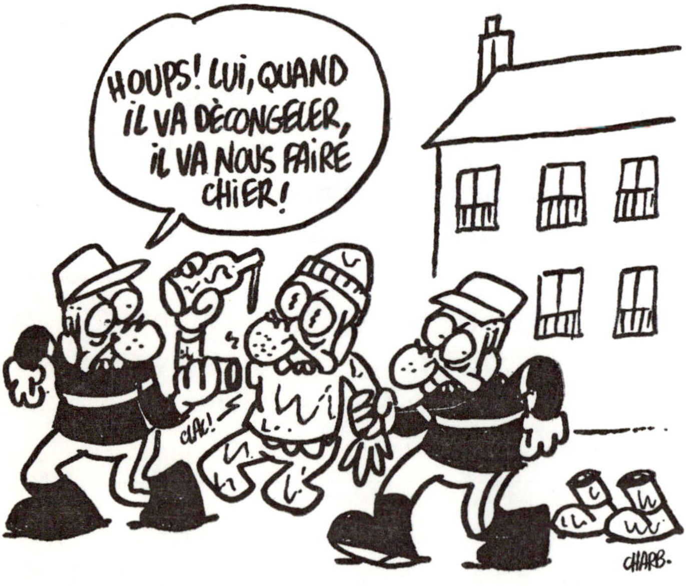
HOUPS! LUI, QUAND IL VA DÉCONGELER, IL VA NOUS FAIRE CHIER!
CLAC!
CHARB.

TITANIC HOSPITAL

16 mars 2005

Les deux médecins dont je parlais à l'époque de cette chronique ont tous les deux quitté l'hôpital public. Avec le recul, j'ai vraiment le sentiment que ces cinq dernières années ont cassé une mentalité hospitalière morale et humaine au profit d'un esprit d'entreprise contraire aux principes de l'hôpital. Nous vivons une situation identique à celle de Sept morts sur ordonnance, *film de Jacques Rouffio, qui date de 1975.*

L'hôpital est un village. Il y a toutes les catégories sociales. Personnels soignants ou non, tous sont au service des malades et de la collectivité hospitalière. Parmi eux, il y a les figures, les personnages, les grandes et petites gueules, les « qui font peur », les « qui sont gentils », les « jamais là », les « toujours présents »... Des individus charismatiques aux personnalités parfois très fortes. Bien sûr, personne n'est jamais d'accord sur la couleur des murs, mais ils ont toutes et tous un attachement profond à l'intérêt général de l'hôpital.

Depuis des années, il y a des médecins que l'on croirait éternels. Compétents, disponibles, présents, proches de leurs malades, luttant toujours pour de meilleures prises en charge, ils sont l'exemple à suivre – ou à critiquer – pour les étudiants.

L'exemple du docteur Luquel est intéressant. Être une femme à l'hôpital est difficile, car le monde médical est encore un tantinet sexiste. Elle est une femme élégante, le verbe fort et cassant, bourrée de contradictions. Mais on ne peut lui enlever ses compétences cliniques et son immense talent d'analyse. Elle a tout donné à son métier et à son exercice.

Elle a notamment créé une unité de gériatrie aiguë dans notre hôpital. Projet essentiel, qu'elle avait en tête depuis des années, afin que les personnes âgées ne stagnent pas dans des services inappropriés à leur maladie, et aussi pour assurer un bon suivi aux malades âgés qui arrivent aux urgences. Elle souhaitait créer un réseau de soins gériatriques et une structure hospitalière mobile. En mai dernier, elle a quitté les urgences pour monter cette structure. Après l'enthousiasme des premières semaines, le harcèlement a commencé : jour après jour, un professeur de gériatrie a usé son moral.

Alors elle a perdu pied. Les collègues de la CGT, de FO, de SUD ont tenté de la protéger, mais rien n'y a fait. Face au rouleau compresseur mandarinal, elle n'avait absolument plus la possibilité de travailler comme elle le voulait. Alors elle a démissionné, après plus de vingt ans de maison ! Tout le projet de gériatrie et de prise en charge des personnes âgées sur les XIe et XIIe arrondissements de Paris tombe à l'eau. Elle part pour une clinique privée qui lui a tout promis. Ainsi, l'hôpital public perd la connaissance, l'engagement, la volonté de création et le savoir d'une femme médecin qui voulait développer la gériatrie, priorité de santé affichée du Premier ministre...

Le cas du docteur Bouras est tout aussi intéressant. Il vient d'Algérie et il exerce depuis toujours à l'hôpital public. Être maghrébin, à l'hôpital comme ailleurs, n'est pas toujours facile... En 1995, le docteur Bouras avait tenu la permanence de nuit de l'hôpital en radiologie, seul, pendant tout un été. Conséquence de son statut précaire, qui lui impose le silence face aux mandarins universitaires. Alors, à force de bosser comme un fou depuis des années, il aimerait, ce n'est pas grand-chose, être un peu considéré et respecté... Le temps et le harcèlement hiérarchique faisant le reste, il veut partir. C'est un radiologue au talent reconnu, mais le ras-le-bol a gagné...

Suis-je le prochain sur la liste ? La nouvelle version de *Sept morts sur ordonnance* est en tournage dans les hôpitaux. Et cela ne va pas en s'arrangeant : la semaine dernière, le gouvernement a fixé l'objectif national des dépenses de l'assurance-maladie pour l'hôpital à 3,6 %. Alors que tous les experts en économie hospitalière estiment qu'à moins de 5 % ce n'est pas viable. Le moral des personnels est au plus bas, on leur demande toujours plus avec de moins en moins de moyens, les médecins s'en vont, les budgets fondent... L'hôpital sombre et le gouvernement voudrait que l'on chante *Plus près de toi, mon Dieu...*

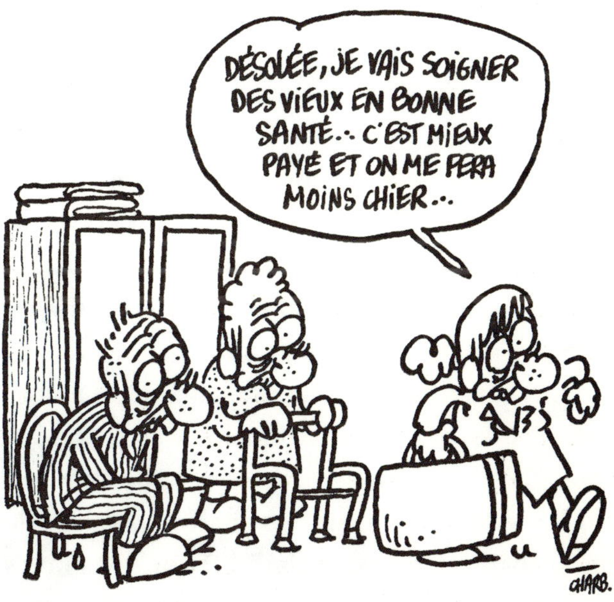
DÉSOLÉE, JE VAIS SOIGNER DES VIEUX EN BONNE SANTÉ... C'EST MIEUX PAYÉ ET ON ME FERA MOINS CHIER...
CHARB.

ROSETTE ET LES COMPTABLES

23 mars 2005

La catastrophe de l'été 2003 n'a pas empêché la poursuite de la fermeture des lits et autres suppressions d'emplois dans les hôpitaux. Les principales victimes sont des anonymes, des gens du peuple sans voix, qui ne peuvent pas gueuler contre leurs conditions de vie ou d'accès aux soins.

1 820. C'est le nombre de suppressions d'emplois dans les hôpitaux de Paris annoncé par la direction générale, dans le cadre du « plan stratégique ». France, août 2003 : la canicule fait entre 15 000 et 20 000 morts en une semaine. Existe-t-il un lien économique et politique entre ces deux chiffres, à dix-neuf mois d'intervalle ? Rosette n'a pas la réponse. Elle s'en fout, de tout ça. Elle est arrivée aux urgences vers 5 heures du matin, après avoir payé aux ambulanciers 250 euros pour faire Saint-Mandé-Paris ! Il faut dire que les urgences de Bégin étaient débordées et qu'on a refusé de la prendre en charge. Du coup, l'ambulance est repartie à Saint-Antoine, en refacturant un transport.

Elle n'a pas compris, car elle parle encore en anciens francs. De toute façon, elle ne se souvient même pas de la dernière demi-heure. Elle est magnifique, avec ses cheveux violets et sa démence joviale. À plus de quatre-vingt-quinze ans, elle vit dans une solitude totale. Comment l'aider ? Les personnes de plus de quatre-vingts ans ne sont pas toutes prises en charge comme le pape...

Le retour de Rosette à son domicile est impossible, malgré des aides déjà mises en place. Sa retraite étant misérable, impossible de trouver une maison de retraite. Alors, après quatre jours sur un brancard aux urgences, on lui a enfin trouvé un lit. Elle a besoin d'une prise en charge globale : réhydratation, réalimentation, rééducation de la marche, traitement de son hypertension artérielle et de son infection pulmonaire, aide psychologique... Mais comme elle a plusieurs pathologies et qu'elle n'entre pas dans le cadre d'une seule et unique maladie de spécialité, les services universitaires n'en veulent pas.

Aucun rapport entre 1 820 suppressions d'emplois et 20 000 morts ? Pas si sûr. L'hôpital a toujours été une collectivité de soignants et de personnels au service du malade. Le choix de globaliser la santé et de ne la traiter qu'en termes économiques, en oubliant la singularité du malade, conduit à un système très pervers qui ne prend en compte que la maladie. Aujourd'hui, beaucoup de médecins se sentent investis d'une mission économique et regardent de l'autre côté du couloir lorsqu'il y a un embouteillage de brancards aux urgences, au lieu de refuser cette logique de « maîtrise » comptable. Maîtrise de rien du tout d'ailleurs. Car, depuis la fin des années 1970, aucun des « experts » qui se sont penchés sur la santé n'a été capable de prévoir à long terme un système de financement des hôpitaux susceptible de les faire fonctionner efficacement. Ainsi, le dysfonctionnement est devenu la règle. Alors que les hôpitaux sont un élément fondateur du socle et de la stabilité sociale du pays et, sans doute, de l'Europe.

La canicule de l'été 2003 aurait dû être, pour nos responsables politiques et administratifs, l'occasion de poser une question fondamentale : que faisons-nous de tout ce temps supplémentaire que nous offre le progrès ? Depuis que l'homme existe, il a toujours voulu vivre plus longtemps. C'est encore le cas. Mais, désormais, cela gêne, car cela remet en cause la primauté de l'économie et de la logique comptable. Pour soigner les personnes âgées, handicapées, faibles, il faut du personnel. Peu de leçons ont été tirées de la catastrophe sanitaire de 2003, puisqu'on supprime ces personnels.

Rosette, elle, n'est plus en état de comprendre qu'elle n'est devenue qu'une donnée financière, une tarification à l'activité et que, pour tout dire, elle fait chier le système car elle le remet en cause profondément. Étant jeune, peut-être s'est-elle même battue pour gagner cette protection sociale plus juste et égalitaire qui embarrasse aujourd'hui nos dirigeants...

Rosette est partie quelques jours après son arrivée. Mais définitivement. Peut-être, finalement, a-t-elle compris qu'elle gênait. Qui aura le courage de lui dire pourquoi ?

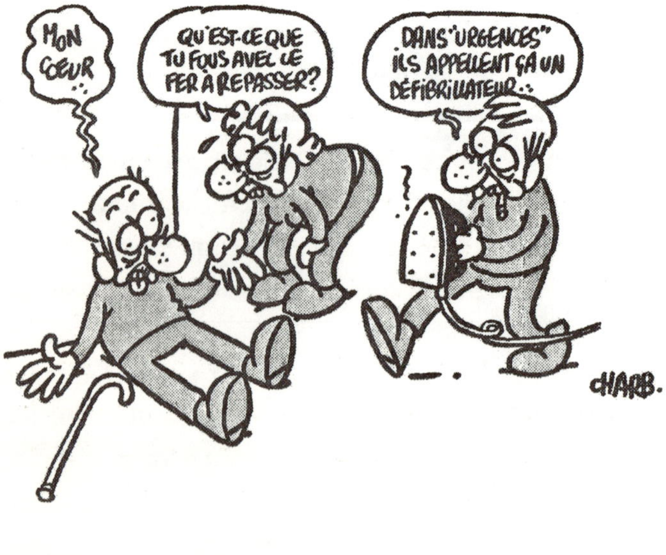
MON CŒUR ...
QU'EST-CE QUE TU FOUS AVEC CE FER À REPASSER ?
DANS "URGENCES" ILS APPELLENT ÇA UN DÉFIBRILLATEUR...
CHARB.

CROIX DE BOIS, CROIX DE FER

30 mars 2005

Le combat de la laïcité n'est jamais terminé. Le récent procès contre Charlie Hebdo *l'a démontré. Les religieux de toutes sortes veulent tous les pouvoirs. Ce n'est jamais simple à l'hôpital, là où la mort et la vie se croisent dans chaque couloir avec leur amis, bonheur et malheur. La laïcité permet à la science médicale de faire son travail et de se développer, sans parasitage religieux.*

Dans les vieux hôpitaux, on trouve souvent une église en plein milieu. Même si elles ne servent plus, elles sont toujours là, témoins de l'histoire de notre civilisation et de notre culture, de l'implication de la religion dans la médecine, mais aussi du lien entre les sciences et les croyances.

Le plus difficile pour nous est d'accepter la foi des malades. Jusqu'où peut-on aller ? La loi du 4 mars 2002 réaffirme le droit des patients. Mais ce n'est pas si simple, surtout lorsqu'une vie est en jeu. L'acte d'urgence n'est pas dérogatoire aux lois, mais, comme il engage le pronostic vital, il engage aussi la responsabilité des soignants. L'exemple type est bien entendu la transfusion sanguine. Elle nous est permise dans l'urgence, grâce justement aux progrès de la loi. Néanmoins, ce n'est pas si simple. Lorsque le malade refuse, c'est son droit. Mais c'est son droit à lui seul, et il faut qu'il soit informé du risque encouru – et qu'il le comprenne. Surtout, il est impératif que les personnels hospitaliers n'arborent aucun signe d'appartenance religieuse, dont la seule présence peut remettre en cause la confiance que le malade doit avoir envers le soignant.

Il manquait un texte pour le dire. Le ministère de la Santé vient de combler ce vide, avec une circulaire qui est une réaffirmation très claire de la laïcité.

Elle garantit évidemment la liberté de culte des malades et leur conviction, ce qui est indispensable. Ainsi, dans mon hôpital, le célèbre père Francois est devenu au fil des ans multiconfessionnel. Dans son abri de jardin, qui fait office de lieu de culte, il s'occupe de toutes les formes de religion ! Et il visite tous les malades... sans jamais leur parler de religion. On a même une fois autorisé une dame qui allait mourir à revoir son chien. Discrètement, on a amené le toutou dans le service, on l'a mis sur le lit avec la patiente, qui ne semblait plus rien entendre depuis des jours et qui, curieusement, a ouvert les yeux, souri au chien et est morte. Il est étonnant de voir que l'expression de la douleur peut varier d'une croyance à l'autre... On est très souvent confronté à cela aux urgences.

Mais cette circulaire ne dit pas seulement le droit du malade. Elle réaffirme qu'un soignant doit être religieusement neutre. En somme, que sa seule croyance autorisée dans l'exercice de sa fonction, c'est la science. Il était temps ! Car l'intolérance religieuse gagnait.

Ce fut ce médecin urgentiste qui partait le vendredi soir en abandonnant ses malades et ne venait jamais le samedi, laissant ses collègues se débrouiller avec leur planning ! Ou encore celui qui refusait d'examiner les femmes. Et, bien sûr, cette jeune étudiante qui refusait d'enlever son voile, de voir les clochards, de voir les hommes... Et, chaque fois, de longues tirades de théologie, d'interminables débats. Aux urgences ! Et, chaque fois, il nous fallait régler le problème au cas par cas. Et, chaque fois, on était bien obligés de constater que la tolérance des religieux, lorsqu'ils ne la réclament pas pour leur propre croyance, est limitée...

Cette circulaire était indispensable, car l'hôpital était en train de sombrer lui aussi dans l'obscurantisme. Aux urgences, nous recevons tout le monde, tout le temps, de toutes confessions. La neutralité religieuse est un principe essentiel dans notre mission de service public, qui est de remettre les gens debout, et non à genoux.

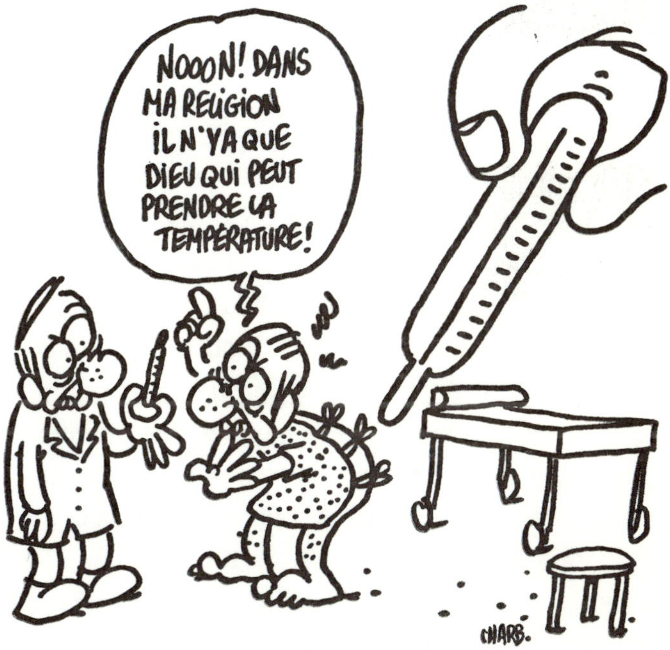
NOOON! DANS MA RELIGION IL N'Y A QUE DIEU QUI PEUT PRENDRE LA TEMPÉRATURE!
CHARB.

TOUT BAIGNE

6 avril 2005

C'était la veille d'une grève aux urgences, le gouvernement organisait mon lynchage par les syndicats de médecins libéraux proches de l'UMP. Ils voulaient me faire taire en me sanctionnant via *l'ordre des médecins, qui a toujours été à la botte des gouvernants. Seul Mitterrand avait eu en 1981 l'idée de le faire disparaître, mais il avait reculé face à sa puissance. En 2007 ont été crés les ordres des kinés, des infirmières, des podologues... Décidément, les temps politiques ont bien changé.*

La veille de la nuit de garde, on avait parlé des difficultés du travail avec Mohamed et Bertrand, deux urgentistes qui mènent la grève en Bretagne. Chez nous, on a commencé la nuit sans un seul lit de disponible sur l'hôpital ni sur l'ensemble de l'Île-de-France, et déjà plus de dix malades à coucher. Tous dans un état grave. Sophie, ma collègue urgentiste de garde, doit gérer un problème d'urologie sur place. La salle d'attente est pleine, comme si la totalité du système sanitaire et social s'était effondrée sur l'est de Paris. Dans le couloir, les collègues de chirurgie repartent aux blocs pour une nuit blanche. Dehors, il pleut. Il est 21 heures. Les enragés se sont battus à Bastille. Les agressés arrivent avec les pompiers. Le SAMU nous adresse, coup sur coup, deux décompensations cardiaques globales chez des personnes de quatre-vingt-quinze et soixante-dix-huit ans. Il n'y a plus aucune place, nulle part, en réanimation.

De porte en porte, de cas en cas, on croise à toute vitesse des destins et des détresses. Les désespérés arrivent en chœur avec les tentatives de suicide. On les surveille aux urgences, car il n'y a pas plus de lits en psychiatrie qu'ailleurs. Les étudiants en médecine, Nadège et Idane, les yeux pleins de bonne volonté, motivés, très sérieux, font tout pour nous aider. On essaye de leur apprendre plein de trucs, mais le temps presse. Vers minuit, le psychiatre sort d'une improvisation de match de kung-fu avec un agité dans son box. On finit à six sur le malade.

La police a récupéré une vieille dame délirante qui marchait au milieu du périphérique. Elle se croyait à Fort-de-France. On mettra six heures à retrouver ses proches. En salle d'attente, tous les milieux sociaux, toutes les cultures... Avec, en fond sonore, *Land of hope and dream* de Bruce Springsteen.

Au milieu de tout ça, l'équipe des urgences, d'un calme olympien et professionnel. On essaye de rigoler, c'est ce qui nous fait tenir. À l'office, on avale café sur café, bon ou mauvais, on se donne l'illusion d'une intimité entre nous. Le climat de la nuit crée une convivialité particulière, on passe sans cesse du rire aux larmes. Et ce téléphone, tout le temps. On répond, on appelle. L'activité de nuit ressemble de plus en plus à celle du jour...

Une heure du matin. Un môme s'est fait tabasser à Nation. Il vomit. On parle avec ses parents. Scanner cérébral. On doit l'intuber, car il a un hématome intracrânien. On l'envoie par le SAMU dans un service de neurochirurgie, à des collègues tout aussi débordés que nous, car ce sont les seuls disponibles pour toute l'Île-de-France !...

À leur tour, les ivrognes arrivent. Mais, ce soir, ils sont calmes et cuvent sur leur brancard. Sans les réveiller, les infirmières les surveillent, prennent leur pression artérielle, nettoient leur vomi. Penseront-ils à dire merci en partant demain ? Sûrement pas.

À 4 heures, le cardiologue pousse les murs de sa salle de réanimation pour un infarctus.

Au petit matin, on compte 58 malades aux urgences, qui devraient tous être couchés. Mais plus aucun lit sur Paris. Sûrement pas la faute des personnels de l'hôpital, qui font plus que tout, avec de moins en moins de moyens. On est tous dans la même galère et on aime ce bateau. À 8 heures, on apprend que notre collègue ne peut pas venir nous relever car elle a chopé la grippe. On doit donc rester. D'autant que les accidents de la circulation arrivent, amenés par les pompiers. Encore du café...

Alors quoi, il ne faut rien dire, rien faire, être contemplatif et respectueux des autorités ? « Si vous vous taisiez, personne ne saurait rien, on pourrait agir. Mieux vaut ne pas faire de bruit. » Voilà en substance ce qu'on a entendu de la bouche d'un député UMP croisé dans un studio de télévision... Imparable logique.

Je voudrais écrire mille fois, au pied des brancards, dans les couloirs où les malades attendent, de Dijon à Avignon, en passant par Rennes et ailleurs, je voudrais écrire mille fois : tout baigne. Mais comme, faute de crédits, je n'ai pas de crayon, on s'est réunis avec les collègues et on a décidé d'être tous solidaires le temps d'une grève pour les urgences. Urgence aux urgences. Et pas seulement pour nous. Pour vous aussi.

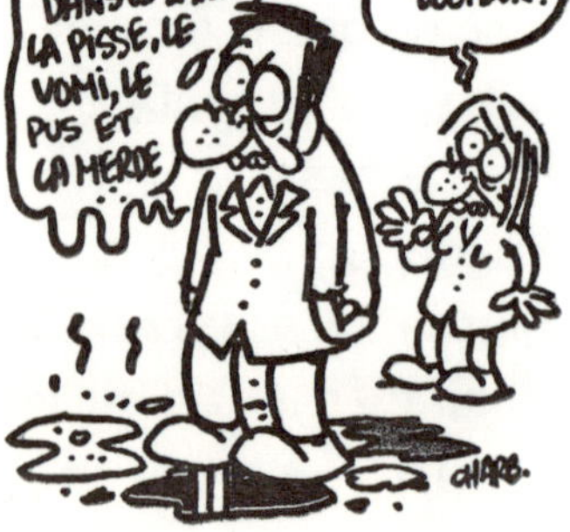
TOUT BAIGNE... TOUT BAIGNE... DANS LE SANG, LA PISSE, LE VOMI, LE PUS ET LA MERDE
EUH... ÇA VA, DOCTEUR ?
CHARB.

BRISEZ LA GRÈVE DES URGENTISTES, SOIGNEZ-VOUS VOUS-MÊMES !

13 avril 2005

Pendant les trois semaines qui ont suivi cette chronique, j'ai raconté le déroulement de la grève et ce qui se passait dans les services d'urgences en France. La vitalité sociale d'un pays se mesure à la capacité des organisations syndicales à se mobiliser pour l'intérêt général et la défense des salariés. L'histoire des syndicats n'a que cent et quelques années... ils sont beaucoup plus jeunes que la politique. Il faudra bien les aider à réussir leur évolution afin que les forces sociales puissent jouer un véritable rôle dans la vie publique et la protection des salariés. Les puissances de l'argent ont tort de les marginaliser... D'ailleurs, qu'aurait été la Résistance en France sans la CGT... n'en déplaise à ceux qui ont la mémoire courte ?

Ce n'est jamais le moment de faire grève aux urgences. Normal, puisque ces services fonctionnent nuit et jour. Et surtout, comment gérer un arrêt de travail ? Vous imaginez un peu, les urgentistes autour du brancard disant : « Désolés, on arrête tout, on est en grève » ? Ou encore l'équipe du SAMU qui dirait au malade : « Certes, vous avez sans doute un infarctus, c'est très embêtant, mais on ne peut rien faire pour vous car nous sommes en lutte »... Lors de la première journée de grève qu'aient connue les services d'urgences, le 16 janvier 1998, on avait trouvé un moyen de contourner l'obstacle : le travail par assignation. Une sorte de service minimum – à ce propos, petit message à l'intention de ceux à qui le gouvernement veut imposer le service minimum dans le service public : refusez. Il n'y a pas de dialogue social sans épreuve de force.

La question qu'il faut aujourd'hui se poser, c'est : qu'est-ce qui fait qu'on en est là, une fois encore ? Les services d'urgences ont toujours existé, il est même probable que les premiers hôpitaux aient été construits pour répondre aux besoins des plus démunis et pour traiter les urgences accidentelles. Sans parler des guerres et des premiers systèmes de secours pour les soldats. Tout cela se passait bien avant que ne commencent les fermetures de lits – 150 000 en France depuis les années 1970 –, au nom du dogme de la rentabilité. Le malade ? Un point de détail.

Mais un point de détail qui se retrouve aux urgences. Car partout, en France, en Europe, au Québec, on constate que plus on ferme de lits d'hospitalisation, plus la durée du séjour du malade à l'hôpital diminue – et par là même la qualité des soins qui lui sont apportés –, et plus la fréquentation des urgences augmente. Le malade, expédié trop vite par des médecins à qui on demande de faire du chiffre, rechute et développe d'autres pathologies. En Italie, où le système de santé est, depuis des années, identique à celui que nous prépare le gouvernement Raffarin – embouteillages chez le médecin traitant et passe-droit chez le spécialiste –, la situation est catastrophique. En 2000, dans la seule Lombardie, 10 millions de personnes sont passées aux urgences. Pour information, la région compte 9 millions d'habitants.

L'exemple le plus frappant est celui du Québec. Au début des années 1990, les banques américaines ont accepté de combler les déficits financiers du système de santé québécois en échange d'un plan d'économies : fermeture de lits, licenciement des soignants, etc. Depuis, c'est la dégringolade. Lorsque nous étions allés soutenir le combat de nos collègues urgentistes québécois en 2001, dans l'hôpital où nous nous trouvions, près de 300 malades attendaient sur des brancards depuis plus de cinq jours.

En 1987, le ministère de la Santé français croulait déjà sous les lettres de plaintes soulignant le manque de moyens aux urgences. Il faut dire qu'à cette époque nous étions encore dans la salle de travaux pratiques des tout jeunes étudiants, car, pendant des générations, la formation à la médecine d'urgence n'était pas du tout formalisée, mais faite « sur le tas ». Le ministre commanda un rapport au Conseil économique et social. Puis deux autres...

En 1990 et 1995, un milliard de francs avait été débloqué pour renforcer les personnels des urgences. À l'époque, ils devaient répondre aux demandes de 7 millions de malades en moyenne par an. En 2004, plus de 13 millions de personnes ont fait appel aux 618 services d'urgences français. Et 15 millions ont téléphoné au SAMU – longtemps décrié et marginalisé dans l'hôpital, mais « redécouvert » par la population en 2002, du fait de la grève des médecins libéraux.

Ces millions de personnes n'ont-elles rien à faire aux urgences, comme le rabâchent inlassablement les orthodoxes de la calculette médicale, qui voudraient nous faire croire que la France n'est peuplée que d'hypocondriaques ? Personnellement, je n'ai jamais rencontré un seul malade qui s'adresse aux urgences par plaisir. La « bobologie » ? Je ne sais pas ce que c'est non plus. Des gens qui viennent nous voir à 4 heures du matin en nous disant : « J'ai mal au dos depuis dix ans, faites-moi une cinquième IRM », on n'en voit pas beaucoup. La jurisprudence est formelle : le malade est le seul juge de son « état d'urgence ». Notre tâche est, après l'examen – et seulement après examen –, de déterminer si cet « état » nécessite ou non des soins et une prise en charge hospitalière.

Les services d'urgences sont le témoin et le reflet de notre société. Nous sommes les premiers à savoir si une manif est calme, si la cocaïne en circulation est pure ou empoisonnée, si telle entreprise a bien fixé son échafaudage. Nous sommes un infaillible indicateur social. Par exemple, on ne compte plus le nombre de salariés qui refusent un arrêt de travail, de peur d'être virés...

Parfois, on est tentés de dire que le combat que nous menons pour exister est perdu d'avance. La semaine dernière encore, un urgentiste s'est suicidé. La désespérance des personnels est plus que jamais palpable. On tient en se disant que nous sommes indispensables, que chaque jour, chaque nuit qui passe, on sauve des malades, on panse des détresses. Et que notre mission est non seulement humanitaire, mais aussi éminemment politique : elle consiste à garantir un accès aux soins aux plus pauvres, aux sans-papiers et autres démunis. Notre fonction est indissociable d'une certaine forme de société, solidaire et égalitaire. C'est aussi cette société que nous défendons.

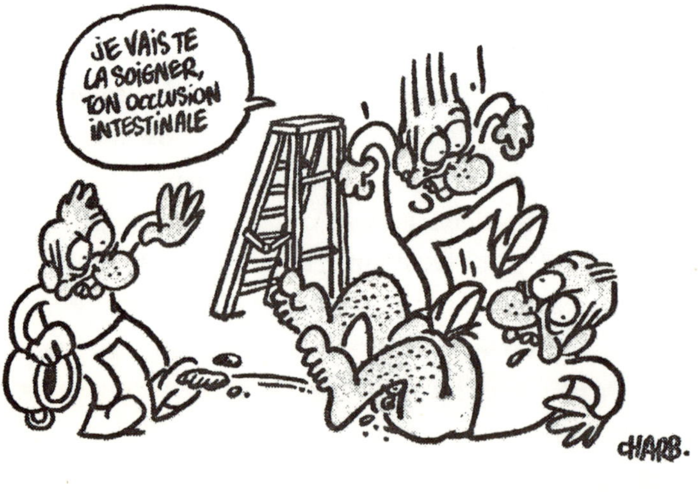

CONSTATS DE GRÈVE

20 avril 2005

S'il n'y a pas, malheureusement, de convergence des luttes hospitalières, il y a en revanche des convergences d'intérêts à faire s'écrouler le service public hospitalier. Partout où nous sommes allés, nous avons constaté le même désarroi, souvent teinté de désespoir, de la part de personnels hospitaliers qui ont le sentiment d'être méprisés par leur hiérarchie ou leurs autorités de tutelle. Curieusement, ce sont les mêmes femmes et hommes politiques qui se plaignent du désintérêt du « peuple » pour la politique tout en cassant le dialogue que l'on tente d'instaurer autour des problématiques d'organisation des soins, de leur prise en charge et de leur libre accès pour tous. Que demandons-nous ? De garder des acquis sociaux et de pouvoir remplir nos missions de service public.

Nous sommes allés à Dijon. Le docteur Dalila Serradj, une brillante urgentiste, s'est engagée dans la lutte. Avec pour seule récompense le mépris de quelques représentants d'une communauté hospitalière repliée sur elle-même, refusant de remettre en cause ses relations avec les urgences et leurs « malades pourris », comme ils disent. Un urgentiste venu du Québec, qui travaillait aux urgences, a donc démissionné. Les autres s'apprêtent à le faire. Le ras-le-bol est profond. Mais qui les remplacera ? Pourquoi faire un métier difficile, dont la spécificité n'est pas reconnue, et en prime se prendre tous les dysfonctionnements du système de santé en pleine gueule ? Nous avons rencontré le maire de Dijon pour lui demander que le conseil municipal fasse voter une ordonnance stipulant que l'hôpital doit fonctionner en harmonie avec les urgences. On attend.

Nous sommes allés à Rennes. On a eu du bol, ils avaient laissé tomber les binious pour se consacrer pleinement à la rage de défendre ce qui, à notre époque, apparaît comme indéfendable : le service public hospitalier et les urgences. Les Drs Bertrand Avez et Mohammed Saidani mènent le combat. Dans les couloirs de l'hosto, plein de malades sur les brancards, « en attente », des infirmières, des aides-soignants et des cadres d'un grand professionnalisme, mais avec des visages soucieux : « Tu crois que ça sert à quelque chose, notre grève ? On fait chier personne, ils nous écoutent pas... » C'est vrai, on a l'air malin, avec nos brassards et notre détermination à ne pas laisser tomber les malades, malgré les revendications... Mais justement, nous démontrons la mission sociale des urgences : nous garantissons l'accès aux soins. Malgré la grève des urgentistes, on a pris en charge les victimes de l'incendie de l'hôtel qui logeait des exclus à Paris. Cet engagement social a-t-il conduit le gouvernement à négocier ? Non.

Nous sommes allés à Vichy entendre mon fidèle et formidable toubib, le docteur Didier Storme. Les collègues ont parlé du vieillissement de la population et des enjeux de société majeurs dans les années à venir. Les autres collègues de l'hôpital les ont félicités, ont dit qu'ils aimeraient bien rentrer dans la grève, mais « À quoi bon ? » et « Tu sais, après, pour ma carrière »... Tant pis. On garde la pêche, la patate, la banane et tout autre fruit ou légume plein de vitamines et d'énergie. Dans cette ville-symbole, on décide de boycotter les cotisations à l'ordre des médecins. Une sorte de revanche de l'histoire.

TOURNÉE DE GRÈVE

27 avril 2005

Avec le docteur Christophe Prudhomme, responsable des médecins CGT, nous sommes allés à Auch. La salle des fêtes était bondée. Un vieil homme parle de la guerre d'Espagne, de la Résistance, et maudit l'ordre des médecins... Un autre raconte l'agonie de son épouse, très âgée, dans une structure où « il n'y avait qu'une infirmière pour une centaine de pensionnaires ». Mais comme ce ne sont que « des vieux, personne n'en parle ». Le chef de service des urgences d'Auch, dynamique et volontaire, est menacé d'être viré de son poste car il ose se battre pour maintenir un service de qualité. Les représentants du personnel offrent le café. On est un peu tristes, car il n'y a pas beaucoup de jeunes dans la salle. Faut-il être obligatoirement touché par la maladie pour s'intéresser au système de soins, à la solidarité, aux services publics de proximité ou au système politique ? Ce serait bien que leurs idées, leur créativité, servent à autre chose qu'à alimenter les castings de la télé...

Nous sommes allés à Lille. Le docteur Régis Garrigue a fait venir les toubibs de la région, qui ont applaudi notre discours contre la remise en cause des statuts des médecins hospitaliers et du service public hospitalier. « Il n'y en a que pour les libéraux ! », s'est écrié un chirurgien orthopédiste qui est en poste depuis 1974 : « J'ai tout connu, mais là, on est vraiment dans la merde ! »

Un autre reprend : « On n'est pas des entrepreneurs, mais des médecins ! » « L'accès aux soins est remis en cause, notamment pour les plus miséreux », déclare une assistante sociale, qui explique qu'elles vont être déplacées des urgences pour être affectées dans un pôle à la disposition de tout l'hôpital. Leur responsable leur a dit que « les urgences passeront après, car vous en faites trop pour ce service »... La misère est priée de prendre rendez-vous pour souffrir, en ordre et en silence, SVP !

Nous sommes allés en Avignon, reçus par le formidable docteur Philippe Olivier. La rencontre avec les ambulanciers des SMUR en grève est passionnante : ils constatent une évolution de leur métier, qui revêt une importance de plus en plus grande, en même temps qu'une valorisation de leurs emplois de plus en plus faible... Le docteur Philippe Jean, de Marseille, nous parle des urgences de l'hôpital Nord. Il nous raconte ces deux jeunes victimes de coups de couteau, l'un frappé au thorax, l'autre au ventre, après une bagarre entre bandes. Il leur manque huit médecins aux urgences. Un autre urgentiste raconte que, dans son secteur, les équipes du SAMU sont obligées d'intervenir pour répondre à la demande de familles endeuillées qui ne trouvent pas de médecins le samedi après-midi pour faire le certificat de décès : « Attendez lundi, votre médecin », leur a-t-on répondu. Passer un dimanche avec le cadavre de pépé, voilà une belle idée de week-end fashion...

Nous sommes allés à Paris. On a enfin pu rencontrer le ministre. On lui a dit toute l'importance du service public. On lui a dit qu'on en avait marre d'être les crétins de l'hosto, sauf la nuit et les week-ends, où, là, nous sommes les multispécialistes, les meilleurs médecins, pour ne pas perturber le sommeil de l'hôpital. On lui a expliqué l'importance de dialoguer avec tous les syndicats de personnels et de ne pas fractionner les problèmes entre ville et hôpital. On lui a expliqué pourquoi la Bretagne restait en grève, pour protester contre la faillite de la permanence des soins. Pour conclure, on lui a suggéré d'abandonner son plan hôpital-entreprise 2007 pour au contraire défendre la directive européenne qui nous a permis de faire reconnaître notre temps de travail. On a mené une bataille sans victoire ni défaite. Sur l'argent qu'ils nous ont promis, 10 % au mieux arriveront aux urgences. Le mouvement continue dans certains services, à Dijon, à Saint-Antoine, à Bry-sur-Marne, en Bretagne...

Après dix-sept jours de grève, la mobilisation devenait difficile. Le gouvernement ne lâchant rien, on a eu le minimum. Ce qui fait que la grève a été non pas arrêtée, mais suspendue. Coquetterie de langage ? Non, réalité sociale. Nous allons vérifier que les moyens arrivent bien et que l'on améliore effectivement les services d'urgences, où la situation est dramatique. Sinon, dans deux mois au plus, on remettra ça. Pendant la grève, on vous a dégagé un pape et un prince. Alors, faites gaffe !

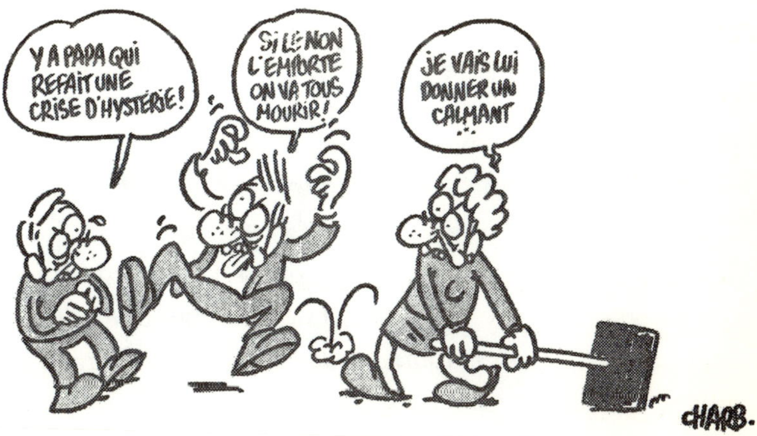
Y A PAPA QUI REFAIT UNE CRISE D'HYSTÉRIE !
SI LE NON L'EMPORTE ON VA TOUS MOURIR !
JE VAIS LUI DONNER UN CALMANT
CHARB.

L'ENNUI DE LA PENTECÔTE

4 mai 2005

Vieillir ? Pour quoi faire ? Comment deviendrons-nous ? Carpe diem *doit être notre devise mais il faut bien avoir conscience que nous devrons certainement vieillir avec des handicaps ! Le temps s'en va mais il ne doit pas faire fuir nos rythmes de vie, nos passions, nos illusions et nos rêves... Résistons !*

« À quatre-vingt-douze ans, je n'ai plus grand-chose à espérer. Et arrêtez de me gueuler dessus, je ne suis pas sourd ! » réplique Ursule au médecin qui l'a reçu à son arrivée aux urgences. Les pompiers nous ont expliqué : son infirmière est arrivée chez lui, comme chaque matin depuis trois ans, il l'a regardée, a sorti son revolver et s'est tiré une balle dans le front. Heureusement, il s'est raté. « Pour quoi faire ? » nous a-t-il dit alors qu'on le soignait. Handicapé, il ne sort plus de chez lui. Cinquième étage sans ascenseur. Ses amis, avec le temps, ont disparu, ses enfants sont loin, évidemment. On ne sait pas exactement combien de personnes âgées se suicident chaque année, par ennui.

Un jour, Léontine est arrivée terrorisée, en hurlant : « C'est horrible, horrible ! » Elle ne disait que cela : « C'est horrible ! » État délirant ? Démence ? Encore une fois, ce sont les pompiers qui nous ont expliqué. À son domicile, c'était une boucherie : le fusil de chasse avait emporté toute la tête de son vieux mari. Son univers, en une fraction de seconde, s'était pulvérisé sur les murs.

Avec l'aide du psychiatre et des infirmières, on a réussi à tout reconstituer : leur vie était devenue un enfer. L'argent de la retraite ne suffisait plus, et ils n'en pouvaient plus de leurs maladies, des amis tous décédés, de l'enfilade monotone des jours, chacun aussi banal que le précédent et aussi morne que le suivant... Son mari a préféré partir, mais sans elle.

Depuis l'été 2003, nous suivons quelques malades que nous avions pris en charge au moment de la canicule. L'autre jour, on a téléphoné à Solange, quatre-vingt-cinq ans. Au bout de dix sonneries, une voie chevrotante répond un « Allô ? » plein de doute et de surprise : « Vous savez, jamais personne ne demande de mes nouvelles, l'appareil ne sonne jamais. Merci de m'avoir téléphoné. Puis-je vous demander de me téléphoner cet été, pour savoir comment je vais ? » Oui.

Parfois, l'ennui débouche sur des situations aussi drôles qu'un film avec Pierre Étaix. Augustine a quatre-vingt-douze ans et elle est « placée » en maison de retraite. Horaires inchangés, liberté très relative, dépose devant la télé dès le lever... Elle ne parle plus, son visage est sans expression. Elle a été transportée aux urgences pour une intoxication sans conséquence. Cette dame avait un bouquet de tulipes devant elle, sur sa table. Elle les a bouffées. Je n'imaginais pas ce comble de l'ennui : manger les fleurs d'un vase après les avoir contemplées des heures entières si lourdes et si longues...

Un jour, peut-être, ils se lèveront et flanqueront leur fauteuil dans les écrans des téléviseurs, ils hurleront qu'ils ne sont pas uniquement des brouteurs de chocolats en fin d'année, qu'ils veulent des chats vivants et pas sur des calendriers, qu'ils ont une histoire, qu'ils s'appellent Marguerite, Josette, Robert ou Lucien, et pas « petite mamie », « grand-père » ou « papi ». Un jour, ils diront qu'ils en ont marre de Drucker tous les dimanches, qu'ils préfèrent mourir en mangeant gras plutôt que d'avaler des kilos de pilules, qu'un verre de bourgogne a plus de goût qu'un sirop. Un jour, ils diront que prolonger la vie n'est pas seulement un exploit scientifique, mais aussi et surtout un progrès humain.

Le lundi de Pentecôte férié leur permettait peut-être, un maigre jour de plus dans l'année, de voir des gens ou de revoir la mer, de rire un peu, de raconter leurs souvenirs à quelqu'un, de faire un accroc dans l'invivable uniformité des heures qui se suivent. Sa suppression va servir au mieux à ouvrir un peu plus de ces boîtes à ranger les vieux où je finirai avec vous, lecteurs... Allez, revendiquons le droit de fuir *Soleil vert* et de ressusciter *Les Vieux de la vieille* !

MAL AU CŒUR

11 mai 2005

Que voulez-vous ? Je suis comme ça : je ne me fais pas au suicide et encore moins à celui des jeunes. Depuis que j'ai écrit cette chronique, les choses ne vont pas mieux, concernant ce problème majeur de santé publique.

Elle a dix-sept ans. Une ado des jours malheureux. Elle est arrivée fatiguée, les yeux éteints, avec sur son visage encore un peu de l'enfant qui n'a pas bien compris qu'il a basculé dans le monde adulte. L'équipe du SMUR nous la dépose et s'en va. Les parents suivent, désespérés, complètement perdus. Ils ne sont que doute, incertitude et culpabilité de n'avoir pas su voir et comprendre l'état de leur fille. « Vous allez faire un lavage gastrique »... Non, cela n'est utile que dans quelques cas très rares et uniquement si les médicaments ont été pris dans les dernières heures. Les urgentistes qui ont travaillé sur cette méthode ont découvert qu'il ne servait à rien d'y avoir recours systématiquement. Mais dans la pseudo-connaissance collective, l'image du lavage d'estomac, sorte d'évacuation du problème par les tuyaux, est bien ancrée : « Allez, on lave et on rentre »... Alors que tout est dans la surveillance et la prise en charge psychiatrique.

La jeune fille est placée dans notre salle de « déchocage », où l'on met les malades relevant d'une urgence absolue. Elle dort un peu, par intermittence. Son état est stable. Pas besoin d'être plus invasif. Il faut laisser du temps. On attend toujours que le réveil soit complet avant de demander à nos collègues psychiatres de venir. Évidemment, comme il n'y a plus de lit, on la garde aux urgences. En 1993, à Saint-Antoine, on pouvait les hospitaliser. Mais en 2005, il ne reste que les urgences... Vive l'hôpital-entreprise !

Elle a trouvé les médicaments dans la pharmacie des parents. Ils n'y sont pour rien : l'industrie pharmaceutique fait tout pour qu'on ait une officine chez soi. Alors, le désespoir aidant, la gamine a bouffé les pilules. On a craint pour son foie ou ses reins, car certains produits ne tuent pas mais détruisent ces organes. Ça va, les résultats sont bons. Il est 4 heures du matin, on boit le café avec les parents. Ils veulent rester, pour comprendre. Dix-sept ans, et un désespoir énorme. La question impossible à résoudre en cet instant : pourquoi ?

À son réveil, le docteur Stéphane Mouchabac, psychiatre, parle avec elle, puis s'entretient avec les parents pour que cette rencontre avec la psychiatrie soit vécue comme une solution et pas comme un drame. Elle est souvent diabolisée. Il n'est pas rare que la famille refuse l'hospitalisation : « Elle n'est pas folle ! » Évidemment que non, elle est malade. Donc elle peut guérir.

On apprend enfin la cause de son geste : son petit copain l'a plaquée. On la regarde. En dix minutes, sur une plage, elle retrouverait une douzaine de prétendants. Mais pour elle, tout a chaviré. Qui n'a pas connu cela ?... Comment extirper cette ado de la spirale de désespoir où elle tourne en rond ? Ce jour-là, donc, pas de lit en psychiatrie. On l'a envoyée dans un autre centre, où elle a accepté d'aller se reposer et se soigner.

Cette histoire finit mal. Plusieurs mois après, on a appris par le service de psychiatrie que la petite avait recommencé, et ne s'était pas ratée. Le suicide est la deuxième cause de mortalité des quinze à vingt-quatre ans, c'est même la première cause depuis la diminution des accidents de la route pour la même tranche d'âge. Le mode de suicide le plus utilisé est la pendaison – majoritairement chez les hommes. Viennent ensuite les armes à feu, puis les médicaments. Les chiffres sont dramatiques, et vraisemblablement minorés : selon le Comité français d'éducation à la santé, 11 % des quinze à vingt-quatre ans auraient tenté de se suicider. Et seulement un sur cinq aurait eu une prise en charge médicale et psychiatrique. Se pose donc l'éternel problème : l'accès aux soins psychiatriques ou à des professionnels de santé formés. Sans compter la prévention du suicide : c'est un enjeu de santé publique majeur, et un choix politique. Car tout est imbriqué, l'éducation, la famille, le logement, l'accès à la culture...

Bon, ce n'est pas une chronique très joyeuse... Mais sachez que plus la prise en charge est rapide, meilleur est le résultat. Comprenez qu'il n'y a jamais de petite tentative. Les services d'urgences sont là aussi lorsque le moral est cassé.

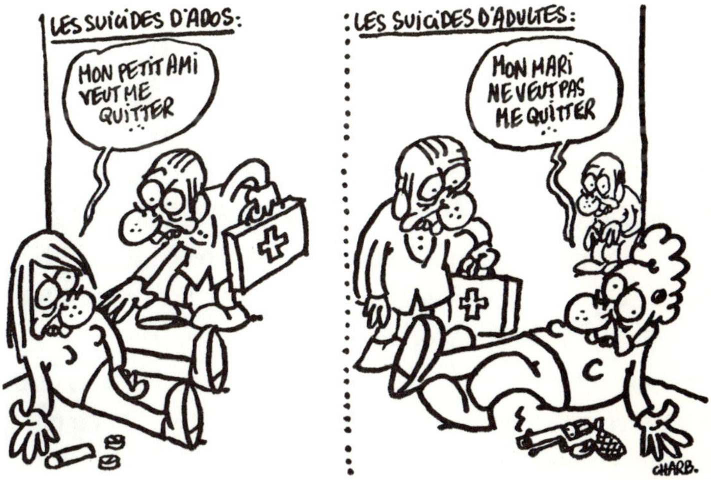
LES SUICIDES D'ADOS :
MON PETIT AMI VEUT ME QUITTER
LES SUICIDES D'ADULTES :
MON MARI NE VEUT PAS ME QUITTER
CHARB.

DES MANIFS AUX URGENCES

18 mai 2005

Comment savoir si la cité va bien ? Rendez-vous aux urgences !

Dans les quartiers des XIe et XIIe arrondissements de Paris, entre République et Nation, on les voit toutes passer. Depuis le 14 juillet 1789, elles cheminent, dans ce Paris populaire, vivant, remuant, rebelle. Phénomène de foule, certes, ces manifestations sont avant tout un lieu d'expression. Elles constituent une preuve de vitalité démocratique. Mais les manifestations passent aussi par les urgences...

Le passé des manifs de la capitale est copieux, des révolutions à la Commune, des guerres à 1936, de 1940 à mai 1968, de Charonne à Malik Oussekine.

Il y a les manifs hebdomadaires, comme la traversée de Paris en rollers. Chaque année, aux beaux jours, on voit arriver aux urgences, au moment des premiers rassemblements nocturnes, les débutants qui ont acheté des rollers tout neufs et arrivent trop vite, d'abord par terre, puis aux urgences, en songeant à revendre leurs rollers pendant qu'on leur met le plâtre. Les rassemblements festifs comme la Gay Pride ou la Techno Parade nous amènent des personnages pour des causes très diverses. Grâce à ces manifs, on a vu arriver un splendide sosie de la princesse Leia, complètement ivre et avec une fine barbe, ou encore un Peter Pan obèse qui avait raté l'envol de son char et s'était fracturé le bassin. Nous n'oublierons jamais les petites aux seins nus qui ont atterri chez nous en raison d'une abeille qui les a frôlées de près pendant la Techno Parade. Cela avait réjoui la salle d'attente des urgences ! Mais si la dope circule avec ses produits de merde, nous sommes alors certains de voir arriver des comas toxiques engageant le pronostic vital. En dix ans, la toxicomanie festive a changé. Les produits durs et synthétiques sont arrivés et occasionnent de jolis dégâts. Ces manifs nous en apprennent souvent beaucoup plus que n'importe quel livre de toxicologie médicale.

On sait tout de suite si le rassemblement se passe bien ou pas. L'autre jour, la manif pour la légalisation du cannabis s'est transformée en un stage d'apprentissage de la fumette. Et nous avons vu arriver une demi-douzaine de jeunes, bien malades, après leur premier joint !

Hélas, nous avons aussi les témoignages d'agressions à caractère raciste, contre et entre toutes les couleurs, du blanc au noir. Le plus grave, c'est que les groupes racistes semblent s'être structurés depuis quelques années. La première Techno Parade nous l'avait démontré : nous avions constaté l'arrivée aux urgences de très nombreuses victimes d'agressions racistes pendant la nuit.

Lorsqu'une manif se passe mal, c'est toujours aux urgences qu'on le découvre. Lors des manifs étudiantes, en 1986, on avait su tout de suite qu'il y avait eu des violences policières. Et encore durant une manif de lycéens, à Nation, où les jeunes avaient été débordés par des casseurs. En quelques minutes, les policiers nous avaient amené des jeunes souffrant d'hémorragies externes importantes : ils s'étaient coupés avec le verre des vitrines de magasins pillés

Les manifestations des syndicats, bien organisées, subissent rarement ces débordements. En revanche, la longue marche étant une épreuve, on en a déjà vu faire un arrêt cardiaque pendant la manif ! Enfin, il y a toujours quelques intoxications alimentaires. Celui qui n'a pas goûté une fois le casse-dalle vendu dans les manifs ne peut pas comprendre son effet d'accélérateur du transit intestinal.

En fin de compte, allez manifester pour qui vous voulez, du moment que vous vous bougez. Nous, on sera là en cas de pépin.

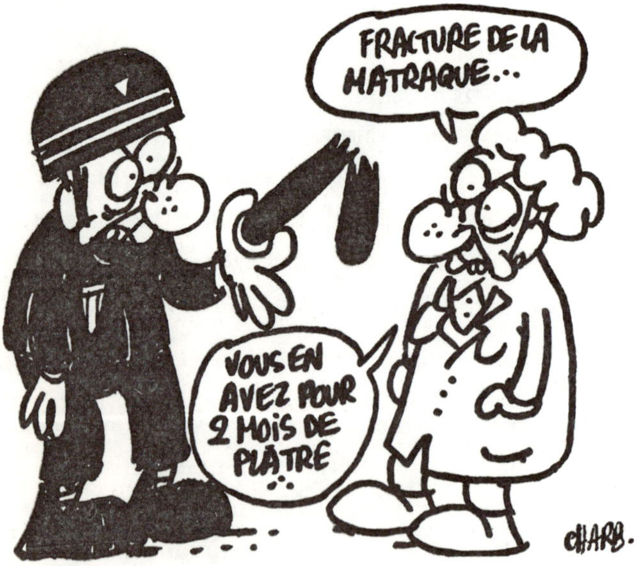
FRACTURE DE LA MATRAQUE...
VOUS EN AVEZ POUR 2 MOIS DE PLÂTRE
CHARB.

AU THÉÂTRE CE SOIR

25 mai 2005

Vous ne pourrez être un bon urgentiste que si vous avez beaucoup d'humour... Rentrer en coup de vent dans la vie des gens n'est jamais très gai. Si l'on accepte de regarder par le petit bout de la lorgnette et de faire preuve de rigueur scientifique, alors on arrive à joindre le rire et l'utile.

Gédéon, quatre-vingts ans, avait une femme et une maîtresse. Cet ex-comptable vivait bien sa double vie, organisée méticuleusement depuis des dizaines d'années. Tout se passait pour le mieux et le secret de ce triangle équilatéral amoureux n'avait connu aucune percée jusqu'à ce jour. En traversant la rue, il fut percuté par un jeune livreur de pizzas. Le pizzaïolo était indemne, mais Gédéon avait été comme scalpé. Son cœur était resté jeune, mais ses os un peu moins et son crâne avait bien tapé le bitume.

Alors, Gédéon arrive aux urgences. Comme il a perdu connaissance, on lui fait un scanner cérébral. Il a une fracture du crâne et un petit hématome intracrânien sans gravité. Nous téléphonons à sa femme pour la prévenir. C'est alors que l'infirmière de l'accueil nous indique qu'elle est déjà là. Mais alors, qui avons-nous eu au téléphone ? Les trois coups sont frappés, le rideau se lève...

Gédéon, toujours dans le potage, prend la main de cette femme guère plus jeune que lui. Elle nous explique qu'ils partaient faire leur promenade autour du lac du bois de Vincennes

– sans doute la même depuis des années. Ils étaient bien habillés presque apprêtés. Maintenant, il est en marcel sur son brancard sous perfusion, et sa belle, une sorte de Carmen Cru, lui dit que ce n'est pas grave... Arrive madame Gédéon, plutôt Alice Sapritch elle, qui se met de l'autre côté du brancard. Et lui, au milieu, dans un sommeil flou, avec ses deux amours pendues à chaque bras rivalise de « chérie » et de bisous sur les mains. Très vite, elles comprennent qui est qui, et le rideau tombe sur la comédie

Nous, on a fait tout notre possible pour qu'elles ne se tapent pas dessus et qu'elles n'en restent qu'aux insultes. On l'a hospitalisé pendant deux jours, sous la garde amoureuse de ses deux belles. Elles ont fait connaissance et ont apparemment conclu une sorte de pacte : à l'une le côté droit, à l'autre le côté gauche Deux jours plus tard, il est rentré chez lui avec ses deux amours À quatre-vingts ans, il était temps !...

Les vaudevilles aux urgences ne sont pas tous aussi drôles et ne finissent pas tous aussi bien. Il nous arrive de faire sortir l'amant par-derrière afin d'éviter que « l'officiel », beaucoup plus costaud et violent, ne le rencontre. Des portes claquent, des larmes coulent. Les femmes en blouse blanche consolent ces dames, et les messieurs causent entre hommes. Les mensonges n'ont pas de sexe. L'autre jour, une jeune femme recevait son amant. Mais son mari est rentré à l'improviste. En les voyant dans le lit, il ne s'est pas du tout énervé. Il a sorti un fusil et dit au jeune homme de sortir en sautant par la fenêtre. Au milieu des cris et des pleurs, Casanova a sauté du deuxième étage et est arrivé aux urgences avec des fractures aux deux jambes.

Le plus difficile pour nous, c'est lorsque l'amant meurt. Ainsi, lorsque je faisais du SAMU, nous étions intervenus avec l'équipe au domicile d'un couple. L'homme, soixante ans, bien portant, avait fait un arrêt cardiaque dans la baignoire après avoir fait l'amour à sa mignonne. Nous n'avons pas réussi à le réanimer. C'est en annonçant sa mort à la belle dame en peignoir qu'on a compris qu'ils étaient amants depuis des années et que l'épouse légitime le croyait en train de faire les courses ! Nous avons mis le cadavre froid sur le lit où quelques heures avant il était vivant et chaud. On est repartis en se demandant comment cette femme allait faire pour rapatrier son amour à son domicile conjugal...

Aux urgences, on n'est pas confrontés qu'à la mort. On fraye aussi avec les secrets d'alcôve, les boudoirs, les chambres d'étudiants, les femmes, les hommes, les hétéros, les homos, les bi, les tri, les Roméo et les Juliette, avec l'amour et sa divine comédie, qui ne respecte pas toujours les critères de la morale et des lois.

PS. En tant que Pelloux, je suis solidaire du loup qu'ils veulent abattre dans les montagnes. Courage, camarade, et planque-toi !

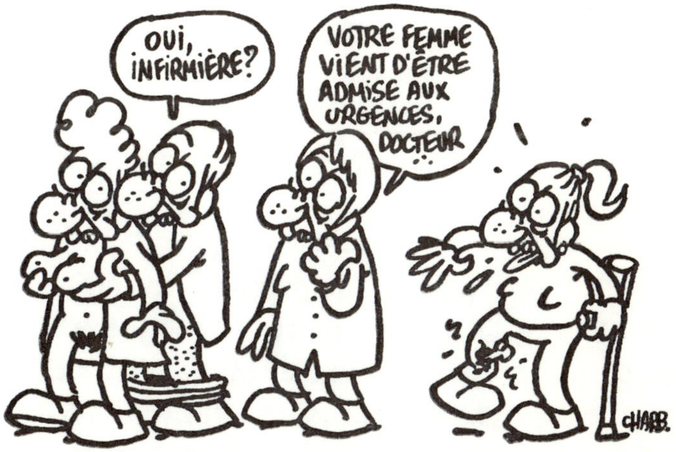
OUI, INFIRMIÈRE ?
VOTRE FEMME VIENT D'ÊTRE ADMISE AUX URGENCES, DOCTEUR
CHARB.

LES URGENCES DU TROTTOIR

1er juin 2005

En fait, je crois que je m'ennuierais dans une spécialité où tout est programmé. La richesse de travailler aux urgences, c'est l'aléatoire : tout peut arriver. Et c'est le fondement même de la médecine que de soigner tout le monde, toutes les souffrances, toutes les misères...

Quand elles arrivent aux urgences, elles sont naturellement secrétaires de direction, serveuses ou hôtesses. Mais la jupe courte en latex noir, la veste à paillettes, la perruque mal ajustée, les faux ongles, le maquillage outré, les traces de chirurgie esthétique parfois, ne laissent planer aucun doute. L'envers du décor est lugubre et la détresse est évidente. Il arrive que ce soient encore des adolescentes. Il y a quelques années, le bois de Vincennes était plein de ces gamines venues d'Afrique. Nous en avions reçu beaucoup aux urgences, car l'hiver au bois, en tenue légère, quand on n'a connu que les pays chauds, n'est pas sans conséquences...

Une fois, on a eu une jeune fille des pays de l'Est qui avait été forcée de venir nous consulter par son client, un jeune crétin qui l'insultait en salle d'attente parce que son préservatif s'était déchiré. Dans ce cas, afin de réduire le risque de contamination par le virus du VIH, nous donnons une trithérapie préventive. Le plus difficile, ce fut lorsque la mère du client a débarqué. Car le bambin, la trentaine approximative, l'avait appelée au secours...

Il raconta sa mésaventure à sa môman, qui, dignement drapée dans son manteau de fourrure, commença elle aussi à couvrir d'injures la gamine mal grandie, la « putain », la « salope », que son fils adoré avait utilisée comme un vulgaire Kleenex et qui n'osait même pas se défendre. On a gardé la belle de nuit et fait raccompagner les deux parangons de vertu sur le trottoir.

Parfois, elles se font agresser par leur client ou par leur proxénète. Et les blessures sont alors tout autant physiques que morales. Une nuit, on a vu arriver une Togolaise dont le visage avait été tailladé au cutter, car elle avait dit à son mac qu'elle ne voulait plus faire le tapin. Évidemment, elle a refusé tout contact avec la police, car elle n'avait pas de papiers et avait peur d'être expulsée. Tout se complique, dans la cour des miracles du nouveau millénaire, lorsqu'un drame s'ajoute à un autre.

Une autre fois, ce fut une mineure d'Asie du Sud-Est qui avait sauté du premier étage de l'immeuble où elle était séquestrée depuis des mois et prostituée, sans doute par racolage sur Internet. Elle était seule et personne ne comprenait ce qu'elle disait. Mais, dans ses yeux, sur son visage, on lisait bien l'horreur et la terreur. Et les hématomes un peu partout sur son corps nous faisaient comprendre le reste... On a pu la protéger et, peut-être, espérons, la sortir de son enfer.

Mais, le plus souvent, elles refusent qu'on les aide. Elles n'y croient plus, comme si, à leurs yeux, l'humanité avait disparu. C'est alors qu'entre en jeu tout le talent des assistantes sociales des urgences pour trouver l'hébergement, le coup de main entre filles, le contact avec les associations qui tentent de les aider à se protéger, à revivre, à sortir de leur esclavage. Il suffirait quelquefois de pas grand-chose. Comme pour cette pauvre Virginie, qui nous avouait n'avoir rien trouvé de mieux pour vivre, car elle ne retrouvait plus de travail. Elle ne faisait pas le trottoir, mais les trains, les cinés, les troquets...

Pour tenir dans cette détresse, il y a les conduites addictives. Avec, en premier, l'alcoolisme, accompagné ou non de l'héroïne, de la cocaïne, des drogues de synthèse, ou les médicaments au marché noir... Il est alors banal qu'on leur donne presque deux fois leur âge. Elles prennent vingt ans en quelques mois.

Une chose est sûre : la méthode Sarkozy n'a rien changé, ni rien arrangé. Les bordels clandestins se reconstituent et la prostitution sur le Net est tout aussi violente et sauvage. Mais les trottoirs des bonnes gens sont propres, balayés de leur misère trop voyante. Et si, plutôt que de criminaliser les prostituées, on finançait les associations qui leur viennent en aide avec l'argent saisi aux ordures qui les exploitent ? Ce ne serait pas une meilleure idée ?...

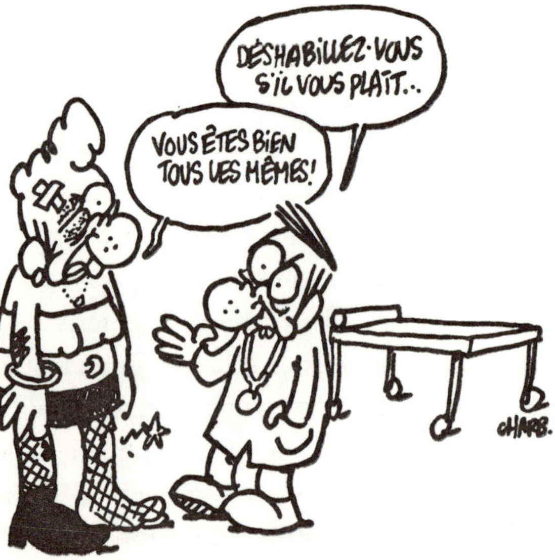
DÉSHABILLEZ-VOUS S'IL VOUS PLAÎT...
VOUS ÊTES BIEN TOUS LES MÊMES!
CHARB.

ASILE

8 juin 2005

La médecine est une branche de l'humanisme. Pour le prouver, saluons l'action des ONG, dont Médecins sans frontières. Dans le service d'urgences où je travaille, ce sont les frontières qui viennent à nous. Nous essayons de montrer le beau visage de la France, celui de l'égalité, de la fraternité et du respect de la liberté des étrangers.

Ça s'est passé une nuit. Une nuit de garde ordinaire aux urgences, où tout peut arriver et où tout arrive. Entre deux malades, deux hurlements, on buvait du café, sous la lumière des néons, qui nous donnait une couleur de peau jaune verdâtre. Aurélie avait fait un de ses gâteaux et Rudy disait que c'était son anniversaire, tout en rangeant les draps et les cartons. Les pompiers arrivaient à intervalles réguliers, l'interne tentait d'obtenir le portable de l'étudiante allemande venue faire un stage dans le cadre du programme européen. On avait du monde partout, et moi je cherchais des lits pour coucher les malades.

Soudain, vers 2 heures du matin, le froid devint glacial. Et l'extérieur des urgences se transforma en terrain d'exode. À travers les carreaux sales qui ne sont lavés qu'une fois par an, on vit arriver une foule d'environ une centaine de personnes, enfants, adultes, petits, grands. Beaucoup avaient froid. Les plus costauds entouraient les plus faibles, quelques bébés dormaient dans les bras de leur mère. En tête du cortège de misère, trois représentants des associations de sans-papiers. Les pancartes, les djembés, les sacs de couchage, les paquetages, les yeux cernés, creusés, la peur sur leur visage, parlaient pour eux. Ils venaient d'être expulsés par la force. Après être sortis en groupe pour ne pas se faire tabasser, ils ont marché dans Paris endormi, tandis que les cars de police et de CRS les suivaient, avec des bus.

Seul refuge possible et encore ouvert : les urgences. La course a alors été lancée et ils se sont précipités dans l'hôpital avant que des barrages ne les en empêchent. Leurs représentants ont tout de suite compris qu'avec tous les malades qui attendaient sur des brancards on ne pouvait les garder aux urgences. Mais toute l'équipe refusa qu'on les renvoie sur le trottoir, où tout était prêt pour la rafle. On décida alors de leur permettre de récupérer et de se réchauffer dans le grand couloir de l'hôpital. L'administrateur de garde donna en personne son accord. Les aides-soignants préparèrent du thé et du café, et, avec les toubibs des ONG, on fit le tour de cette foule pour vérifier si tout le monde allait bien.

Certains, à peine allongés par terre, s'endormirent. D'autres racontaient leur aventure, quelques-uns riaient. Les mamans regroupaient les mômes. Nous sommes restés un moment avec eux dans ce couloir, on se voulait les garants d'une image de véritable assistance publique, en dépit des quelques réflexions de certains membres de l'hôpital qui auraient bien apprécié une charge de CRS dans l'hosto...

À 5 heures et demie, comme convenu, ils sont repartis par une sortie dérobée que le personnel leur avait indiquée et ils se sont envolés. Avant de partir, ils avaient nettoyé le couloir. De mémoire d'urgentiste, on l'avait rarement vu aussi propre. Trois d'entre eux ont laissé aux urgences une petite feuille de cahier d'écolier. Dessus, ils avaient écrit : « Merci pour votre hospitalité. » C'était signé Mamadou, Dako, Mohamed...

Ils venaient d'être expulsés du gymnase Japy. C'était le 10 février 2003. Le 16 avril 2005, un hôtel insalubre brûlait dans Paris, faisant plus de vingt morts dont des enfants.

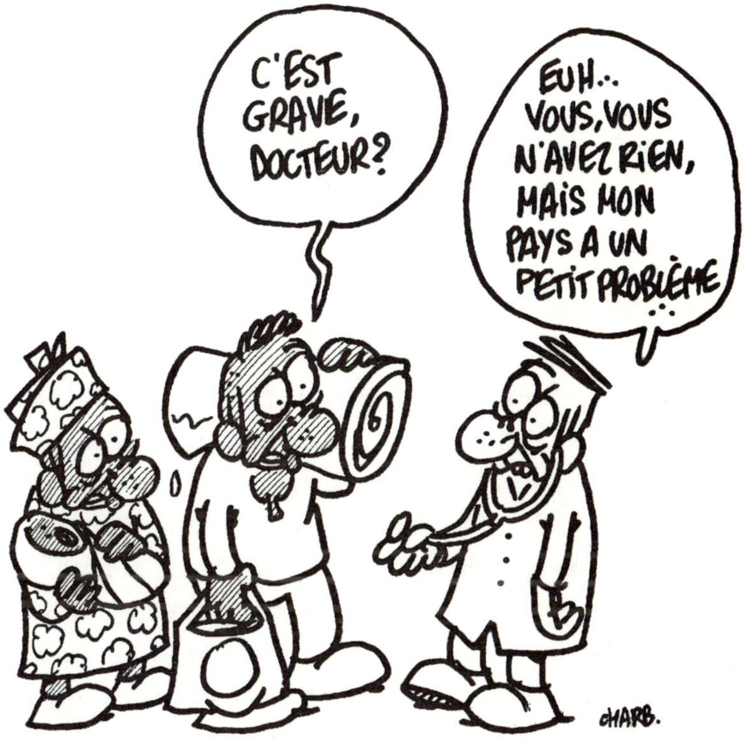
C'EST GRAVE, DOCTEUR?
EUH... VOUS, VOUS N'AVEZ RIEN, MAIS MON PAYS A UN PETIT PROBLÈME...
CHARB.

LES FRANÇAIS PARLENT AUX INTERNES

15 juin 2005

Qui aurions-nous été pendant la Seconde Guerre mondiale ? Comment aurions-nous réagi ? Résistant ou contemplatif, guerrier, mais où ? Wolinski dit souvent en conférence de rédaction : « Pourvu que la Résistance n'ait pas été une parenthèse dans l'histoire de France. » Se souvenir de cette époque que je n'ai pas connue est peut-être déjà en soi une résistance.

Pendant l'été 1994, j'étais interne aux urgences de l'Hôtel-Dieu, en plein cœur de Paris. Toutes les commémorations de 1944 passaient par Notre-Dame. Chaque fois, on avait droit au cortège d'émotions et de malaise. Ces grands rassemblements n'étaient pas mon truc, mais il se passait quelque chose sous notre nez. C'est d'ailleurs un hôpital étonnant, l'Hôtel-Dieu : derrière chaque mur, on a l'impression de voir défiler l'histoire de France...

Un soir, vers 18 heures, je me préparais à remonter sur mon vélo. J'en avais plein les bottes, car on n'était que trois internes et on s'était tapé toute la journée. C'est alors que se présente pour une consultation un vieil homme, grand, costaud, dans un beau costume fraîchement amidonné, avec deux petites décorations sur le revers de la veste. Tout en élégance et en politesse. « Excusez-moi, pouvez-vous m'aider ? Je suis Jean Marin, mon nom ne vous dit rien, mais je suis très pressé car on m'attend pour une cérémonie. » Jean Marais ? Non, il n'a pas de cape. Jean Marin. C'est qui ?... Bon, vu son âge et sa pathologie, on l'a pris en charge tout de suite. Et puis, pour une fois que Valérie, l'infirmière de l'accueil, ne se faisait pas insulter, on avait envie de le remercier.

Nous ignorions que, alors que nous allions effectuer les soins, nous allions assister à un véritable cours d'histoire. Quatre heures pour une intervention qui aurait dû durer quatre minutes : record battu ! En partant de la simple question d'usage : « Vous alliez où et pourquoi ? », il nous a emmenés à Londres en 1940. Progressivement, le box s'est rempli de plus en plus de monde, car toute l'équipe se demandait ce qu'on foutait.

Le voilà parti à nous raconter ses quarante ans, les grandes et petites histoires des cigares de Churchill, la création de l'émission sur la BBC « Les Français parlent aux Français », l'arrivée du Général et l'appel du 18 juin, les relations de De Gaulle avec les autres dirigeants, l'ignorance jusqu'à la veille du Débarquement, la lutte contre la collaboration et les vichystes...

On a parlé de son arrivée à Paris et de la création de l'AFP. Il disait qu'on ne pouvait pas comprendre cette époque, faite de dénonciations, de tortures, de quotidien en guerre, passée à vivre sous les bombes lors du Blitz sur Londres... Avant de partir pour sa cérémonie – vu le temps qu'il est resté avec nous, il a dû arriver à la fin –, il nous a expliqué qu'il ne fallait « jamais faiblir, toujours participer et agir ».

Peu après, il m'a envoyé son livre (Jean Marin, *Du petit bois pour un grand feu, Mémoires*, Fayard, 1994). Moi, le petit interne, j'avais rencontré un de ces hommes qui ont fait que je vivais dans une époque où je ne connaissais pas la guerre. C'est une richesse que nous oublions trop vite. À quatre-vingt-cinq ans, cet homme venait de nous donner une leçon de résistance. Il est mort en 1995.

URGENCES DÎNATOIRES

22 juin 2005

C'est un vrai bonheur d'être caricaturé par les dessinateurs de Charlie, *et surtout par Cabu. Pensez donc... j'étais fan du club Dorothée !*

Cabu a bien raison, dans son dessin de la semaine dernière : j'ai grossi et je ne sais pas m'habiller. Ça ne date pas d'aujourd'hui...

Notre pays est riche. Alors ses problèmes sont des problèmes de riches. L'épidémie d'obésité est en marche. Une sorte de défilé de pachydermes se profile. La guerre des assiettes se met en place, les couverts sont prêts, marchons à la baguette vers nos kilos en trop. Et pourtant, les Restos du cœur et les associations caritatives n'ont jamais distribué autant de repas. Alors ? Ceux qui ont les moyens mangeraient-ils n'importe quoi, tandis que ceux qui n'ont pas d'argent sont réduits à ronger leurs semelles de chaussures ?

Aux urgences, on connaît les bons restaurants. Ceux qui sont bons pour le moral et, surtout, pour la santé. Et les mauvais. Ceux dont on reçoit régulièrement les clients à l'heure du pousse-café. Cela s'appelle des intoxications alimentaires collectives. Je me souviens d'un fast-food dont la crème chantilly était un bouillon de culture. Ou encore de ce mariage où le sanglier à la crème avait envoyé en deux heures de temps les quelque quarante invités faire la danse du tapis aux toilettes. C'était sympa, cette salle d'attente avec une mariée qui vomissait et un mari tout vert collé à sa cuvette. Comme on dit : mariage pluvieux, mariage heureux...

Il y a cinq ans, on a eu un malade qui avait mangé du thon. Une heure après, il arrivait aux urgences pour un choc anaphylactique. Ce n'était pas une allergie, mais une intoxication alimentaire. Car le thon, s'il est pêché de manière traditionnelle – comme par les pêcheurs de Saint-Jean-de-Luz, par exemple – et stocké dans le respect de la chaîne de conservation, pas de problème. Mais la pêche industrielle, avec ses filets dérivants et autres trouvailles à racler le fond des océans, c'est une autre histoire. Dans les filets dérivants, le poisson peut mourir prématurément, et il est alors envahi par des bactéries, qui provoquent l'intoxication.

L'alimentation est un enjeu économique majeur. Ses effets sur le corps humain aussi, d'ailleurs : les produits pour maigrir, les médicaments, les crèmes anti-ceci et cela, la liposuccion, les anneaux gastriques... Et le système de santé est le spectateur des dégâts que cet enjeu économique entraîne.

La prévention des maladies cardio-vasculaires et d'un certain nombre de cancers passe par l'alimentation. Mais ce n'est pas simple : les légumes coûtent cher au consommateur et la connaissance qu'il peut avoir des filières de production est parfois plus que douteuse. Souvenez-vous des vaches devenues folles car l'homme avait décidé de leur faire bouffer de la viande. Et que dire de ces personnes âgées qui habitent des étages trop haut et qui n'ont plus de magasins pour faire les courses à proximité... L'une d'elles est venue nous consulter un jour : quand elle nous a appris qu'elle ne mangeait plus que des pizzas livrées à domicile, on a compris que son régime sans sel ne l'était plus.

Les uns mangent trop, les autres, mal ou pas du tout. L'inégalité à l'accès à la nourriture et devant sa qualité est flagrante.

L'autre soir, un homme de cinquante ans est arrivé en hurlant « J'ai faim ! » Plus d'argent et une solitude monstre. La misère financière et morale. Il a mangé et parlé avec l'assistante sociale Il n'en pouvait plus d'aller dans les lieux d'accueil, il voulait retrouver un peu de dignité et d'espérance, s'en sortir avant de « se faire péter la tête ». Il est reparti sans que nous sachions où.

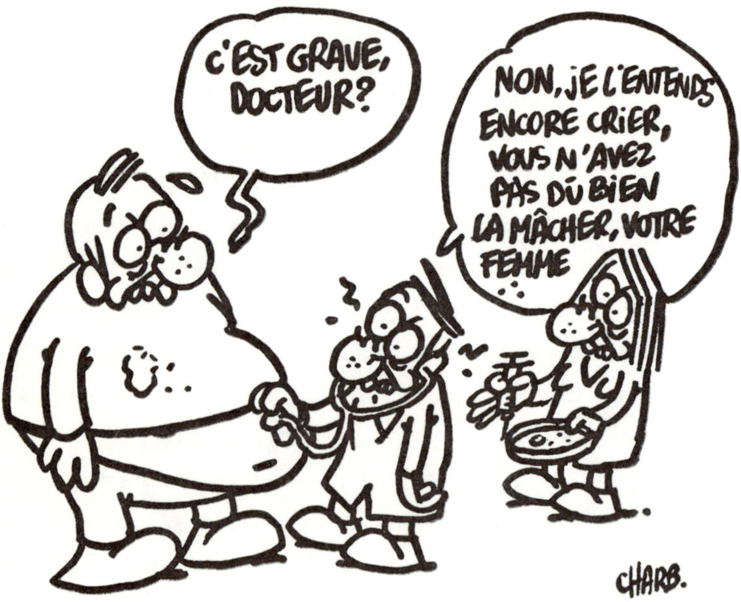

LA NUIT LA PLUS LONGUE

29 juin 2005

Tout ce qui est décrit dans cette chronique a bien eu lieu... Nous avons tous été surpris de cette violence. Quelques jours après la sortie de ce numéro de Charlie Hebdo, *des policiers m'ont confié que la violence avait éte d'un niveau exceptionnel dans les rues. La musique ne semble plus trop adoucir nos mœurs actuelles, ou est-ce la société dans son ensemble qui ne sait plus s'adoucir ? Les agressions racistes existent encore ,et entre toutes les races...*

Lorsque la Fête de la musique a été inventée, le but était sans doute festif et culturel. Une idée généreuse, un signe d'ouverture d'esprit... Elle est devenue au fil des années le cauchemar des services d'urgences. On croit à tort que la nuit de la Saint-Sylvestre est la nuit la plus violente et la plus difficile pour nous. Les fêtes de fin d'année sont calmes, les gens festoient chez eux et cela reste des réunions de famille ou de proches. Une ivrognerie banale, comme tous les vendredis ou samedis soir. La Fête de la musique, tout au moins dans sa forme récente, c'est autre chose. Jusqu'au milieu des années 1990, les plus anciens urgentistes le racontent, il y avait de la chicane, de la baston, mais rien de comparable à ce qu'on vit aujourd'hui. Désormais, le 21 juin ressemble plus à un lâcher de fauves qu'à un rassemblement bon enfant de musiciens.

C'est l'an dernier que nous avons vraiment compris que quelque chose avait basculé. Vers minuit, des ados étaient arrivés blessés.

Ils s'étaient fait agresser par de jeunes Noirs place de la Nation, parce que Blancs. Deux heures plus tard, c'était le tour d'un groupe de Noirs et d'Asiatiques : cassage de gueule à Bastille, par des jeunes d'Afrique du Nord et des Blancs... Du racisme à l'état pur. Et nous, sommes-nous racistes si nous dénonçons ces agressions et leur origine ? Je ne crois pas, car témoigner de ces actes, c'est dire qu'ils ne sont plus du tout marginaux, qu'ils relèvent d'une violence gratuite banalisée et ritualisée. Lors des manifestations étudiantes du printemps, les phénomènes de bandes avaient été décrits. Aux urgences, ils étaient connus depuis longtemps...

Cette année, ce fut pire que tout. De jeunes ados venus écouter du rock se sont fait larder le visage à coups de cutter. Quelle que soit la couleur de leur peau, la cicatrice sera la même, tout comme le traumatisme psychologique. Oublions leurs prénoms, que ce soit Aurélie, Hakim, Moussa ou Xam, ils ont le même regard, vidé par la peur... On a fait ce qu'on a pu pour eux, mais le psychiatre était débordé et l'aide aux victimes n'est pas simple à mettre en place.

Parfois, les violences s'accompagnent du vol du portable ou d'un autre objet à la mode. Avec la montée du prix du tabac, ceux qui ne veulent pas donner une cigarette risquent gros. Vingt points de suture pour ce pauvre homme tombé dans un piège : « À cinq, je ne pouvais plus rien. » Les salopards se déplacent en meute, comme les cinq ou six qui ont tabassé cet ado en lui disant qu'ils allaient violer sa copine... Ses cris l'ont sauvée : les mâles guerriers ont fui en entendant une voiture arriver sirène hurlante.

Peu avant minuit, la violence faisait rage sur Bastille et les CRS ont chargé. La pluie de cannettes avait transformé la place en champ de verre. Évidemment, comme beaucoup de spectateurs étaient en tongs, on a suturé beaucoup de pieds... La salle d'attente était comble mais calme. Soudain, un jeune arrive avec sa bande et se met à traiter tout le monde « d'culé », car il voulait passer avant tout le monde pour sa plaie superficielle de la jambe. On a dû faire venir les cinq agents de sécurité de l'hosto pour protéger nos malades et les personnes qui les accompagnaient, car ils voulaient frapper tout le monde, hurlant et nous menaçant : « J't'attend'à la sortie, moi ! »

Pendant ce temps, un enfant de deux ans arrive, à la suite d'un traumatisme crânien grave. On demande le renfort d'un pédiatre et, alors que nous nous occupions de ce gosse, les jeunes sont entrés dans la salle et ont hurlé au-dessus du brancard. Celui qui est resté le plus calme fut le petit garçon. À moins qu'il n'ait été pétrifié par la peur... Un peu plus tard, on a suturé un vieux clochard qui avait osé s'appuyer sur une voiture. Le conducteur, la trentaine, est sorti et a cassé la figure à cet homme de soixante ans. Comment ne pas se sentir démuni face à une telle violence gratuite, à une telle négation de la détresse, à une telle régression ? Au cours de cette nuit comme on n'en avait jamais vécu, on a eu autant d'activité entre 21 heures et 8 heures du matin qu'en une journée de vingt-quatre heures...

BAL TRAGIQUE AUX URGENCES

6 juillet 2005

Les bals avaient un charme fou, avec la buvette, les saucisses brûlées dessus et congelées dedans. La fête votive, la fiesta conviviale, c'est la meilleure école de communication ! Chantez I've Got You *de Sinatra à 2 heures du matin dans un village, devant une assistance à 3 grammes d'alcoolémie, et pour vous tout est possible, même la présidentielle !*

À une époque, il n'y avait rien. Ni télévision, ni téléphone portable. Alors sont nés les bals populaires et leurs petits orchestres de quelques musiciens forcément formidables. Ça swinguait près des étables, dans les villages, dans la rue. Tout le monde s'amusait, ou au moins essayait. En quelques minutes, le village se changeait en salle de bal. Les guirlandes avec leurs ampoules de couleur maquillaient l'âpreté du quotidien, les vieux sortaient leurs costumes d'hiver en plein été et les dames confectionnaient de belles robes à fleurs avec les rideaux de douche. Et ça jouait aux boules, ça picolait, ça participait au tournoi de foot local, ça repicolait, les mômes, les vieux, les ados, tous mélangés en un melting-pot convivial.

Pourquoi les bals ont-ils disparu ? Peut-être à cause d'un public qui ne veut plus voir autre chose que du grand show professionnel, comme à la télé. Sans doute aussi en raison de la violence qui s'y est, peu à peu, développée. Vous aviez l'éternelle bande d'emmerdeurs qui se pointait, et la baston démarrait. Un vendredi soir, ils ont voulu casser la figure à l'accordéoniste car ils n'aimaient pas sa musique... La fête devenait un exutoire violent.

La violence a ensuite gagné les boîtes de nuit, où l'exclusion sociale s'est bien structurée. Dès l'entrée, le videur donne le ton en sélectionnant ceux qui ont le droit de s'amuser. Une certaine idée de la convivialité festive s'installe, basée exclusivement sur le rapport de force. Le courage des agresseurs est légendaire. Inutile de porter des lunettes, ils s'en foutent. L'autre jour, on a vu arriver un jeune qui, la veille, alors qu'il était complètement ivre, s'était battu avec les videurs d'une boîte et se plaignait de ne plus voir correctement. En effet, le bout de verre manquant à ses lunettes était dans l'œil...

Une autre fois, on a reçu un musicien du métro qui s'était fait dépouiller. Piquer 10 euros à un musicien, voilà un bel exploit ! On a essayé de l'aider à rafistoler sa guitare, mais ils la lui avaient explosée contre le mur.

Si encore tout cela était vaguement motivé... Mais même pas. Quelle heure est-il ? T'as pas l'heure ? Alors un coup de couteau dans la cuisse. Les blessures par arme blanche se banalisent. L'autre soir, les pompiers ont secouru un homme complètement ivre qui avait cassé une vitrine et s'était fait une plaie. En arrivant aux urgences, il a sorti son couteau pour planter un des sapeurs et une infirmière. Ça s'est terminé avec les flics et cinq aides-soignants pour lui faire sa suture.

Les personnes qu'on nous amène ivres mortes et que l'ivrognerie a rendues violentes sont encore plus pathétiques. Au matin, lorsque nous les réveillons, c'est la catastrophe quand elles découvrent qu'il leur manque une dent, que leur visage gardera une ou plusieurs cicatrices... Le pire, ce fut ce jeune cadre dynamique fin bourré qui voulut nous apprendre la médecine. Comme sa compagne cherchait à le calmer, il lui mit une droite dans la figure. Elle l'a quitté... et lui s'est retrouvé en garde à vue

Les bals des 13 et 14 juillet devraient avoir lieu partout, surtout dans les quartiers difficiles, et on devrait pouvoir s'y amuser sans obligatoirement s'engueuler et se faire taper dessus. Mais comment faire ?

Une année, des types à la limite du coma éthylique ont voulu attaquer la caserne des pompiers où ça swinguait dur. En un rien de temps, ce fut Fort Alamo. Parmi tous ceux que nous avons pris en charge, le plus beau, c'était le propriétaire d'un gros chien : il avait demandé à son molosse d'attaquer les pompiers, et le chien l'avait mordu. Comme pour lui dire : « Pauvre con... »

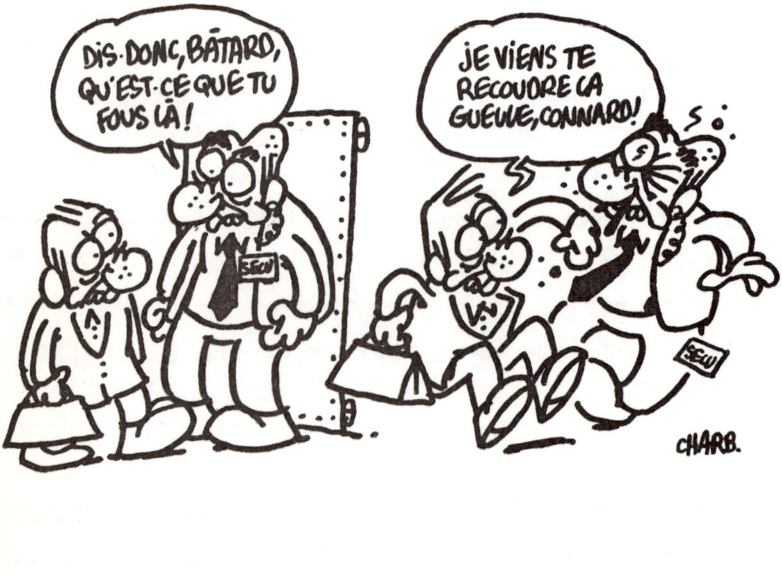
DIS-DONC, BÂTARD, QU'EST-CE QUE TU FOUS LÀ !
JE VIENS TE RECOUDRE LA GUEULE, CONNARD !
SECU
SECU
CHARB.

LA PEUR

13 juillet 2005

Les attentats de Londres venaient d'avoir lieu. Rien ne protège Paris et la France de l'horreur. La force des démocraties est de ne pas avoir peur de ces intégristes et de les combattre... y compris par le rire, comme l'a fait Charlie Hebdo. *Résistons, encore et toujours !*

Tout était calme. La routine d'une fin d'après-midi, le 25 juillet 1995 à Paris. Quelques malades aux urgences, la torpeur d'un soir d'été, les drames des vies. Et le téléphone sonne : « Il s'est passé quelque chose dans le RER, ils arrivent à l'Hôtel-Dieu ! » En une seconde, on passe de la banalité du quotidien à l'exception de la catastrophe. Certes, c'est notre boulot, mais il y a une angoisse de plus. Celle d'être dans un événement marquant l'histoire.

On attendait les nouvelles, les premières victimes arrivaient spontanément. On freinait les rumeurs qui commençaient à courir. Tout l'hôpital se mobilisait. Formidable élan de sérieux, de discipline, de professionnalisme pour un motif énorme : servir. Comme au quotidien, mais il y avait une atmosphère de communion autour d'un objectif précis : montrer que la nation réagissait. On quittait l'individualisme pour la notion collective de la réaction. Une brutale réaction salvatrice contre le drame et pour les victimes.

Les blessés racontaient en arrivant. Ils avaient vu, senti les odeurs de corps calcinés, les morceaux de cadavres, les cris, les pleurs, la panique. Une jeune femme est même devenue muette brutalement. Les psychiatres et psychologues ont débloqué son traumatisme par la suite. Tous étaient sidérés par la violence et cette barbarie : « Pourquoi moi ? » Ce n'était pas un accident mais une bombe, ce qui rendait l'événement encore plus épouvantable car aucune des victimes ne se sentait responsable des motifs des terroristes. Des passagers avaient hésité à prendre cette rame, ce train, à cette heure. Dans les jours qui ont suivi, certains ont été pris en charge par les psychiatres car « ils auraient dû y être ». Les victimes mettront des années à s'en sortir, certaines jamais, le choc psychologique étant effroyable à vivre.

Dans les jours qui ont suivi, ce furent les attentats de Port-Royal, du marché Richard-Lenoir, à Lyon... Le peuple était frappé par une guerre mystérieuse et sournoise. Plus de rangs de soldats alignés sur un champ de bataille, mais une terreur visant tout le monde, n'importe quand, n'importe où. Comme en 1986, la peur règne, signe de la victoire des poseurs de bombes. On arrivait même à anticiper l'heure des explosions : avant le 20 heures, pour passer aux infos et marquer le plus possible l'inconscient collectif.

Ce fut la même peur après les attentats du 11 septembre. L'épisode des enveloppes à poudre était assez noir dans le comique. La rumeur était partie des États-Unis. Dans les jours qui ont suivi, nous avions vu arriver aux urgences toutes sortes de personnes paniquées par le contact avec des enveloppes contenant de la poudre. Un étudiant avait saupoudré de farine la cour de sa concierge acariâtre pour rigoler, mais cela avait entraîné une peur panique. Tout le monde pouvait avoir un lien géopolitique avec les États-Unis et donc mériter de recevoir sa petite enveloppe ! On a eu des maraîchers, une boulangère, des banquiers, des postiers, des chefs de bureau... Toute trace de sucre en poudre, de farine, déclenchait la panique. Aucun produit dangereux n'a été retrouvé. Mais l'objectif avait été atteint : la peur collective, la paralysie du système, la montée des haines entre communautés, entre cultures, des amalgames stupides. Les politiques donnant le tempo de l'angoisse, voire l'accélérant pour valoriser leur action.

Les attentats de Londres nous ont fait revoir nos plans d'alerte, se préparer mais sans panique, sans angoisse. On sait que les victimes et la foule arriveront vite aux urgences. Une sorte d'union sacrée existe dans tous les pays face aux drames de toutes sortes. Mais lors d'attentats, que ce soit à Londres, Paris, New York, Madrid, il y a un plus, comme pour dire que nous ne cédons pas à la peur et que nous savons nous mobiliser en cas de chaos. Et puis aussi pour dire que nous restons debout, comme nous l'ont appris les Anglais, nos frères, pendant le Blitz. L'histoire ne recommence pas, elle se poursuit et se construit sur les enseignements du passé et la force que nous avons à ne pas désespérer. Nous devrions aller en week-end à Londres.

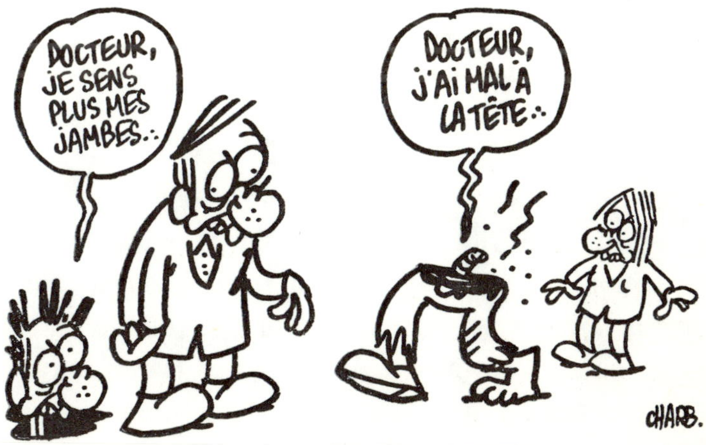
DOCTEUR, JE SENS PLUS MES JAMBES...
DOCTEUR, J'AI MAL À LA TÊTE...
CHARB.

GRATEFUL DEAD

20 juillet 2005

Je ne remercierai jamais assez Philippe Val, Gérard Biard, Charb et Tignous de m'avoir mis au boulot à Charlie. *Toutes ces histoires d'un quotidien bien réel restent sur le papier et ne disparaissent pas. Ce n'est pas du voyeurisme. Et tous ces anonymes cessent de l'être en étant dans le journal.*

Plus on vieillit dans les professions de santé et plus les problèmes d'éthique se posent. Pendant nos études, nous avons quelques cours sur le sujet, au cours desquels on regarde passer le temps... Et plus il passe, plus on repense à ce qu'on aurait dû écouter... C'est vrai, certains professionnels de santé ont surtout l'éthique des cotations boursières et des cartes de crédit, mais d'autres cultivent encore ce militantisme humaniste et cette recherche d'une meilleure relation entre le malade – « l'usager » – et le soignant, censé détenir le savoir scientifique actuel.

En mars 2002, Kouchner, alors ministre de la Santé, faisait passer la loi sur le droit des malades. Ce fut une évolution positive pour le libre arbitre de chacun. Elle avait été précédée de nombreux débats entre associations de malades, usagers, professionnels de santé : plus de transparence, de liberté de choix, d'information. Les urgences étant un lieu très souvent confronté à la question du consentement aux soins, le vote de cette loi fut important pour les urgentistes. Aux urgences, la décision doit être rapide et en accord avec le malade. Nous sommes en permanence plongés dans cette sorte de débat express, dont l'enjeu est le pronostic fonctionnel et parfois vital du malade. Débat pas facile à vivre, ni pour les malades, ni pour leur famille, ni pour les équipes de soignants.

Un jour de printemps, vers midi, un grand gaillard arriva. Une caricature de fan de Motorhead d'une quarantaine d'années, qui avait mal dans sa poitrine recouverte de tatouages. On avait des malades partout et l'interne qui lui fit son électrocardiogramme vint me voir pour discuter de ce trouble du rythme cardiaque qu'il jugeait inquiétant. Au même instant, le hard-rocker commençait à insulter copieusement la jeune infirmière. Il venait de refuser toute la prise en charge : « J'aime pas les hôpitaux, j'aime pas les médecins. Foutez-moi la paix, vous m'emmerdez avec vos prétentions à tout savoir, je ne veux pas me soigner ! »

Après une demi-heure de discussion, on avait appris qu'il avait déjà été plusieurs fois pris en charge dans d'autres hôpitaux et que sa maladie cardiaque était grave, d'autant plus qu'il ne prenait aucun traitement. Mais il avait toujours tout refusé car il voulait « profiter de la vie ». Nous avons alors appelé le docteur Franck Boccara, cardiologue, pour qu'il nous donne son avis. Parfois cela décide les réfractaires. Échec complet : « Je ne suis pas fou, je viens pour calmer mes douleurs mais je ne veux pas que vous me soigniez, je ne veux pas de vos médicaments ! »

La loi de mars 2002 ne nous permettait pas d'intervenir contre son gré, car cet homme ne souffrait d'aucune pathologie psychiatrique, connaissait les risques et n'avait pas encore d'atteinte suraiguë. En parlant avec lui, on a pu constater qu'il avait analysé et intégré sa démarche. Il connaissait bien la procédure et nous a demandé de signer son refus de soins. Calmement, et avec l'aide du psychiatre, on a tenté une ultime fois de le convaincre. Et là, il s'est levé et il est parti.

Quelques minutes plus tard, nous sommes allés le chercher à l'entrée de l'hôpital où il avait fait un arrêt cardiaque. On l'a pris tout de suite en charge. Après quelques minutes de massage cardiaque et de ventilation, le cœur est reparti. Il s'est alors réveillé et nous a dit avec ses dernières forces : « Surtout, dites à ma mère que je l'aimais. » Et il a refait un arrêt. On s'est battus contre sa mort pendant deux heures, réanimateurs, cardiologues, radiologues, tous mobilisés autour de cet homme. Mais comme s'il l'avait décidé, tout ce que nous tentions échouait Nous ne l'avons pas récupéré.

Depuis, le débat va bon train entre les « y avait qu'à » et les « faut qu'on ». Nous nous sentons un peu coupables par rapport à ce qui s'est passé, car c'est probablement notre propre mort que nous vivons chaque fois que nous tentons de sauver une vie. Ce n'est jamais simple de vivre avec des regrets, même s'ils témoignent que nos actes sont le fruit d'un humanisme profond... Enfin, presque pour tout le monde...

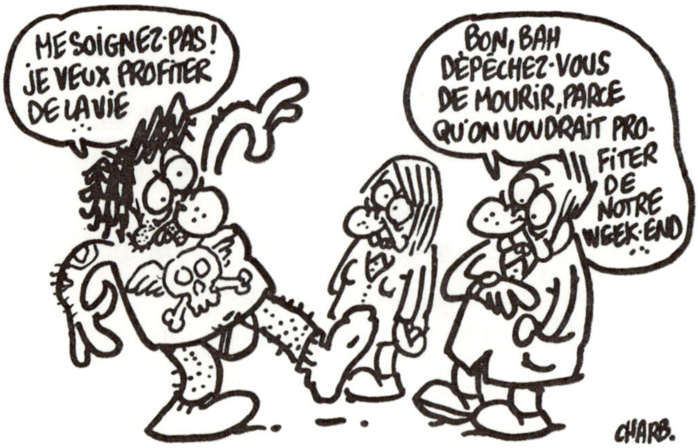
ME SOIGNEZ PAS ! JE VEUX PROFITER DE LA VIE
BON, BAH DÉPÊCHEZ-VOUS DE MOURIR, PARCE QU'ON VOUDRAIT PROFITER DE NOTRE WEEK-END
CHARB.

TROIS MINUTES, PAS PLUS

27 juillet 2005

Le monde parfait n'existera jamais... et c'est tant mieux ! Mais la prévention et l'apprentissage gratuit des gestes qui sauvent, comme aime à les enseigner le docteur Suzanne Tartière du SAMU de Paris et du SAMU social, ça serait pas mal dans toutes les écoles...

Les équipes des urgences constatent souvent que, si les gestes de premiers secours avaient été faits dès les premiers instants, les conséquences du drame, de l'accident, de la noyade, de l'arrêt cardiaque, de la fausse route, de la plaie, de la douleur, de la peur, auraient été moindres pour le malade... Des exemples, il y en a tous les jours. Comme cet amateur de kung-fu qui a reçu une lance en pleine poitrine. Évidemment, le David Caradine local avec qui il se battait la lui a enlevée et il est mort.

En 1999, sur le quai de la gare de Lyon, un homme d'une quarantaine d'années était étendu par terre. Deux jeunes lui tenaient la main en « attendant les secours ». On a commencé le massage cardiaque tout de suite, en nous relayant avec les deux collègues qui étaient avec moi. À quelques mètres, sa fille d'à peine dix ans regardait, tenue par la main par une dame de la SNCF. Malgré toutes les tentatives faites par les collègues du SAMU, il était trop tard : trois minutes et pas plus pour agir. Si, dès les premiers instants, rien n'est fait, il est très difficile d'intervenir.

Mohamed était épicier dans le quartier. Il se disait allergique aux œufs. Un jour, un ami apporte des flans aux œufs. À force de voir les autres se bâfrer, il se laisse tenter et en mange un. Rien. Car c'était le début de la réaction allergique. Les autres : « Ah, tu vois ! Chiqué »... Et hop, un deuxième gâteau ! Il a fait alors un choc anaphylactique suraigu, c'est-à-dire un choc allergique.

Ses amis ont appelé les pompiers. Mais ils ont trouvé l'attente trop longue (moins de dix minutes !), alors ils ont mis le pauvre Mohamed, qui était en arrêt cardiaque, dans leur voiture. Juste au moment où ils partaient, les pompiers arrivaient et ils se sont ratés. En grillant le feu à l'entrée de l'hôpital, le fils de Mohamed s'est fait arrêter par les motards, qui, voyant la situation, ont immédiatement escorté la voiture jusqu'aux urgences. On l'a sorti de la voiture, on a tout tenté. Mort. À trente-cinq ans. Les gestes de premiers secours auraient dû être faits...

Pas plus tard qu'hier, on a vu arriver une dame de soixante-dix ans, de retour de Touraine. Trois jours avant, elle nettoyait un vieux mur et elle s'était fait mordre par une vipère aspic. « Y a plus de médecins de garde. Le SAMU ? C'est quoi ? Les pompiers ? Mais c'est pour les accidents, le feu... Et puis vous savez, elle était petite, cette bestiole... » La méconnaissance du système de secours aurait pu lui coûter la vie.

Il faut saluer la mise en place de défibrillateurs semi-automatiques dans les lieux publics. Ils permettront d'agir dès les premiers instants de l'arrêt cardiaque et donc de sauver des vies. Si le cœur est en arrêt, il n'assure plus sa fonction de pompe et, dans 80 % des cas, c'est une fibrillation. Si elle n'est pas traitée à temps, c'est la mort. En appliquant un choc électrique, le cœur repart. D'où l'utilité de cette mise à disposition de tous de défibrillateurs semi-automatiques. La machine est moins compliquée à utiliser que votre téléviseur : tout est expliqué. Il suffit seulement de ne pas paniquer. Même si vous n'avez jamais fait de secourisme, vous pouvez et devez l'utiliser. Vous pouvez aussi suivre une formation, notamment dans les centres de secours des pompiers, à la Croix-Rouge ou auprès des associations de secourisme, qui font un travail formidable.

Mais ce n'est pas suffisant : il faudrait former la population aux gestes de premiers secours. Et enseigner le secourisme dans les écoles, comme cela se fait déjà dans quelques établissements. C'est une formation citoyenne. C'est pour cela que, pendant tout l'été, nous vous offrons, chaque semaine, un « guide » sur ces gestes qui peuvent sauver des vies et apaiser des douleurs.

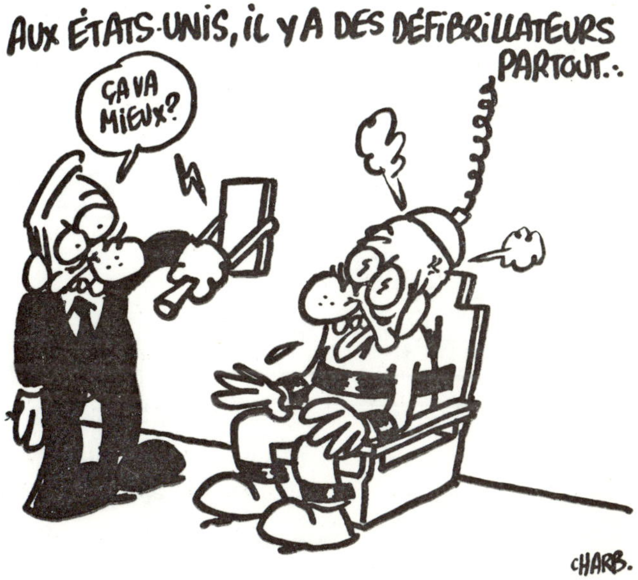
AUX ÉTATS-UNIS, IL Y A DES DÉFIBRILLATEURS PARTOUT...
ÇA VA MIEUX?
CHARB.

RADIO AMATEURS

3 août 2005

Pas de médecine moderne sans plateaux techniques et radiologiques... mais, une fois installés, il faudrait du personnel pour les faire fonctionner ! S'y ajoutent les relations entre les médecins. À l'hôpital, pour obtenir un examen banal de radiologie, c'est très compliqué : il faut expliquer, justifier. En radiologie de ville ? L'examen est fait dès qu'il est demandé, même s'il n'est pas justifié. La raison : l'argent.

Cher lecteur, cette histoire sera la vôtre ou la mienne, un jour ou l'autre. Avant de recevoir les insultes usuelles et institutionnelles sur ces faits, je tenais à vous assurer qu'ils sont véridiques.

Vers 17 heures, un jour de juillet 2005, à Paris, mon collègue prend en charge un homme qui dit être tombé sur les fesses deux jours auparavant. C'est con de tomber sur le cul. Mon collègue constate un début de déficit neurologique : la paraplégie est en train de se constituer. Le neurologue et l'orthopédiste viennent donner leur avis : il faut une IRM en urgence, car c'est le seul examen permettant d'obtenir le diagnostic le plus précis possible, le but étant d'essayer d'éviter un handicap au malade. Tout le monde est d'accord, des urgentistes aux spécialistes. D'ailleurs, n'importe quel étudiant en médecine sera recalé s'il oublie cet examen dans sa copie. Mais entre la théorie et la pratique, il y a dix mille ans d'histoire de la médecine...

Il est 19 heures. L'IRM est fermée à Saint-Antoine et, de toute façon, les personnels de garde ne peuvent pas la faire marcher. L'épouse est inquiète. On lui explique qu'on essaye de trouver une IRM et qu'en attendant, faute de mieux, on fait un scanner avec le radiologue de garde. À la garde de neurochirurgie de la Pitié-Salpêtrière, on nous dit que l'IRM est en panne : « Et d'abord, nous, c'est le cerveau, pas la moelle... » On appelle tous les hôpitaux de Paris et de banlieue : « Ah bah, elle est en panne » ; « Ch'ais pas » ; « Rappelez demain » ; « La garde de radio a été supprimée »... Dans les nouvelles réanimations, dites neurovasculaires, on a le choix entre « Ce n'est pas neurologique » et « Pas de place »... À 22 heures, on téléphone au régulateur du SAMU pour que tout soit enregistré. Il nous aide dans nos recherches, mais en vain.

L'épouse de cet homme de cinquante-cinq ans essaye à son tour de joindre « des relations, des docteurs ». On fait le tour des administrateurs de garde, qui nous expliquent que « c'est aux médecins de s'arranger entre eux ». Vers 2 heures du matin, l'administrateur du siège de l'Assistance publique-Hôpitaux de Paris (AP-HP) découvre que, finalement, l'IRM de la Pitié fonctionne et oblige cet hôpital à effectuer l'examen en urgence. Évidemment, on se fait insulter par un grand professeur : « Vous êtes nuls, vous n'y connaissez rien. » On se croirait dans une de ces fêtes de famille où, à la fin de la soirée, tout le monde tombe le masque et se fout sur la gueule. Mais, peu nous importe, on a enfin notre examen. Trois heures après, aucune nouvelle... On décroche une fois de plus le téléphone : « Heu, c'est un cas rare, il fallait faire cet examen, mais vous auriez dû nous appeler plus tôt », nous répond-on ! Sans paranoïa, mais les professeurs de médecine parlent aux professeurs et les simples docteurs dont je suis ne sont rien à leurs yeux.

Ces matériels radio ultramodernes sont payés par la collectivité, ils doivent par conséquent servir au progrès collectif. On a raconté cette histoire aux plus hauts responsables, mais, tout comme après la canicule de 2003, rien ne changera. Ne vous étonnez donc pas s'il vous faut attendre plusieurs mois pour ces examens. Pourtant, il y a de plus en plus d'hôpitaux équipés d'engins sophistiqués. Le problème, c'est qu'il n'y a pas assez de personnels formés pour les faire tourner, même à temps partiel. La modernité hospitalière est en fait une illusion d'optique : on a du matériel, mais on ne peut pas s'en servir.

Paris n'est pas la France, et si les hôpitaux de notre pays étaient à l'image de la mentalité des responsables de l'AP-HP, nous pourrions rallumer les lampes à pétrole, rebrancher le télégraphe et remettre en route les locomotives à vapeur. Ajoutons que, pour l'AP-HP, « tout va bien aux urgences de Paris ». Pas question de parler de ces médecins dotés d'un diplôme étranger qui sont exploités dans leur formation et leur carrière, des salles d'attente qui débordent, des lits fermés, des examens urgents qu'on ne peut pas effectuer, des sous-effectifs aux urgences ou dans les hôpitaux.

Cela ne me dérange pas d'être traité de tous les noms. Ces directeurs n'ont pas vu le regard de cet homme qui voyait ses membres hors d'état de fonctionner, ils ne comprendront jamais la rage qui nous prend quand on constate, jour après jour, que nous n'avons pas les moyens de faire notre travail. Moi, de mon côté, je ne comprendrai jamais le bonheur d'avoir un excédent budgétaire...

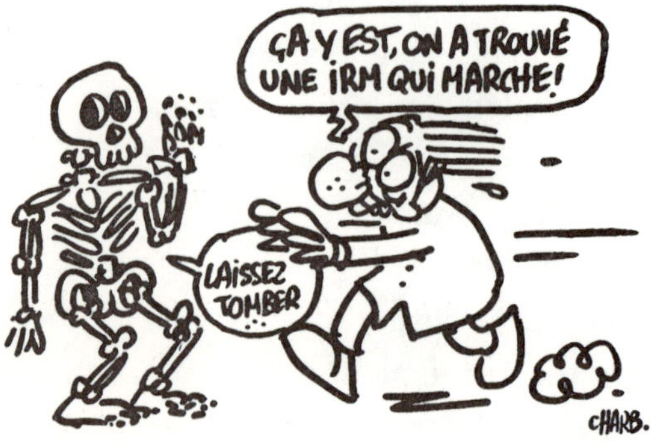
ÇA Y EST, ON A TROUVÉ UNE IRM QUI MARCHE !
LAISSEZ TOMBER
CHARB.

MADELEINE EST REVENUE

10 août 2005

Les agressions sont répugnantes. Mais l'agression d'un vieux, d'un enfant, d'un handicapé, ajoute à l'ignoble. La barbarie existe encore en 2007, malgré les promesses faites lors de la campagne présidentielle de 2002 !

Au fond de la salle d'attente, ils étaient trois. Ils ne disaient rien, ils étaient calmes. C'était Madeleine, quatre-vingt-cinq ans, toujours vive d'esprit, la gentillesse vissée au corps, et ses deux enfants, la soixantaine. Ils l'avaient amenée aux urgences car elle avait été agressée quatre jours auparavant. Nous, on avait un boulot d'enfer et aucun lit pour coucher les malades, comme souvent. On en a même fait rentrer certains chez eux alors que nous aurions dû les garder... Ils n'ont pas protesté : après trois jours passés sur un brancard, n'importe qui rêve de rentrer chez lui. Bref, un bordel très organisé régnait.

Une fois dans le box, je découvre la raison de sa consultation : un hématome sur toute la jambe, même chose sur le coude gauche – après l'examen et les radios, on découvre une fracture du coude. Que s'est-il passé il y a quatre jours, à Noisy-le-Grand ?

Madeleine rentrait des courses. Un crétin lui a arraché son panier en la faisant tomber sur le trottoir. Elle a crié et, au moment où elle essayait de se relever, le type s'est aperçu qu'il n'avait pris que des légumes. Alors il revient, lui met une droite et lui pique son sac à main. KO sur le bitume, Madeleine subit l'ultime coup de grâce : personne ne vient l'aider.

Ça lui a fait beaucoup de peine. Mais elle a l'habitude : « J'ai déjà connu ça, l'abandon par tous. » Elle avait une vingtaine d'années, en 1940, sous l'Occupation. « Mon papa était directeur d'école et on hébergeait plein d'enfants, juifs, tziganes, ceux dont les parents étaient francs-maçons. Mais un jour ils ont été dénoncés, les nazis et la police française ont arrêté tout le monde. Papa n'est jamais revenu et on n'a jamais su où il était mort. » Le temps n'a pas réussi à effacer le numéro sur son avant-bras.

En rentrant, elle a téléphoné à son docteur, « mais il est en vacances ». Elle a alerté son fils et sa fille, qui sont rentrés de congés aussitôt. Son fils a téléphoné à la police, qui n'a pas voulu se déranger. On lui aurait même dit que, « de toute façon, ça ne sert à rien de porter plainte, on ne le retrouvera pas ». Madeleine, elle préfère les gendarmes, alors elle leur a téléphoné aussi. Ils lui ont promis qu'ils feraient une patrouille. Ils l'ont faite... trois jours après.

Dans le couloir, sa fille nous a expliqué que, depuis son agression, Madeleine avait pleuré tous les jours, parce que personne ne l'avait aidée malgré ses appels au secours, et que personne n'était venu la voir en dehors de ses enfants. Comme un cauchemar qui recommençait...

En parlant avec elle, on s'est aperçus qu'elle n'en voulait même pas au petit con qui lui avait volé tout l'argent de son mois qu'elle venait de retirer à la poste. Mais c'est sa jeunesse, et une période tellement douloureuse, que la violence de son agression avait fait remonter à la surface. Cette solitude, « comme quand papa est parti ». Avec l'infirmière, on n'a pas pu s'attarder davantage, car la salle d'attente était pleine. Mais on l'aurait bien écoutée des heures...

Elle est repartie en remerciant tout le monde, en nous disant qu'on était gentils, qu'elle reviendrait avec un gâteau. C'est dommage que les policiers ne soient pas allés aider cette dame. Ils auraient eu, eux aussi, un gâteau. Et l'occasion de montrer que l'honorabilité d'un métier ne tient pas aux gesticulations d'un chef, mais à ce que l'on accomplit sur le terrain.

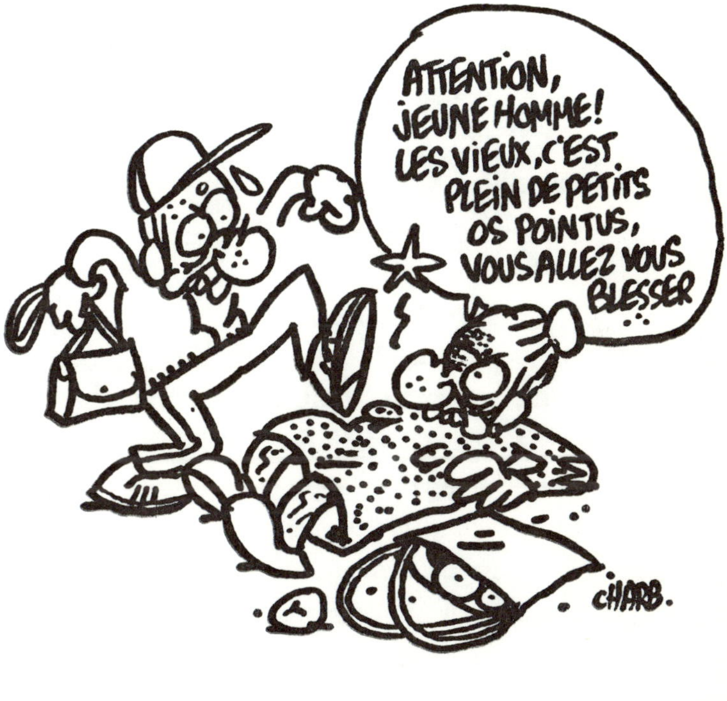
ATTENTION, JEUNE HOMME ! LES VIEUX, C'EST PLEIN DE PETITS OS POINTUS, VOUS ALLEZ VOUS BLESSER...
CHARB.

CES MERVEILLEUX FOUS VOYAGEANTS

17 août 2005

La fin des frontières est une nouvelle merveilleuse et de nombreux doux dingues en profitent ! Et, deux ans après cette chronique, rien ne s'est arrangé en psychiatrie.

Un beau jour, il a décidé de bourlinguer. Allez savoir ce qui lui est passé par la tête : un matin d'été, il se casse. À Palerme, il voit arriver un train et il monte dedans, en route pour l'aventure, sa psychose en bandoulière. Comment a-t-il fait ? Nul ne sait. Arrivé au petit matin gare de Lyon avec le Palatino, la poche bourrée de contraventions et d'amendes, l'angoisse l'envahit. Il s'est donc recroquevillé dans un coin, sans bouger. À la fermeture de la gare, les pompiers sont venus le chercher. Nous n'avons compris que le lendemain, après de nombreuses démarches, ce qui s'était sans doute passé. Déjà, en français, la folie n'est pas simple à prendre en charge, alors, en italien du Sud, vous imaginez les obstacles... On a retrouvé le centre psychiatrique qui le suivait en Italie et, via le service d'accueil et d'orientation de Sainte-Anne, il a pu attendre que son infirmier vienne le chercher.

La folie n'a pas de frontières, les malades non plus. Nous avons eu le plaisir, un jour, d'accueillir un Napoléon espagnol. Un homme charmant, en plein délire, comme le vrai, mais heureusement sans armée. Il se promenait la main dans sa chemise, parlait à toute allure, enchaînait les jeux de mots, saupoudrant de temps en temps son espagnol frénétique d'un peu de français... Mais l'empereur d'un jour était malin, et il échappa à notre vigilance. Évidemment, il a été rattrapé : il était allé à l'hôtel Napoléon et s'est fait inscrire sous le nom de Bonaparte... Ramené au psychiatre des urgences, on découvrit qu'il avait parcouru presque toute l'Europe du Sud.

La modernisation des transports facilite les déplacements de tous, y compris des gens atteints d'une pathologie psychiatrique. Ajoutez à cela un accès aux soins et au suivi psychiatriques très inégalitaire, dans notre pays comme en Europe, le manque de moyens dans la prévention – particulièrement en pédopsychiatrie –, l'insuffisance de lits de court et long séjour psychiatrique, le vieillissement des malades, et vous avez un cocktail détonant. Les malades psychiatriques doivent-ils être soignés, ou finir sans domicile fixe sur les trottoirs des grandes villes ? Selon le SAMU social de Paris, 75 % des SDF devraient être pris en charge par un psychiatre...

Le plus étonnant fut ce Jean, venu de lui-même aux urgences, en plein accès de délire maniaque. Comme si, au fin fond de sa boîte crânienne, une petite voix lui disait : « Arrête de déconner, retourne voir le docteur. » Il se promenait avec un chariot de la SNCF recouvert de tout ce qu'il avait trouvé depuis dix jours dans toutes les poubelles qu'il avait croisées. Il ne dormait pas et ramassait tout. En plus, il lisait tous les journaux gratuits et les recopiait. Il était même arrivé aux urgences en disant qu'il était là pour nous aider ! Sa fatigue et sa déshydratation étaient impressionnantes.

On est confrontés à des situations parfois drôles, cocasses. Mais jamais faciles. Régulièrement, des infirmières, des agents hospitaliers, des médecins, des urgentistes, des psychiatres, se battent au propre comme au figuré pour tenter d'aider ces malades. Mais ce n'est pas simple, car l'obsession du tout-économique a fait oublier que le handicap psychiatrique, s'il est différent dans la forme, nécessite comme les autres handicaps qu'on aide ceux qui en sont atteints. Il est urgent de le rappeler.

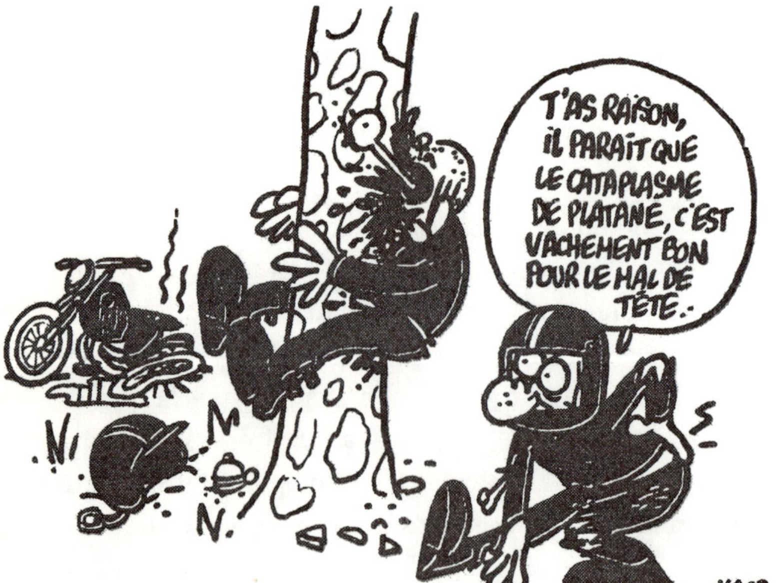
T'AS RAISON, IL PARAIT QUE LE CATAPLASME DE PLATANE, C'EST VACHEMENT BON POUR LE MAL DE TÊTE.
CHARB.

LE BONHEUR EST DANS LE PRÉSERVATIF

24 août 2005

Écrire dans Charlie *permet de faire passer un peu de prévention. Mais ma chronique n'est pas une variation sur « c'est le docteur qui vous parle ». Plutôt un hommage à Beaumarchais : « Rire de tout, de peur d'avoir à en pleurer. »*

En cette période estivale, tous les journaux parlent de cul et tout le monde aimerait bien être au plus près du bonheur, tout au moins sexuel. Alors, sans vouloir casser cette ambiance d'alcôve géante, parlons de la mort et, surtout, des façons de l'éviter. L'épidémie de sida continue son sale chemin, et la chaude-pisse, qui avait tendance à se faire oublier depuis quelques années, fait son grand retour. Preuve, s'il en était besoin, que l'usage du préservatif est un impératif qui doit être toujours et encore rappelé.

Les histoires liées aux fantaisies et exploits sexuels sont courantes aux urgences. On les appelle les accidents d'exposition sexuels. Ils nous font plonger brutalement dans l'intimité et les secrets des patients, de l'homosexualité assumée ou non, de la première fois, des infidélités occasionnelles ou régulières, des petites perversions... Parfois, cela se finit au bloc opératoire : les conséquences d'un objet, d'une bouteille ou d'un légume enfoncé dans l'anus peuvent être dramatiques. Perrier, c'est fou, mais au fond du rectum, c'est grave... ! Le masochisme est plus rare. Un jour, deux braves garçons se livraient à leur passion avec tout un attirail de chaînes, menottes, fouets et autres camisoles. Quand l'appareillage auquel ils s'étaient mutuellement suspendus s'est écroulé, ils ont appelé les pompiers pour, disons, les désincarcérer. L'hilarité qui nous a saisis à leur arrivée n'était pas moqueuse. On a juste eu envie de mettre un peu d'humour dans tout ça... D'ailleurs, les problèmes liés au sexe seraient probablement moins compliqués s'ils intégraient plus souvent une dimension humoristique.

Peu importe leur nom, leur âge, leurs croyances, garçons et filles, après des ébats amoureux, arrivent parfois aux urgences pour tenter d'éviter une contagion par le virus du sida. Leur angoisse est alors extrême. On parle avec eux pour évaluer les risques. Beaucoup ne connaissent pas, ou peu, leur partenaire, et encore moins leur sérologie. Sans parler des partouzes, où les partenaires sont très souvent inconnus, interchangeables et nombreux. L'erreur est de se croire toujours protégé. Ce serait mentir que de dire que la trithérapie que nous prescrivons évite la contamination, surtout au-delà de quarante-huit heures. On la donne par précaution et peut-être que cela évite quelques malheurs. Bien souvent, les patients pensent qu'on va leur administrer un comprimé, un peu comme la pilule du lendemain. En fait, le traitement est long de quelques jours à plusieurs mois, selon les risques, les sérologies des partenaires, si le patient les retrouve. Puis il y a les effets secondaires de ces médicaments qui expliquent pourquoi beaucoup y renoncent.

Cela touche tous les âges, toutes les professions. Comme ce brave médecin qui a fait un écart au bois malgré ses soixante-dix ans... La prévention des maladies sexuellement transmissibles, c'est comme le tabac ou l'alcool : les professionnels de la santé sont les plus au fait des risques, mais ce n'est pas pour cela qu'ils se protègent.

Il ne s'agit pas de déclencher une panique générale : en quinze ans d'exercice aux urgences, je n'ai rencontré qu'une seule fois un gros con qui, se sachant porteur du VIH, faisait exprès de contaminer ses partenaires. En revanche, il n'est pas rare qu'un couple soi-disant sans histoires découvre que l'un d'eux est séropositif, même après plusieurs années de mariage...

Le problème est donc de se connaître et de se faire dépister. C'est facile, gratuit et anonyme. Il ne s'agit pas de refouler ses besoins et ses envies, mais de se protéger. L'amour est rarement éternel, mais le sida, c'est, à l'heure actuelle, pour la vie. L'usage des préservatifs est donc indispensable et essentiel. Les intégristes religieux qui s'y opposent sont des criminels.

L'autre nuit, deux jeunes sont venus aux urgences, car ils venaient de faire l'amour et le doute les a pris. À la question « Mais pourquoi n'avez-vous pas mis de préservatif ? », la réponse fut cinglante : « Ils sont trop chers. » L'opération des capotes à 1 franc est bien loin, pourtant ce fut une excellente initiative des pharmaciens. Les préservatifs gratuits et de qualité, ce n'est pas une question d'urgence, mais de vie ou de mort.

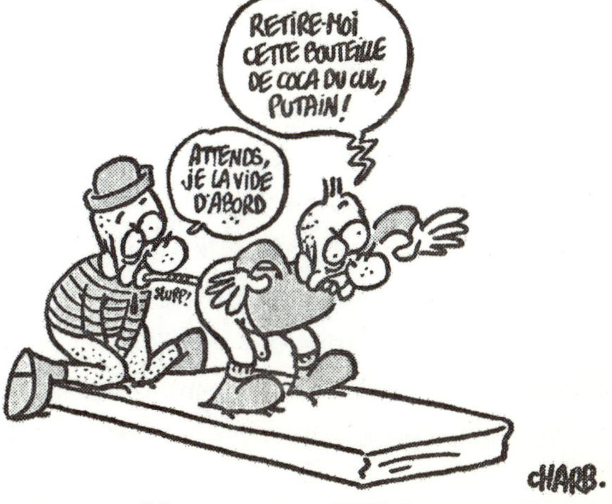
RETIRE-MOI CETTE BOUTEILLE DE COCA DU CUL, PUTAIN !
ATTENDS, JE LA VIDE D'ABORD
SLURP !
CHARB.

UN VRAI MÉTIER

31 août 2005

Dans un monde libéral, tout le monde peut tout faire... peu importe les formations et la qualité... Ce qui compte, c'est le profit. En voici un bel exemple que le gouvernement a mis en place depuis 2005, valorisant ainsi certains métiers (sans augmenter les salaires) et évitant d'embaucher des professionnels formés et compétents.

Un décret accorde désormais à toute personne de bonne volonté ayant, par exemple, un lien de parenté avec un chirurgien le droit de venir assister celui-ci dans ses fonctions. Ainsi le gouvernement a-t-il définitivement légalisé, en quelque sorte, « les petits boulots » dans le monde de la santé, et point besoin de formation : comme au temps des seigneurs, la cooptation, la parenté suffisent à donner le droit de venir aider le chirurgien à travailler dans les cliniques ou à l'hôpital.

Les interventions dans un bloc opératoire nécessitent un personnel de grande compétence. Les infirmières qui y officient reçoivent une solide formation : elles doivent anticiper l'action du chirurgien, veiller à l'application des règles d'hygiène et au bon déroulement des opérations pour éviter, autant que faire se peut, les infections, les difficultés d'intervention, l'oubli de matériel dans le bidon du patient... Bref, c'est un vrai métier ! Mais maintenant, n'importe qui peut aller voir un chirurgien en disant : « Hep, professeur, j'aime bien découper le gigot le dimanche, alors je voudrais venir vous aider dans vos ouvertures de corps humains. » La raison est simple : payer moins cher le personnel pour que toujours les mêmes gagnent encore plus d'argent. Et, une fois de plus, c'est tout le corps infirmier qui est ridiculisé. 60 000 infirmières en âge de travailler ont arrêté (chiffres de la direction des hôpitaux). À cause notamment de la modestie des salaires versés à ces hospitaliers qui ont su faire progresser la qualité des soins. Rappelez-vous leur grève des années 80, leur combat pour être reconnues et valorisées.

De plus, la dégradation des conditions de travail dans le milieu hospitalier, le peu de considération que leur portent les responsables des hôpitaux ne les motivent pas à rester. L'autre jour, une infirmière du service des urgences décidait de quitter le service public pour une activité libérale : « Je ne travaille plus comme je le rêvais pendant mes années d'études, je fais de l'abattage. Et puis cette hiérarchie me gonfle, bientôt on nous demandera de remettre les cornettes. »

Pourtant, la politique actuelle dans les hôpitaux se base sur la qualité et l'évaluation des soins. La qualité passe par les bons diplômes. En banalisant l'acte bénévole, on arrive à affirmer que « les diplômes sont inutiles », et donc à discréditer la compétence et l'apprentissage. Ce qui est la négation même de tout progrès et de l'enseignement. Pour l'évaluation dont tout le monde parle en médecine depuis dix ans, son application est très restreinte, car les corporatismes influencent les éventuelles évolutions. Autre preuve que les considérations économiques priment sur la rigueur scientifique.

Par ce petit décret libéral, vous ne serez plus certain des compétences de ceux qui participent à votre éventuelle opération, puisque tout le monde peut le faire. Une sorte de fête au village !

Le système libéral mis en place dans les hôpitaux est donc contradictoire avec ses objectifs : on veut des soins de qualité, mais avec des salariés peu payés, corvéables et disponibles. Nouvelle illustration que les inégalités se creusent : les riches iront voir les plus compétents et vérifieront leurs diplômes. Tout cela est assez proche de l'exploitation des médecins étrangers dont nous reparlerons bientôt.

Nous arrivons à une époque où la santé va redevenir une charité et non un droit, des hôpitaux fondés sur le bénévolat ou gérés par des religieux, un service public dominé par une logique industrielle qui traite les êtres humains comme des casseroles ! Alors on va faire du bruit !

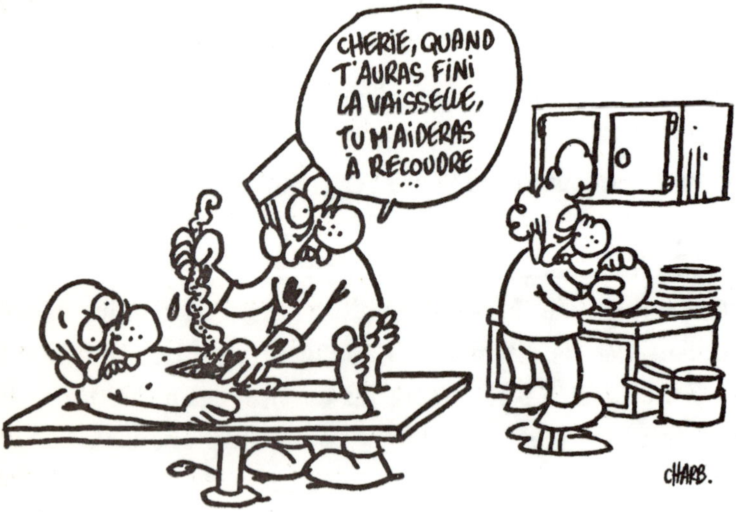
CHERIE, QUAND T'AURAS FINI LA VAISSELLE, TU M'AIDERAS À RECOUDRE ...
CHARB.

UNE SOURIS VERTE

7 septembre 2005

C'est très difficile d'aider quelqu'un. Sa réussite n'est pas forcément celle voulue par celui qui tente de l'aider. La jeune dont je raconte un bout de l'histoire est revenue plusieurs fois aux urgences, tous les services sociaux l'ont aidée mais elle est partie on ne sait où..

Les femmes et les enfants d'abord ? Dans l'exclusion sociale, sûrement, car elle n'épargne personne. L'autre nuit, nous avons eu un boulot monstre. De plus en plus, l'activité de la nuit ressemble à celle du jour : des lits toujours fermés, des infirmières en sous-effectifs, des médecins noyés sous les tâches administratives, partout un manque de moyens... Et pas seulement à Paris. Nous sommes allés à Châlons-en-Champagne, c'était la même chose. Partout, la misère se développe et les services d'urgences sont en première ligne.

À 4 heures du matin, les pompiers nous amènent une ado de quinze ans. Sortie d'une version 2005 de *Germinal* ou des *Misérables.* Toute seule dans son hôtel, elle a eu peur, alors elle a appelé les pompiers. Qui lui ont répondu qu'il fallait voir avec le SAMU social. Qui lui aurait répondu : « Vous êtes trop jeune pour nos services, on vous envoie la brigade des mineurs ! » Terrorisée, elle rappelle les pompiers qui, finalement, vont la chercher. Elle a une tête d'enfant, un corps mal grandi, des vêtements informes, une obésité débutante : « Je mange que du pain et du pâté. » Elle a des vertiges, des nausées, mal partout, surtout à la vie.

Elle vit seule dans un hôtel parisien, avec d'autres enfants ou ados, seuls aussi. Son père ? Jamais vu. Sa mère a été placée. Elle vient d'arriver du fond du Morbihan. De DASS en aide à l'enfance, elle a connu, au cours de sa vie encore débutante, tous les circuits sociaux. Ce qui n'a pas empêché, pour l'instant, son exclusion de la société. « Je voudrais aller à l'école comme tout le monde », nous dit-elle, mais les démarches administratives en cours lui semblent interminables, un vrai casse-tête. Elle ne rentrera pas encore à l'école cette année. Elle a bien trouvé un petit copain, mais elle nous avoue qu'elle lui a raconté des histoires, celles d'une vie qu'elle aimerait avoir, qui ne lui font pas honte ou peur comme sa triste réalité.

En l'écoutant, on ne sait pas si c'est son monde rêvé ou la réalité qu'elle nous raconte. Il ne faut pas lui en vouloir. Ce n'est pas un cas psychiatrique, mais une mosaïque de problèmes, la carence d'affection, la douleur, la frustration. Alors, pour se défendre et supporter la misère, l'imagination tourne : un papa, une maman, une maison, une identité. Les imbéciles diront qu'elle ment. Non, elle tente de s'accrocher pour éviter de sombrer dans le néant.

Claude, l'aide-soignante, lui trouve deux ou trois peluches qu'une personne est venue nous donner, avec des vêtements pour les plus démunis. Elle les regarde et s'écroule en larmes : « Y a trop de couleurs pour moi sur les poupées, j'en veux pas. » On a parlé longtemps, pour éliminer toute notion d'agression ou de maltraitance physique. Il n'y avait aucun lit pour l'hospitaliser. On l'a gardée aux urgences, dans un box. Elle s'est endormie en nous expliquant qu'elle n'était pas du tout fatiguée, avec les jouets, en position fœtale, entourée des poupées auxquelles elle venait de donner des prénoms... La lutte sociale n'est pas de tout repos.

Au matin, les assistantes sociales du service ont tout repris à zéro avec les services sociaux de la ville. Les services d'aide à l'enfance sont submergés : pas assez de moyens, des hébergements très difficiles à trouver... Même l'insertion par l'école, pour ces enfants pas encore complètement perdus, est compliquée. Une bonne nouvelle pour la croissance, donc : actuellement, notre société à fabriquer de la misère et de la haine fonctionne à plein régime. Dans le regard des enfants des familles qui ont été expulsées jeudi dernier, on pouvait voir l'avenir d'une violence et d'une colère qui surgiront un jour ou l'autre...

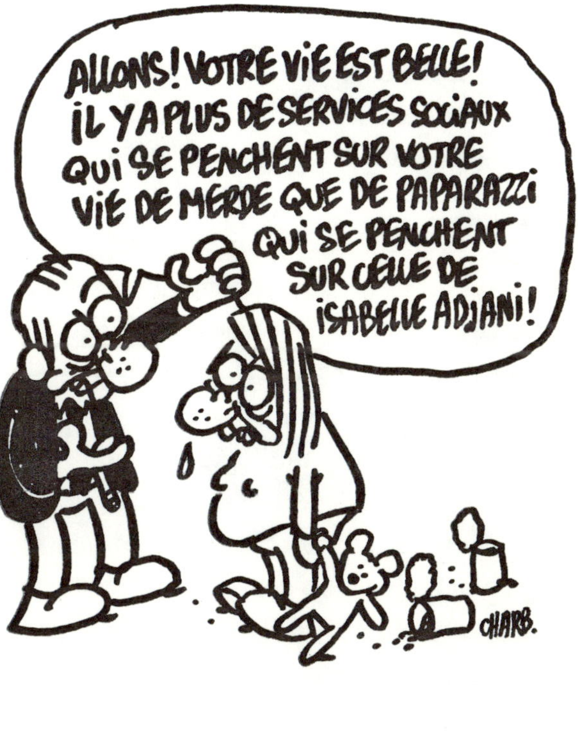
ALLONS ! VOTRE VIE EST BELLE ! IL Y A PLUS DE SERVICES SOCIAUX QUI SE PENCHENT SUR VOTRE VIE DE MERDE QUE DE PAPARAZZI QUI SE PENCHENT SUR CELLE DE ISABELLE ADJANI !
CHARB.

LES VIEILLES PIES

14 septembre 2005

Le président de la République Jacques Chirac, à l'époque de cette chronique, a fait un accident vasculaire cérébral. Tout le monde en parlait sans savoir. D'ailleurs, comme pour n'importe qui, sa santé ne regarde que lui et sa famille tant qu'il a les capacités pour gouverner... Même en bonne santé, en était-il capable ? L'histoire le dira.

L'un des plus grands services que Mitterrand ait rendus à la lutte contre le cancer fut de diriger l'État avec son crabe, coincé entre analyses personnelle, familiale et politique sur les conséquences de la révélation de sa maladie. Ça n'a pas dû être simple pour lui de garder son secret... Jusqu'au jour où il a tout dit. Et ça n'a rien changé : ni à sa maladie, ni à l'exercice de son mandat. Sorte de combat entre l'homme, la banalité de ses organes et sa fonction. Mais comme pour Chirac, il y a eu les charognards, les snipers qui visent l'ambulance, les voyants d'improbables futurs qui se sont manifestés pour théoriser sur la prise en charge de cet homme d'État atteint d'une pathologie banale.

Nos présidents, comme les stars, sont des gens ordinaires avec les maladies de tout un chacun. Ils ont un destin exceptionnel, mais leur physio-pathologie est celle de tout le monde. Louis XIV se croyait Dieu, alors il avait des apprentis sorciers qui le « soignaient » à coups de lavements. J'imagine qu'à force il devait faire attention à ce qu'il disait. « Tiens, suis fatigué ! » « Sire, nous allons faire un lavement. » Et ce, parfois plusieurs fois par jour. L'anus royal ne devait pas être à la fête ! Il aura fallu des siècles pour s'apercevoir que les gouvernants sont des êtres humains.

Souvent ce sont leurs collaborateurs ou leurs proches qui mettent la pression au personnel soignant. Ces fameux VIP, ou « vieilles pies », comme nous les appelons, peuvent alors perturber toute la démarche de soins. On a vu débarquer, une nuit de Saint-Sylvestre, une star de l'humour qui, avant d'arriver, avait prévenu toute la presse de son accident : il a perturbé tout l'hôpital...

Nous savons, pour l'avoir vécu à maintes reprises, que tout se complique si, soudain, un directeur d'hosto se met à vouloir jouer au médecin. Ce parasitage met toute la prise en charge par terre. Il ne faut surtout pas leur accorder de traitement de faveur, à ces vieilles pies. Lorsque Reagan a été flingué, en 1981, le garde du corps qui avait été touché lui aussi a donné l'ordre d'aller à l'hosto le plus proche L'infirmière ne les a pas reconnus et, en dix minutes, ils l'ont mis au bloc. Le chirurgien écrira que tout avait été fait normalement, comme pour n'importe quel malade avec une balle dans les poumons, mais que, s'ils avaient été avertis de l'identité de leur patient, leur action n'aurait pas été aussi efficace...

Prenons les accidents de la princesse de Galles ou de Grace de Monaco. Ce ne sont que des accidents de la circulation, mais, à l'époque, un journaliste a perdu sa place pour l'avoir dit : « banal accident de circulation à Monaco ». Leur mort est celle de tout un chacun. Mais nul ne peut empêcher le début de la légende, la rumeur.

La rumeur, qui démarre toujours d'un docteur « qui sait », comme pour le suicide de Bérégovoy ou l'accident de Coluche. La rumeur court et alimente alors toutes les discussions, relayée par les médias et leurs « experts ». Chose étonnante pour Chirac, même le président de l'ordre des médecins (fondé dans les années 1940, rappelons-le) a remis en cause les déclarations de médecins du Val-de-Grâce ! Incroyable, lui, le garant de la déontologie, se met à critiquer ses collègues et participe à la rumeur sur l'état de santé du chef de l'État. D'ici à ce qu'il déclare que Mitterrand n'est pas mort et que ce sont ses conseillers qui ont menti...

Au fond, l'état de santé du chef de l'État, on s'en fout, sauf bien sûr, s'il s'agit d'une pathologie entraînant une incapacité intellectuelle ou une maladie psychiatrique. Mais, jusqu'à nouvel ordre, la connerie n'est pas une pathologie psychiatrique. De même, un handicap physique n'interdit pas d'exercer une fonction de dirigeant. Roosevelt, malade, Churchill, à demi noyé dans une dépression, ont su se battre et assurer face au nazisme.

Et comme l'ultralibéral Jean-Marc Sylvestre qui découvrit en 2003, à la suite de graves problèmes de santé, tout l'intérêt d'un service public hospitalier doté de moyens suffisants, notre président, sortant en pleine forme du Val-de-Grâce, explique que le système des hôpitaux est formidable. Soit. Mais il est tard et ça urge. Le président va très bien et c'est tant mieux, mais beaucoup de malades souffrant de la même pathologie n'ont pas la même qualité de soins...

Monsieur le Président, juste un mot entre vous et moi : les hôpitaux vont très mal et la bande de libéraux qui sont à l'origine de la casse sont aux commandes. La Fédération hospitalière de France, un machin composé de directeurs et d'administratifs, estime qu'il faudra supprimer 30 000 emplois sur 750 000 pour remettre les budgets à flot. Vous avez été soigné par des personnels compétents, ce qui exige des moyens. Il ne s'agit pas d'un luxe, mais d'un devoir de l'État. Les hôpitaux ne sont pas des entreprises industrielles, vous l'avez bien constaté. Tout le monde doit être considéré comme président lorsqu'il est malade.

ON FERME !

21 septembre 2005

Le passage de tout ce qui est rentable vers les établissements privés lucratifs est en marche. Depuis la date de cette chronique, je suis allé soutenir les combats de citoyens, d'élus, qui voulaient empêcher les fermetures de leurs hôpitaux ou de leurs services. Dans les meetings où le public se pressait en masse, il manquait presque toujours les médecins de l'hosto qui allait fermer.

René avait travaillé dans une usine de chaussures, mais tout a fermé. C'était en 1997. Il parle tout seul, sans doute pour l'être moins. Il est arrivé aux urgences avec une plaie nécessitant une opération. « Mais j'ai pas d'argent. » Coincé entre plancher et plafond de ressources, il ne peut bénéficier de la couverture maladie universelle. Il sait combien une opération coûtera, et alors il ne pourra plus payer son hôtel. Avec l'assistante sociale, on l'assure qu'il aura une aide. Il accepte enfin l'opération qui lui permettra de recouvrer l'usage de ses doigts. Mais voilà : pas de lit pour l'hospitaliser en chirurgie. On téléphone dans tous les services de chirurgie de Paris et de la proche banlieue, pas de place non plus. Les cliniques privées n'en veulent pas, car « il est précaire ».

Depuis des années, les économistes de la santé et les médecins ont une obsession : il y a trop de blocs opératoires. Ils ont fait le coup avec les maternités, avançant, comme par hasard, le même chiffre qu'aujourd'hui : moins de deux mille accouchements ou opérations, et des équipes chirurgicales qui seraient « mauvaises ». Le plus étonnant, c'est que les membres de l'Académie de chirurgie se permettent de dire qu'il y aurait des chirurgiens incompétents. Ah, bon ? Mais qui les forme ? Aveu d'échec de l'Université ou dogme politique ?

« Il n'est pas question de fermer cent cinquante établissements. Si un service peut, à court ou moyen terme, présenter un risque en termes de sécurité pour le patient, il vaut mieux que celui-ci se fasse opérer dans la même région, mais à trente ou quarante kilomètres. » C'est ce qu'a dit Xavier Bertrand, ministre de la Santé, après la lecture du rapport sur l'avenir de la chirurgie écrit par le député UMP Domergue, professeur de chirurgie. Ce rapport est un bilan comptable. Il n'y est question ni des programmes de formation des personnels et des chirurgiens, ni des soins de proximité, ni des services d'urgences, encore moins d'humanisme. On n'y trouve que ce qui va se passer prochainement : des fermetures de sites de chirurgie et des regroupements pour cause de rentabilité.

Comment s'y prennent-ils pour fermer ? D'abord, ils discréditent : « N'allez pas vous faire opérer là-bas, c'est dangereux. » Puis ils réorganisent, ils « évaluent », ils saupoudrent de rapports destinés à ridiculiser les personnels de soins des établissements et c'est le début de la fin. De fil en aiguille, les petites structures de proximité et les services de spécialités des grands centres attendent alors la fermeture. Un jour, il ne restera peut-être plus qu'un seul hôpital public par région ! En attendant, René s'est tiré. Il a peut-être perdu sa main depuis, mais tout le monde s'en fout. En partant, il a hurlé : « Les hôpitaux publics ne peuvent plus nous soigner, c'est la faillite sociale ! »

Si la fermeture des sites ou services de chirurgie permettait effectivement de garantir la qualité et l'accès aux soins pour tout le monde, on serait d'accord. Mais ce n'est pas le cas : la fermeture d'un site n'entraîne jamais l'ouverture d'un autre, avec les moyens enfin appropriés. En quinze ans, 100 000 lits d'hospitalisation en médecine, chirurgie et obstétrique ont été fermés. Et la bascule s'est faite vers le secteur privé lucratif, qui sélectionne les malades. Ne dites pas que je suis « anticlinique », car certaines ont un rôle à jouer et font un travail tout à fait honorable. Mais le service public hospitalier est fondamental, il fait partie du socle social de notre pays et de l'Europe. Or il est sciemment étranglé financièrement et déconsidéré.

Allez, mettons les pieds dans le plat : un chirurgien basera-t-il toujours son indication opératoire sur la nécessité et le besoin du malade, ou sur l'argent que cela va rapporter à son établissement ? Et pourquoi l'omerta semble-t-elle la règle dès que l'on évoque les activités privées dans les hôpitaux publics ?... Enfin, jamais personne n'a répondu à cette question essentielle : quels doivent être les revenus des professionnels de santé, quelle doit être leur progression professionnelle, quelle doit être leur formation ?

Les Français font confiance à une administration qui, bien souvent, fait correctement son travail, mais qui s'éloigne de sa mission première : le bien-être collectif. Elle semble se satisfaire de la casse du secteur public hospitalier et de ses richesses intellectuelles. Alors ramons, et bientôt les côtes françaises ressembleront à celles de la Louisiane victime du cyclone de ce mois de septembre.

MERLIN L'HOMÉOPATHE

28 septembre 2005

Vous m'imaginez soigner un infarctus avec des petites fleurs, une fracture avec de l'argile, et un choc infectieux avec des infusions ? Mais voilà, l'homéopathie ne s'applique pas à la médecine d'urgence. Maintenant, si elle convient à certains, cela les regarde ! Scientifiquement, l'eau et les molécules n'ont aucune mémoire... un peu comme la classe politique !

Le gouvernement pourrait avoir le prix de l'humour noir. Non pas pour sa « gestion » de la crise économique, l'involution sociale dont il est responsable et le manque d'humanisme que nous lui connaissons, mais pour ses contradictions. Le déremboursement des médicaments qui n'ont pas fourni « une preuve suffisante » de leur efficacité, alors que les produits homéopathiques sont toujours remboursés, en est un bel exemple. Non seulement le ministre de la Santé justifie la valeur de ces poudres de perlimpinpin homéopathiques qui n'ont jamais fait leurs preuves scientifiques, mais, en plus, il élimine des produits qui avaient un effet bénéfique, comme les veinotoniques (notamment pour les crises hémorroïdaires). Mais il ne faut pas faire de peine à Boiron, l'un des plus grands laboratoires pharmaceutiques de France, qui fabrique les produits homéopathiques pour dix millions de croyants. Ce serait mauvais pour la croissance.

On était de nuit, avec le docteur Staikowsky, urgentiste. Tout était calme. Soudain débarque un Irlandais, sorte de Brad Pitt, en sueur, n'arrivant plus à parler. Il était accompagné par une jeune femme qui nous dit : « Il est asthmatique. » Il faisait une crise suraiguë, d'une extrême gravité. Il était épuisé : la crise durait depuis trois jours, et sa copine avait remplacé son traitement contre l'asthme chronique par des concoctions homéopathiques, « car les médicaments rendent malade ».

Toute l'équipe s'y est mise et, en quelques minutes, il était intubé, sous respirateur et avec ce qu'il faut de médicaments-qui-rendent-malade pour lui éviter la mort. Mais ça n'a pas manqué, il a fait un arrêt cardiaque, puis un autre. Pendant deux heures, nous sommes allés le rechercher dans la mort. Le respirateur ne pouvait plus agir tellement ses poumons étaient atteints par la crise. Les aides-soignants, Patrick, Julien, Teddy, se relayaient pour le ventiler au ballon. Au bout de trois heures, et avec comme seule complication un emphysème sous-cutané, notre Irlandais était sauvé. Les deux équipes des urgences et de la réanimation n'étaient pas peu fières. En sortant, on avait tous le sourire, heureux de l'avoir tiré d'affaire. Sa compagne nous fusilla du regard et nous dit : « Vous allez le tuer avec vos médicaments ! »

Voir des malades atteints de cancer se faire mener en bateau par des charlatans qui les gavent de dilutions bidons, de traitements miracles auréolés de l'estampille « bon, utile et efficace car naturel », a de quoi rendre fou de rage. Ce n'est, ni plus ni moins, que de la médecine de Molière, l'humour en moins. À leur arrivée aux urgences, avec un corps qui n'est plus qu'une énorme métastase, on mesure combien les progrès dans les traitements du cancer ont été précieux et rigoureux, même s'il reste encore du chemin à parcourir.

L'autre jour, on a vu arriver une jeune dame en pleurs, avec son gamin dans la poussette. Son mari venait de mourir sur le trottoir d'en face. Ils sortaient de chez leur « médecin » naturopathe qui, à coups d'homéopathie, d'ondes machin et d'incantations, avait tenté de lui guérir son stress... qui était en fait un infarctus du myocarde. Cet homme n'a pas survécu, mais sa femme n'en voulait pas à son naturopathe pour cette mort douce... Paradoxe d'une époque partagée entre une médecine exigeante fondée sur les preuves scientifiques et qui croule de plus en plus sous les plaintes et les procès, et les « médecines douces », qui bénéficient non seulement de l'indulgence des malades en cas d'échec, mais en plus de l'aide financière des pouvoirs publics, qui, en contrepartie, laissent les hôpitaux exsangues.

Bien sûr qu'on consomme trop de médicaments en France. La récente campagne sur les antibiotiques a bien montré que leur prescription était exagérée. Mais ce n'est pas simple. La formation continue des médecins devrait être totalement dissociée des laboratoires pharmaceutiques, ce qui est loin d'être le cas. Il suffit d'assister à un congrès médical pour s'en convaincre. L'industrie pharmaceutique est très riche, presque autant que l'industrie automobile, et nous sommes en droit de nous demander si les autorisations de mise sur le marché de certains produits sont accordées en toute indépendance. Beaucoup de personnes âgées avalent plus de médicaments que de légumes. Toutes ces pilules sont-elles utiles ? Sans doute pas. Mais la règle devrait être la même pour tous les produits.

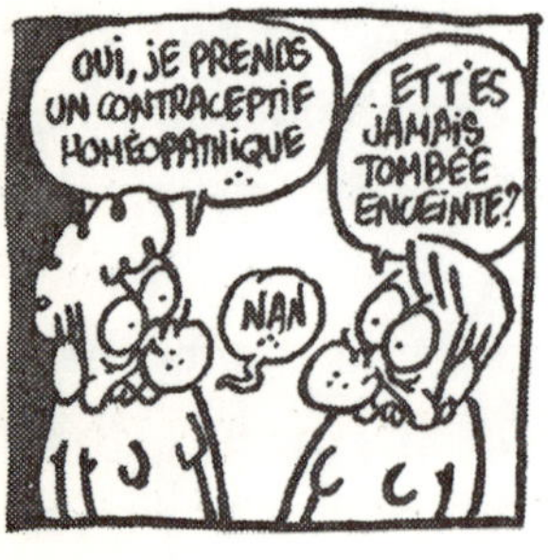
OUI, JE PRENDS UN CONTRACEPTIF HOMÉOPATHIQUE
ET T'ES JAMAIS TOMBÉE ENCEINTE?
NAN

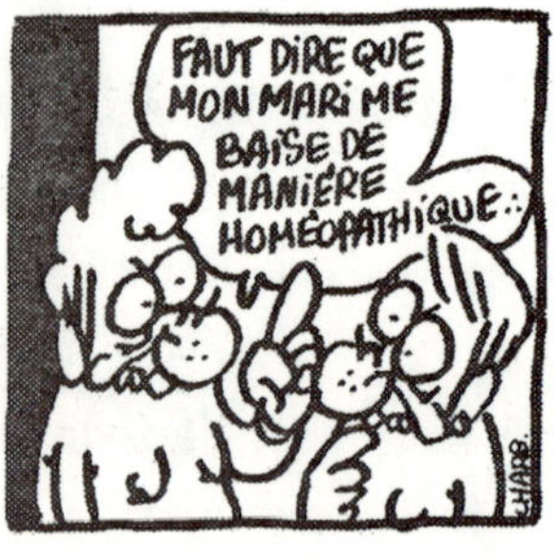
FAUT DIRE QUE MON MARI ME BAISE DE MANIÈRE HOMÉOPATHIQUE
CHARB.

TUER LE TEMPS

5 octobre 2005

Les faits divers n'ont rien de dérisoire par rapport à la couleur du slip des grands de ce monde. Les chiens écrasés, les petites brèves du Parisien, *de* Marianne, *d'*Ouest-France, *de* La Provence... *tout cela est une mine de réflexions. Je ne voulais pas qu'on oublie les deux mômes qui ont sauté d'un immeuble à l'automne 2005. Recommandation : ce texte est à lire en écoutant les chansons « Je n'y peux rien » et « Botzaris » de Mano Solo, extraites de son disque* Les Animals.

Comme l'a écrit Cavanna dans le numéro 691 de *Charlie Hebdo* : « Le premier qui dit "C'est la vie" : mon poing sur la gueule. » La mort par suicide ne supporte que le silence afin de tenter de comprendre et d'aider ceux qui restent. La mort par suicide ne supporte que le cri de rage et la colère devant ces chiffres : il y aurait deux millions de personnes souffrant de crise suicidaire et au moins deux mille morts par an ! Le suicide est la première cause de mortalité chez les vingt-cinq à trente-quatre ans, la deuxième chez les quinze à vingt-quatre ans, juste après les accidents de la route. La France est l'un des dix pays les plus touchés par ce drame. L'importance du suicide dans la mortalité prématurée a plus que doublé en vingt-cinq ans, selon les chiffres de l'Institut de veille sanitaire.

Aux urgences, on voit trois ou quatre personnes ayant tenté de se suicider par jour. On a parfois tendance à banaliser ce flot de désespérance et de solitude, tellement nous en accueillons. Il y a quelques années, on avait la possibilité de les hospitaliser, mais avec les fermetures de lits en psychiatrie, c'est devenu de plus en plus problématique. Les structures d'accueil se sont raréfiées. L'année dernière, on a même dû se battre pour que le centre médico-psychologique de la rue de la Roquette ne ferme pas, car c'est une alternative à l'hospitalisation, qui permet aux malades d'être très bien suivis. Bien sûr, il y a peu de problèmes pour ceux qui ont leurs « entrées ». Mais pour les autres, c'est de plus en plus difficile.

Géraldine a dix-sept ans. Son père s'affole, car il n'arrive pas à joindre son ex, la mère de la petite. Ses parents se sont séparés, elle ne l'a pas bien vécu : elle a cru que c'était de sa faute, alors elle a avalé la moitié de l'armoire à pharmacie. Comme elle ne répondait pas au téléphone, son père est allé au domicile et l'a retrouvée par terre dans la cuisine, une poupée dans les bras. Heureusement, ses jours ne sont plus en danger.

Le malade suivant arrive avec le SAMU. Chez lui, les collègues ont retrouvé des paquets d'ordonnances pour des antidépresseurs prescrits par plein de médecins différents. Mais pas un seul psychiatre... Sur la table, une feuille de cahier d'écolier : « Dites à papa et maman que je les aime, mais j'y arrive pas, tout est trop dur. » Plus tard, on apprendra que sa copine venait de le plaquer pour son meilleur pote.

Dans ces deux cas, on n'a eu aucun problème pour les garder et les hospitaliser. Probablement s'en sont-ils sortis. On en voit trop pour s'informer de leur devenir, on n'a plus le temps...

Le jeune Martin, lui, n'y est pas allé par quatre chemins : il n'a pas réussi son examen, alors il a tenté de se pendre. À vingt ans, il s'est isolé jusqu'à tomber dans une spirale infernale de tristesse et de désespoir, sans personne pour le rattraper. Son histoire a mal fini. Comme tant d'autres.

Bon, je casse l'ambiance, mais j'assume. Ces trois histoires représentent à elles seules 70 % des raisons qui poussent les jeunes au suicide : les conflits familiaux, les échecs scolaires et les ruptures sentimentales. Aucune catégorie socio-économique n'est épargnée. Il n'y a pas de certitude quant aux raisons qui font que le suicide augmente dans notre pays. Est-ce dû à un problème de civilisation, à une fracture entre des technologies ultramodernes et des mentalités de l'âge de pierre ? À une absence totale de dessein politique ? À une œuvre civilisatrice qui s'arrête au CAC 40 ? À un manque d'insertion des jeunes – et de toutes les catégories les plus faibles ? Personne ne peut être certain de ne pas être, demain, désespéré...

Le Québec est lui aussi frappé massivement par le suicide chez les jeunes. Une campagne a été lancée : « Jeune, nous avons besoin de ton savoir. » L'initiative semble intéressante, car elle montre combien il est important de ne pas réduire les jeunes à de simples étudiants ou écoliers. On a voulu les impliquer dans la société.

Comment lutter contre le fléau du suicide, qui est une faillite collective avant d'être un échec individuel ? N'y a-t-il pas un dénominateur commun aux ratés de notre civilisation : l'intégration des jeunes, des vieux, des étrangers... ?

Hier, je pensais à ces deux adolescentes de quatorze ans qui ont sauté du haut de leur immeuble. Il s'agit de ne pas les oublier.

UN FIGAROTHON POUR L'AME

12 octobre 2005

Vive l'Europe et la fin des frontières ! Un jour, ce sera le tour de l'Afrique. En attendant la question de l'immigration doit être totalement assumée d'un point de vue positif. Y compris pour la santé des migrants. Soyons tous Voltaire !

Samedi soir dernier, Médecins sans frontières, seule ONG sur place, a révélé que cinq cents migrants subsahariens avaient été retrouvés dans le Sahara, le long de la frontière entre le Maroc et l'Algérie, dans un état de santé inquiétant. D'autres avaient été expulsés par avion de l'enclave espagnole de Melilla après des affrontements très violents, parfois mortels, entre policiers et migrants qui tentaient de passer la frontière. Indifférence quasi générale, pas de protestation de la France ni de l'Europe. Le président de la République parlait, après le tsunami de décembre 2004, de la « nécessité de créer une force d'intervention humanitaire d'urgence ». Depuis, plus rien.

Il y a les bonnes causes humanitaires, et les autres. Deux faits, l'été dernier : des incendies dans des logements insalubres, qui ont entraîné la mort de femmes, d'hommes et d'enfants, et, parallèlement, la remise en cause de l'aide médicale d'État (AME), dont bénéficient cent soixante mille personnes, dont trente mille enfants. À mesure que la misère grandit, la stratégie qui se développe dans notre pays contre les étrangers se durcit, et s'éloigne de plus en plus de la fraternité, de l'égalité et de la liberté.

Lorsque arrive un malade aux urgences, qu'il soit riche ou pauvre, quel que soit son pays d'origine, quelle que soit sa croyance, on le prend en charge – comme, je l'espère, c'est encore le cas dans toutes les structures de soins. C'est un malade, point final. Ce n'est pas aux soignants de résoudre des siècles d'incohérence politique avec les pays dont sont originaires les gens qui viennent les voir.

L'autre nuit, nous avions de nombreux malades issus de l'immigration, de tous les âges, de toutes les cultures. Tous vraiment malades. En même temps arrive un couple de Californiens, victime d'une intoxication alimentaire. D'emblée, ils voulaient nous donner leur carte de crédit et leur certificat d'assurance. On leur a dit qu'on allait d'abord les soigner. Ils ont été très surpris et très heureux de cet accueil. Ils nous ont alors expliqué que, chez eux, à l'arrivée aux urgences, l'ordre est différent : on voit en premier lieu un policier, puis on paye, puis on est soigné. Et si nous allions vers ce système ? Je sais que beaucoup de soignants le souhaitent, mais ils se trompent, car l'accès aux soins est un élément fondamental de notre civilisation.

Parfois, on en voit arriver, comme cette femme avec son enfant, directement de Tchétchénie. Varicelle pour le petit et pneumopathie pour elle. Que devrions-nous faire ? Les reconduire à leurs bourreaux ? Pas d'argent, pas de soins ? On les a soignés, et on a donné des jouets (ramenés par le personnel) au gosse...

De plus en plus d'étrangers ne veulent plus nous dire qui ils sont ou ce qu'ils font, de peur d'être expulsés. L'argument qui consiste à dire qu'« ils viennent se faire soigner gratuitement en France » est nul. Les soigner, c'est aussi nous soigner nous-mêmes. L'autre jour, nous avons reçu trois Maliens porteurs de la tuberculose. On a réussi à les faire venir de leur foyer pour les traiter, car ils se contaminaient les uns les autres. Sans l'AME, cela aurait été impossible : ils n'auraient pas pu acheter le traitement. Cela nous coûte cher ? Faux. Cela évite une diffusion de la maladie. Il en va de même pour les vaccinations, qui nous permettent d'avoir une prévention efficace, notamment chez les enfants. Sans l'AME, pas de prévention. La réforme va jusqu'à demander des papiers à des personnes qui n'en ont pas !

La charité bien-pensante qui dégouline dans les émissions de luxe permet de se donner bonne conscience et d'avoir une classe politique avec un poil bien soyeux. Progressivement, l'hôpital s'oriente vers la charité et néglige son devoir de service public universel. Vous avez raison, je vais copier cent fois que je dois m'intéresser au golf, à mes vacances, au beurre, à l'argent du beurre et au cul de la crémière. Et m'abonner au *Figaro*, dont la nouvelle campagne de pub est sans ambiguïté : « S'ouvrir, c'est partager, comprendre, respecter, rassembler. » Elle est pas belle et drôle, la Vie ?

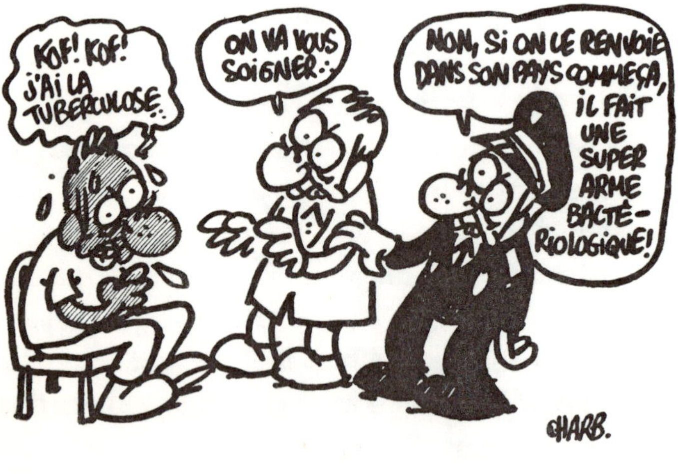

KOF! KOF! J'AI LA TUBERCULOSE
ON VA VOUS SOIGNER...
NON, SI ON LE RENVOIE DANS SON PAYS COMME ÇA, IL FAIT UNE SUPER ARME BACTÉRIOLOGIQUE!
CHARB.

MARCHE POUR L'HÔPITAL OU CRÈVE À SA PORTE...

19 octobre 2005

Ce n'est pas simple de faire passer des messages syndicaux en France. La simplicité intellectuelle veut que le syndicalisme soit conservateur, les syndicats, des appendices des partis politiques. La démocratie sociale mérite d'exister. Une manifestation est un acte citoyen d'engagement. Les hôpitaux publics ont besoin de sentir la solidarité de la nation.

Jeudi 20 octobre, nous serons quelques-uns dans la rue, derrière des banderoles, pour défendre les hôpitaux publics. Mais la manif est-elle encore valable à l'heure d'Internet ? « La démission ne triomphera pas ! » répondait un éditorialiste dans *Marianne* face à l'état d'esprit actuel de notre pays.

L'autre jour, des avions sont partis pour le Pakistan. Générosité de notre Histoire et de nos valeurs, paradoxale si l'on pense à la liquidation progressive du service public hospitalier. Ce même jour, nous avions aux urgences une Pakistanaise, malade, sans couverture sociale ni papiers, et aucun service de cancérologie pour l'accepter. Ce jour-là, on manquait de brancards pour simplement allonger les malades qui arrivaient avec les pompiers, les blocs d'orthopédie étaient fermés en raison d'une inondation depuis cinq jours, des dizaines de lits étaient fermés dans cet hôpital universitaire de Paris qui n'a pas les moyens de recruter du personnel. Parfois il est plus facile de voir la lointaine misère que de regarder la pauvreté qui frappe à sa porte.

L’hôpital-entreprise si cher au gouvernement est en marche. Les trois quarts des hôpitaux sont surendettés, et procèdent aux reports de charges d’une année sur l’autre pour tenir. La casse du service hospitalier public est sur une autoroute, elle aussi bientôt privatisée. Un simple exemple : la tarification à l’activité, moyen pour les hôpitaux d’avoir leur budget. Il est facile de comprendre que les hôpitaux et les cliniques vont aller vers le plus rentable pour eux. Et la culture hospitalière, humaniste, en est réduite aux seuls objectifs comptables, à une sélection des malades. Récemment, lorsque nous voulions transférer un malade par manque de place en clinique, on nous demandait s’il avait la « Sécu », puis ce fut : « Et une complémentaire ? » et maintenant : « C’est pour quoi ? parce que nous ne faisons que telle opération »... La médecine à deux vitesses est passée en boîte automatique, avec tout un panel de sélections des malades. À droite comme à gauche, le pragmatisme politique a démantelé le service public hospitalier et ses missions. L’autre jour, mon pote professeur de chirurgie orthopédique me disait qu’il avait cinq personnes à opérer afin de mettre des prothèses de hanche, mais seulement deux prothèses en réserve. À quand le tirage au sort ?

Le manque de personnel rend de plus en plus difficile la qualité des soins. D’ailleurs, « qualité des soins » ne figure plus dans le vocabulaire du ministre de la Santé.

Enfin, les jeunes étudiants en médecine ignorent que le statut de praticien hospitalier (en quelque sorte le statut de CDI des médecins des hôpitaux publics) est en train d’être dézingué par des syndicats de médecins hospitaliers proches des idées du gouvernement. Aucun dialogue social, on choisit ses interlocuteurs d’avance acquis à la cause de l’hôpital-entreprise ! Dans une étude réalisée par le docteur Potencier (Syndicat des psychiatres des hôpitaux), on apprend que, sur une carrière de trente-cinq ans, le médecin hospitalier a perdu 30 % de pouvoir d'achat entre 1971 et 2005. Vous pouvez aussi faire la différence entre un hôpital public et une clinique privée en regardant la gueule des voitures sur le parking. Odile Pichon, journaliste brillante au *Parisien*, a bien décrit, dans l'édition du 11 octobre 2005, tous les systèmes de financements parallèles ou les dépassements d'honoraires médicaux qui se mettent en place. L'autre jour, nous avons reçu une dame qui nous demandait d'appeler son docteur d'un grand hôpital parisien pour y être admise. « Et dites-lui que j'ai son enveloppe ! » Triste réalité...

Mais tout le système n'est pas pourri. La grande majorité des soignants est honnête. Seulement, rien n'est plus fait pour les valoriser. De même pour le médecin généraliste, les simples praticiens des hôpitaux, les métiers avec des contraintes liées à la permanence des soins, les hôpitaux où il est de plus en plus compliqué et difficile de travailler.

Alors ne soyons pas un banc de poissons, comme l'écrivait récemment Val. Allons marcher, à contre-courant, et si vous êtes dans le coin, passez donc nous voir, cette marche ouverte à tout le monde est bonne pour la santé !

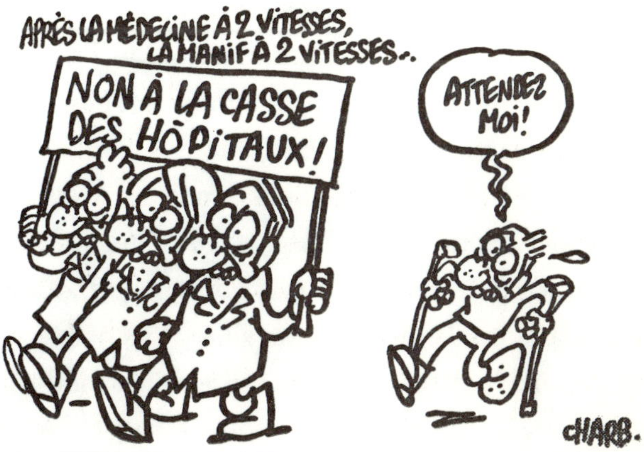
APRÈS LA MÉDECINE À 2 VITESSES, LA MANIF À 2 VITESSES...
NON À LA CASSE DES HÔPITAUX !
ATTENDEZ MOI !
CHARB.

CANDIDE, LE PROFESSEUR PANGLOSS ET LA GRIPPE AVIAIRE

26 octobre 2005

Personne ne sait comment évoluera le risque de grippe aviaire. Deux ans après cette chronique, des foyers apparaissent, touchant bien souvent soit des élevages rudimentaires, soit des élevages industriels. En tout cas, en cas de crise, une chose est sûre : les hôpitaux seront en première ligne, comme pour toutes les catastrophes qui découleront du réchauffement climatique.

Une grosse et charmante dame arrive aux urgences : « Je vous dis que j'ai les chymptômes de la grippe ahiere ! » Quelques instants plus tard, un homme plutôt teigneux réclamait son ordonnance pour avoir du « Tamifou ». Sans oublier quelques coups de téléphone : « J'ai des pigeons sur mon balcon... » On les attendait : les voilà ! La psychose collective a commencé. Pour l'instant, la grippe aviaire est contagieuse par l'abus des médias. Mais comment pourrait-il en être autrement ? Du matin au soir, vous n'échappez pas au professeur Pangloss, qui, à l'aide d'hypothèses signifiant souvent tout et son contraire, vous explique qu'il y aura des milliers de morts. La peur fait vendre.

Pourtant, c'est la première fois qu'une épizootie naissante, à échelle internationale, est tant surveillée. Les organisations scientifiques, les virologues fondamentalistes, les médecins de santé publique, les vétérinaires, les centres de surveillance travaillent d'arrache-pied sur la question. Nous ne sommes plus à l'époque de la grippe de 1918, quand toute cette science n'existait pas. C'est triste à écrire, mais il a fallu l'épidémie de sida des années 1980 pour accélérer le développement de la science et augmenter nos connaissances en matière de virus et de santé publique. Mais peut-on pour autant faire confiance aux autorités – au professeur Pangloss – pour nous informer avec transparence, y compris lorsque cela signifie « je ne sais pas, mais je travaille. Je vous le dis, s'il y a un problème » ?

Au final, on se retrouve avec d'un côté Candide, et de l'autre le professeur Pangloss. Qui croire ? À une autre époque, le professeur Pangloss disait que le nuage de Tchernobyl s'était arrêté à la frontière. Candide a eu des doutes, mais il l'a cru. Des années après, les cancers ont augmenté, des associations ont démontré que la France avait bien été atteinte par les irradiations. Candide pensait que le Centre national de transfusion sanguine ne faisait travailler que des scientifiques, avec une éthique de scientifique. Le professeur Pangloss en était sûr et certain. Tout allait bien. Et patatras ! Cunégonde et son frère sont morts du sida, et tout un bel aréopage médical a fini en prison. Le promédical a fini en prison. Le professeur Pangloss s'était encore trompé. Pareil pour l'épidémie de la vache folle : qui aurait pu croire un instant que l'homme allait donner à bouffer à ces pauvres bêtes de la viande en poudre dans des camps de concentration animaliers ? En 2003, Candide croyait que les personnes âgées, les plus faibles, seraient protégées de la chaleur, que le soleil ne pouvait plus tuer, ou que les hôpitaux avaient les moyens de répondre à une canicule. Le professeur Pangloss, décontracté, en vacances, expliquait alors que tout allait bien, qu'un fou racontait n'importe quoi, que ceux qui mouraient devaient mourir. Il se trompait encore, trompait définitivement.

Candide, deux siècles après, a un doute sur la véritable valeur du professeur Pangloss. Il ne le croit plus trop, l'angoisse le submerge après tant d'années de tromperies et de coups médiatiques.

On me demande souvent si l'on est prêt à une catastrophe qui ferait que des milliers de personnes atteintes de grippe aviaire viendraient dans les hôpitaux. Au quotidien, on ne s'en sort déjà pas. Comment voudriez-vous qu'on y arrive, même avec seulement cent malades de plus par jour et par service ? Sans compter que, si l'épidémie survenait, les premiers morts seraient sans doute parmi le personnel de santé. Vous me direz : « Pour l'instant, l'épidémie n'est pas là, vous pourriez vous préparer ! » Mais le professeur Pangloss dit que « tout va bien dans les hôpitaux, parce qu'on a des masques et des médicaments ». Alors, silence dans les rangs ! Le professeur Pangloss a parlé, et c'est lui qui fait autorité. Allez, Candide, je t'offre un café ! Tu me parleras de Voltaire, qui ferait bien de revenir.

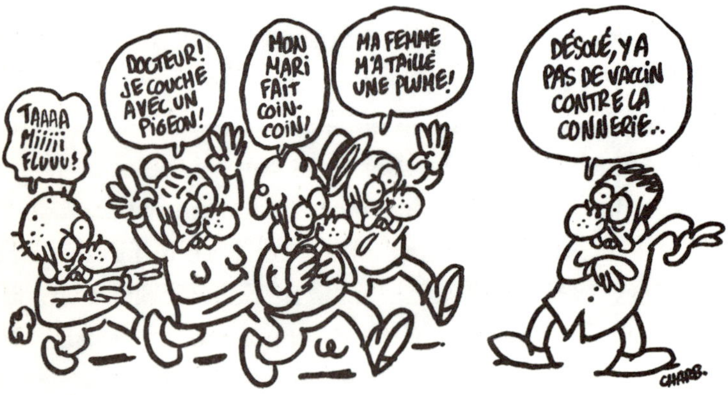
TAAAA Miiiii FLUUU!
DOCTEUR! JE COUCHE AVEC UN PIGEON!
MON MARI FAIT COIN-COIN!
MA FEMME M'A TAILLÉ UNE PLUME!
DÉSOLÉ, Y A PAS DE VACCIN CONTRE LA CONNERIE...
CHARB.

DOCTEUR, J'AI PEUR...

2 novembre 2005

C'est la chronique d'un numéro spécial sur la peur. À cette date, cela faisait pile un an que j'y écrivais. Et il ne faut pas avoir peur d'écrire !

Peur et douleur. Laquelle des deux précède l'autre ? Ce sont les deux raisons principales qui font qu'on se précipite aux urgences. Amis lecteurs, de quoi avez-vous peur ? Connaissez-vous toutes vos peurs ? Chaque individu a les siennes : l'avion, les araignées, les serpents, la foule, la solitude, les grands espaces, la police, les voleurs... On peut dans un second temps parler psychanalyse, mais en attendant, ce qu'on entend, c'est : « J'ai peur, j'ai mal, ça urge ! » Il faut aller vite pour combattre la frayeur et la souffrance.

Au petit matin, le commerçant du coin de la rue arrive comme chaque jour pour ouvrir sa boutique, et v'lan, le revolver sous le nez et les coups au visage. « J'ai eu la trouille », répétait-il sans cesse. La prise en charge commence toujours par écouter et laisser pleurer et, surtout, ne pas laisser la personne seule. Un jour, nous avons reçu les huit victimes d'une prise d'otages : il y a ceux qui hurlent, ceux qui gardent le silence. Une femme ne parlait plus parce qu'elle avait été dans le wagon où la bombe avait sauté lors des attentats de 1995. Il a fallu six mois pour la guérir.

Les enfants sont terriblement attentifs. Par exemple, il est important de leur dire que le bras cassé ne tombera pas, de leur expliquer qui nous sommes, ce qu'on va faire.

Souvent, la douleur arrive avant la peur. Tout le monde a entendu parler de la douleur thoracique de l'infarctus du myocarde. Donc, très vite, l'inquiétude suit : « C'est grave ? » La douleur entraîne la peur de découvrir son corps malade. Le malade n'est plus imaginaire... Chez les patients atteints de maladies chroniques ou du cancer, la peur d'une guérison impossible ou d'une rechute est bien sûr extrêmement fréquente. À l'inverse, il nous arrive de découvrir aux urgences des pathologies effroyables de cancer, tellement ils sont évolués. Comme ce patron qui avait « mal depuis des jours », mais n'avait « pas le temps » : il est reparti tranquillement, après que nous lui avons dit ce qu'il avait. « J'ai pas peur », a-t-il répondu.

Les peurs des victimes de viol sont terribles à prendre en charge. C'est un désastre humain. On ne dira jamais assez que le viol est un crime et que la prise en charge des victimes, qu'elle soit médicale, psychologique ou juridique, est d'une urgence absolue. Pour, justement, calmer leur peur et amoindrir leur douleur.

L'autre nuit, un de nos clochards habituels est venu se réfugier aux urgences en nous disant : « J'ai peur, ils sont tous saouls, dehors... » La vie sans domicile est une vie de peur. Les assistantes sociales du service les aident le plus possible, mais il y a de moins en moins d'hébergements d'urgence, notamment pour les femmes et les enfants. La pauvreté est une angoisse douloureuse qui fait ressortir toutes les incertitudes de la vie. L'autre jour, nous avons reçu un homme de trente ans qui a tout perdu en six mois : sa femme, son travail, sa maison... On a parlé avec lui : « Je ne croyais pas tomber comme ça, aussi vite... » Je ne peux pas oublier non plus la peur qu'ont les handicapés de vivre dans une société qui les a trop souvent oubliés.

Et les peurs des soignants ? Oui, on a peur. Je me souviens d'avoir arrêté mon travail en véhicule du SAMU après une mort subite d'un enfant : je me suis retrouvé, entouré des parents hurlant, de toutes les équipes médicales, des pompiers, de tous ces yeux en pleurs au-dessus d'un petit cadavre... Oui, on a la trouille de « passer à côté » d'une pathologie, d'être trop fatigué et de banaliser un acte ou un diagnostic. Seulement, devenir professionnel, c'est justement essayer de contenir, sinon de vaincre, sa peur, surtout en médecine d'urgences. Pendant une réanimation, par exemple, où, en tentant de sortir une personne de la mort, on se confronte à l'idée de sa propre mort.

Le moment où l'on sait qu'on va mourir, voilà le summum de la peur, l'angoisse qui supplante toutes les autres. Il m'est arrivé plus d'une fois de parler à des personnes qui s'en sont allées dans les instants qui ont suivi. Savez-vous de quoi ils parlent, tous, sans exception ? Jamais de leur argent, ni de leurs biens matériels, ni de leur équipe de foot favorite, ni de leur dieu, ni de leur maître. Ils parlent de leurs amis, de leur famille, de leurs enfants, et d'amour. Sans doute la seule arme contre la peur...

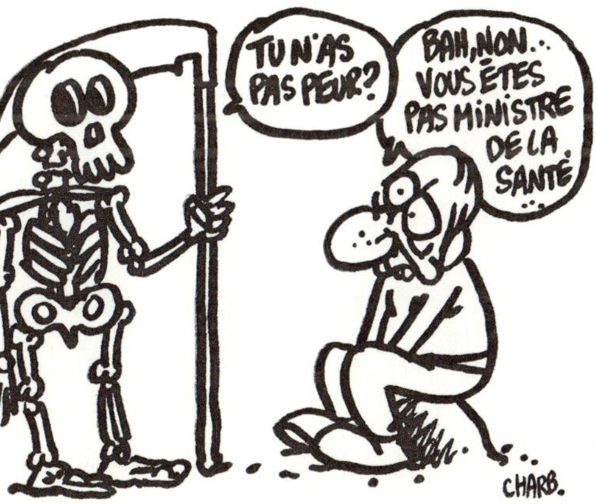
TU N'AS PAS PEUR?
BAH, NON... VOUS ÊTES PAS MINISTRE DE LA SANTÉ...
CHARB.

TA MÈRE AUX URGENCES

9 novembre 2005

Qui a commencé ? Les feuilletons made in USA ou l'architecture et les conditions sociales de notre pays ? Comment occuper un peuple qui n'a plus de travail et qui regarde à la télévision un monde idéal de richesse et de facilité ? Les phénomènes de bande font désormais partie de la société : ne nous décourageons pas, continuons à nous battre pour les valeurs de la République.

Ils sont tous arrivés en scooter, on se serait cru dans une version moderne d'*Easy Rider*. En une fraction de seconde, la vingtaine de personnages, tout droit sortis d'un mauvais feuilleton américain, s'était dispersée dans le service des urgences, comme une escouade de militaires. Certains inspectaient les sorties, d'autres surveillaient les infirmières, d'autres encore vérifiaient l'absence de policiers. L'un d'eux avait une balle dans l'épaule. Les infirmières avaient beau hurler « N'entrez pas, laissez les malades ! », le dialogue était impossible : « Tu me respectes ! » – « Mais, monsieur, que voulez-vous ? » La terreur paralysait les malades en salle d'attente et les familles qui les accompagnaient. Les soignants, qui ne sont pas là pour se faire casser la gueule, ne savaient plus comment faire.

On prend en charge le blessé et on repère rapidement la balle de gros calibre. Questions usuelles : où, quand, comment, pourquoi ? « Sais pas. » Qu'importe, il faut opérer d'urgence. Deux heures après, on s'aperçoit qu'il nous a donné une fausse identité (ce qui peut être dramatique pour les déterminations de groupe sanguin). Lorsque ses parents, d'origine algérienne, sont arrivés, très inquiets, gênés, très gentils, nous les avons rassurés sur l'état de leur enfant. Ils ne le comprenaient plus : « Il a seize ans, ne va plus à l'école, nous insulte, on ne peut rien faire, rien lui dire, on a tout fait pour lui... » Rupture banale entre un ado et ses parents...

Sauf que là, le jeune avait carrément les deux pieds dans une bande de caïds. La mère s'est mise face à la bande de costauds et leur a parlé de responsabilité, de l'image qu'ils donnaient, de non-violence et de la République... Ils riaient en disant : « C'est une femme »... Ce sont les lumières bleues des gyrophares qui arrivaient qui les ont fait fuir comme une nuée de pigeons. Notre blessé devint tout gentil, presque comme un enfant, avant d'entrer au bloc. Son père l'a engueulé, sa mère pleurait. On a bu du thé avec eux, plus tard dans la nuit, pour parler de leur « cité », comme si elle était déjà une ville dans la ville... À l'office, les infirmières de cette équipe de nuit étaient terrorisées. Depuis, elles ont toutes quitté le métier. C'était il y a cinq ans.

Un dimanche après-midi de l'année dernière, cinq gaillards entrent dans les urgences en portant un gars qui faisait une hémorragie et hurlait de douleur. Cela ne faisait aucun doute : une balle dans le genou. Ses copains parlaient d'aller le venger. Ils occupaient tout l'espace et criaient dans un langage quasi incompréhensible en faisant de grands gestes. Les petites vieilles qui attendaient avec eux en salle d'attente étaient tétanisées. L'infirmière les regardait et ne disait rien, alors qu'ils la traitaient « d'pute pas'que t'es blond' »... Ils devaient porter en fringues et en bijoux voyants l'équivalent de son salaire annuel. Ils sont repartis au bout d'une demi-heure dans une grosse et belle voiture aux vitres sombres. Le blessé a dû subir une pose de prothèse totale du genou.

« Au moins, ils ne nous ont pas fait de mal, ceux-là », a dit un des aides-soignants en les voyant partir. Plus tard, le blessé confiera à l'un d'eux – parce que « t'es black, donc t'es mon cousin » – que c'était un règlement de comptes pour le contrôle d'un territoire de deal de crack. Toute la journée, j'ai tremblé comme une feuille. On a travaillé avec la trouille qu'ils reviennent. Une infirmière s'est mise en arrêt de maladie et n'est jamais revenue bosser.

En 1995, alors que j'étais encore interne, on discutait souvent avec mon pote le docteur Snoey, urgentiste américain de passage à Paris. Il nous expliquait la violence, les bandes, les blessés par balles qui arrivaient chaque jour aux urgences de son hôpital de San Francisco. On écoutait en lui disant : « Pas possible chez nous ! » Pourtant, peu à peu, toutes les personnes qui travaillaient dans les services d'urgences au contact de ces quartiers, de ces ghettos, de ces bandes, ont lancé des signaux d'alerte. Ils savaient de quoi ils parlaient, puisque pour beaucoup d'entre eux ils en étaient issus. Mais rien n'y a fait. Une dégradation inéluctable s'est produite, avec la violence comme langage, la force comme justice et le fric comme valeur. Et, comble de tout, la religion par-dessus ! Les politiques et les fonctionnaires n'ont rien vu venir.

Que ce soit aux urgences de Corbeil, d'Argenteuil, de Bobigny, des quartiers nord de Marseille, de Toulon, progressivement, les descentes de bandes, les insultes, les agressions, les plaies par balles se sont généralisées, puis banalisées. Avec, pour aggraver un peu plus la situation, la saine gestion libérale de la santé publique, qui fait que les services d'urgences de ces quartiers n'ont pas les moyens humains et matériels suffisants pour accomplir leur mission.

DÉSINTÉGRATIONS

16 novembre 2005

Les médecins « étrangers » portent parfois plus haut les valeurs de la République et de la médecine que certains Français. Mais voilà un paradoxe de plus de l'intégration : même les bons, nous ne voulons pas les garder. Il faut une furieuse évolution du monde médical.

Cela fait des années que cela dure. Des années que, dans notre pays, on parle d'intégration et que, sous nos yeux, l'un des plus beaux exemples d'intégration est en crise : les médecins à diplômes étrangers dans les hôpitaux publics.

C'est simple, on leur colle tous les boulots difficiles, ceux qui comportent une contrainte liée au temps (les urgences, la réanimation, certaines chirurgies) ou à un labeur considéré, à tort, comme peu prestigieux (la médecine du travail, la médecine nucléaire, les dentistes hospitaliers). Sans que, bien sûr, s'applique la règle républicaine : à compétence égale, salaire égal. Ils sont au cœur de tous les conflits que beaucoup de syndicats de médecins de chez nous approuvent côté rue et refusent de défendre dans les salons des ministères...

Le docteur Skandre Lazouze parle cinq langues, va régulièrement à Houston, Texas, pour bosser sur la dépression, car ils apprécient ses compétences en psychiatrie. Il a tiré d'affaire bien des désespérés et autres délirants avec un talent et une rigueur exemplaires. Mais il est tunisien. Alors, on ne lui propose depuis cinq ans qu'un statut renouvelé tous les six mois. Pourtant, il paraît que nous manquons de psychiatres, en France... Ajoutons que les psychiatres avec des diplômes étrangers font plus de gardes de nuit que les autres – parfois même gratuitement, car il arrive que ce soit le médecin titulaire qui demande à se faire payer à leur place ! Le docteur S. Lazouze aimerait bien bosser avec nous. Mais, confronté à la situation, il parle de quitter la France...

Le docteur S. K. (anonymat de rigueur par les temps qui courent) est chirurgienne, compétente et humaniste. Elle a fui l'Algérie. Comme on manque de chirurgiens en France, elle y a cru. Mais, une fois arrivée, on lui a dit : « Il n'y a pas de place pour vous, car vous venez d'Algérie »... Alors elle a tout recommencé pour devenir urgentiste. Elle veut passer le concours pour devenir titulaire dans nos hôpitaux publics. Depuis trois ans, certains membres du jury se lâchent : « Retournez bosser dans votre pays. » « Les médecins étrangers ne sont pas bien formés »...

Quant au docteur Taleb Bourras, radiologue, algérien, il reçoit régulièrement des lettres de son chef de service lui demandant de démissionner ! De ses quinze ans en France, il a passé la moitié en gardes, à l'hôpital. Le chantage était clair : « Vous faites ces gardes ou vous êtes viré. » Et pour la moitié du salaire perçu par ses collègues, enfants de Voltaire et d'Hugo. Le traitement des médecins étrangers hors communauté européenne est inférieur, jusqu'à 50 % selon les statuts, et l'indemnité de nuit pour les médecins étrangers est de 238 euros, contre 450 euros pour les autres...

Le docteur Florain Casacu, roumain, était mon pote. Il était attaché de chirurgie, complètement exploité depuis des années, mais toujours là, une nuit sur deux, avec sa tête de Gainsbourg. Pour aider sa femme et son gosse, et avec l'aide de l'administration, on a fait croire qu'il bossait, même la veille de sa mort. Car il avait un salaire de moins de dix mille francs par mois. C'était l'époque des conflits en Roumanie, il m'expliquait combien la France représentait la tolérance, l'ouverture d'esprit, les Droits de l'homme. Et combien il était heureux d'y vivre et d'y avoir donné naissance à son enfant...

Le docteur Mohamed Ettari, d'origine marocaine, urgentiste et, en plus, syndicaliste – cumul des peines ! Depuis trois ans, son poste de titulaire est bloqué alors qu'il a eu le concours. Son chef de service de Cognac a même tenté de lui mettre sur le dos des fautes professionnelles montées de toutes pièces – toutes les accusations ont été abandonnées après enquête du ministère. Il est le parfait exemple de l'expression du petit racisme ordinaire qui sévit à l'hôpital. Mohamed va quitter cet hosto pour aller à Parthenay. Mais que de bâtons dans les roues, de coups sur le moral et sur les principes de la République ! Même le directeur des hôpitaux n'en revient pas...

L'hôpital, par manque de moyens, fait ce qui l'arrange afin de grappiller quelques économies, au mépris des femmes et des hommes qui y travaillent. Sur le terrain, de nouvelles formes de ségrégation se sont mises en place. Comme pour les grandes écoles ou la prétendue haute administration, le monde hospitalier s'est refermé sur une petite élite, en favorisant, comme par hasard, l'idéologie financière libérale. Il suffit de compter le nombre de membres de l'Académie de médecine qui sont d'origine étrangère ou de sexe féminin... D'ailleurs, vous-même, Français « de souche », êtes-vous aussi sûr que ça de pouvoir échapper à l'arbitraire qui s'est développé dans notre pays ?

L'ÉGALITÉ EN COMA DÉPASSÉ

23 novembre 2005

Pardon d'être un peu catégoriel mais, au-delà du simple drame que représente la réforme du statut du médecin praticien hospitalier vers un statut précaire qui se base sur la productivité de soins, il faut bien comprendre que les conséquences seront dramatiques pour les hôpitaux et les malades.

Pendant que le gouvernement déclenche des émeutes et occupe le bon peuple avec du pain, des jeux et de la haine, les démantèlements continuent, à commencer par celui de l'hôpital. La mesure annoncée paraît innocente. Elle concerne le statut de médecin praticien hospitalier. Pour acquérir ce statut, il faut passer un concours, comme c'est le cas dans toute la fonction publique. Et, comme pour tout concours ou examen, l'égalité est de mise, aucune ségrégation n'est tolérée, le savoir doit être le seul critère. En principe.

Mais le monde médical se fout des principes. Au lieu de réformer en profondeur les études de médecine et le lien entre l'hôpital et l'Université, on vient de supprimer les épreuves écrites de ce concours. L'écrit, c'est l'anonymat, donc l'égalité. Dans un concours, les épreuves écrites sont les seules où, en théorie, ne peut s'exercer aucune ségrégation. Les supprimer, c'est supprimer la garantie de l'impartialité du jury, composé de médecins et de professeurs.

À l'oral du concours, l'an passé, une candidate d'origine ivoirienne née en France, ayant toujours vécu sur notre territoire, donc française, ne s'est vu poser que des questions sur ses origines. Recalée.

Sans parler du sexisme, car, pour certains, la féminisation serait un problème en médecine. C'est que les femmes « vont faire des enfants », « ne veulent pas travailler comme des hommes »... De solides arguments au lait cru, qui laissent à penser que le monde médical aimerait retourner au bon vieux temps du *Voyage au bout de la nuit* de Céline. Ainsi, des femmes médecins qui avaient réussi les épreuves écrites se sont vues harcelées à l'oral : « S'il n'y a pas de poste prévu pour vous, ça sert à rien de rester à l'hôpital »... La collègue est repartie les larmes aux yeux. Une autre a raté son concours, car, « à trente-cinq ans, demander un poste de praticien hospitalier, mais vous êtes inconsciente, madame » ! Seul l'anonymat de l'écrit permet d'éviter cette ségrégation rampante où les jeunes le sont trop et les vieux inutiles.

On a vu aussi se développer le régionalisme. Même cas de figure, l'écrit est parfait, et à l'oral : « Mais vous êtes de la faculté de Lille, s'étouffe un prestigieux professeur, y en a marre de voir toujours des postes dans le Nord et rien dans ma région ! » Le candidat a été recalé et a renoncé à travailler dans le service public. Ces mêmes professeurs déploreront ensuite la désaffection des médecins pour l'hôpital...

La copie écrite anonyme garantit aussi l'ouverture d'un statut aux médecins handicapés. Un de nos collègues de Bordeaux a réussi le concours. Brillant à l'écrit, inutile de vous dire qu'à l'oral les chuchotements des – pourtant – médecins du jury en disaient long. Il a fallu se battre et provoquer l'intervention du directeur des hôpitaux et du ministre pour obtenir sa titularisation car personne ne voulait de lui en raison de son handicap.

La suppression des épreuves écrites va permettre d'établir un oral exclusivement inquisiteur et, donc, va décourager de plus en plus de médecins, qui déserteront l'hôpital. Ne trouvant pas de médecins, il sera alors facile de fermer encore plus de services, encore plus d'hôpitaux de proximité ou de petits établissements « non rentables ». D'ici à ce qu'on instaure des épreuves sportives...

Voilà, parmi d'autres, l'un des dégâts survenus au cours de ces émeutes. La télé n'en a pas parlé. Pas plus qu'elle n'a parlé des étudiants en médecine qui vont voir leur future retraite baisser de 40 % au 1er janvier 2006, ni de l'objectif de dépenses des hôpitaux qui n'est en progression que de 3,4 % – ce qui ne permet même pas aux hôpitaux publics d'assurer le paiement de leur déficit. Quant aux 18 euros que vous devrez payer de votre poche pour les frais hospitaliers au-delà de 90 euros, on n'allait pas vous tracasser avec ça alors que votre Twingo était en train de cramer...

Le gouvernement a raison : les émeutes ont fait beaucoup de ravages et c'est intolérable. Mais ceux qui ont brûlé le plus de biens publics ne sont pas forcément ceux qu'on croit.

LAÏC OU MALADE

30 novembre 2005

C'était le numéro de Charlie Hebdo *sur l'anniversaire de la loi de 1905. Quel incroyable sens politique, à l'époque ! Soyons aussi forts maintenant pour pousser encore plus loin la laïcité, ce qui sera un gain évident pour la liberté et l'intelligence des peuples, la défense de la démocratie et l'égalité des races et des sexes.*

Depuis l'Antiquité, le prêtre s'est toujours vanté auprès des puissants de ses pouvoirs de guérir. Récemment, les archéologues égyptiens ont découvert que les ouvriers qui construisaient les pyramides bénéficiaient d'un système de santé, de privilèges pour leur famille. Plus on est près d'un dieu et plus la santé serait bonne ? Non. Le peuple pouvait crever. La religion a toujours réfuté le développement du savoir, car il va de pair avec le recul des croyances – donc de son pouvoir.

Pendant ce temps, les hôpitaux se créaient. Mais toujours par le dogme de la charité. Ce sont les religieux qui soignent, gèrent, développent ces hôpitaux. Déjà, les rois font acte de générosité en donnant de l'argent, des dons en nature, opération pièces jaunes de l'époque. La santé n'est alors ni un droit pour le peuple, ni un devoir pour l'État. Et encore moins un bien collectif. Les hôpitaux faisaient référence au divin : hôtels-Dieu de Paris – où les salles portent encore le nom de saints –, Lyon, Marseille... Et, au milieu de l'hosto, une église. Il ne pouvait en être autrement.

Du mal est né le mot « maladie » (vers le XIIe siècle), et, pour lutter contre le mal, rien ne valait la prière. De là à dire que ces hôpitaux, drainant toutes les émotions et les peines des malades, des familles, devenaient l'endroit idéal pour le prosélytisme...

En 1786, l'hôpital de la Charité, à Paris, comptait cinquante frères et novices et deux aumôniers pour un prétendu médecin et un chirugien. Mais reconnaissons que les sœurs formant le corps des infirmières faisaient leur boulot du mieux qu'elles pouvaient. Saluons aussi la bravoure de ceux qui firent les premières dissections et que le clergé a liquidés, parce qu'ils disaient : « Ce n'est pas le démon mais un cancer ! » Lire aujourd'hui l'ouvrage de Tenon sur les hôpitaux de Paris, écrit en 1788, permet de mesurer tout le progrès accompli en deux cents ans.

Les premiers médecins furent merveilleusement décrits par Molière : ils « soignaient » à grands coups de lavements, de pseudo-traitements à base de plantes, de tortures physiques, bien à l'abri derrière « Dieu l'a voulu » quand le patient mourait de leur inculture.

Ce sont les travaux de pionniers scientifiques comme Charcot, Freud, qui ont permis à la psychiatrie de s'imposer, à faire que les asiles de fous du XIXe siècle, tenus par des religieux – où les épileptiques n'étaient plus brûlés comme au Moyen Âge, mais douchés à la lance d'incendie –, soient remis en cause, que l'homosexualité ne soit plus considérée comme une maladie mentale. Pour les femmes, c'est bel et bien l'indépendance de la science – et du pouvoir politique – par rapport à la religion qui a permis le droit à l'avortement, à la contraception. Encore aujourd'hui, les religions bannissent le préservatif, malgré les ravages du sida.

Autre exemple, et non des moindres : la douleur. Pendant des siècles (et encore aujourd'hui chez certains confrères), la douleur est considérée comme rédemptrice. Aujourd'hui, aux urgences, la douleur est désormais prise en charge, même s'il y a encore des progrès à faire.

La loi sur la laïcité est l'une des conséquences de 1789 : la santé devient un bien commun, elle relève de la science et non plus de la pitié et de la croyance. Une des grandes préoccupations des années qui ont suivi la Révolution, c'est la mortalité infantile et des femmes en couches. Les grandes villes ont toujours œuvré pour recueillir les enfants trouvés. Évidemment, la religion s'en occupait en priorité. Il a fallu attendre 1849 et la naissance de l'Assistance publique pour que soit mise en place une prise en charge collective et non plus religieuse du problème. Les enfants trouvés n'étaient plus « perdus », mais dépendaient d'une institution de la République. Mais le lien avec la religion, essentiellement catholique, n'est pas rompu : les Hospices civils de Lyon, l'Assistance publique-Hôpitaux de Paris restent liés au clergé. Encore aujourd'hui, personne ne peut dire de manière certaine s'il n'existe pas un lien entre l'Opus Dei et ces hôpitaux...

Il reste un domaine où les religions font la loi : l'action humanitaire internationale. Croix-Rouge, Croissant-Rouge, Secours catholique, Secours islamique livrent une « concurrence » acharnée aux organisations laïques comme Médecins sans frontières ou Action contre la faim. Il est vital que l'action humanitaire se fasse sans prosélytisme religieux ou sectaire. Un de mes potes était allé au Ruanda lors du génocide : « C'était une vraie guerre de religions, beaucoup d'organisations allaient prêcher leur parole », m'avait-il dit. Cela a été confirmé par le rapport d'enquête parlementaire.

La laïcité est indispensable à la santé. D'autant qu'une nouvelle religion a fait son apparition dans le secteur public : le libéralisme économique, pourvoyeur d'actionnaires qui seront aussi des religieux.

LES DEUX-ROUES SE RAMASSENT À LA PELLE

7 décembre 2005

Je fais de la moto, mais je fais attention !... Enfin, j'essaye, pour ne pas finir comme Coluche. Vive les transports deux-roues, avec ou sans moteur ! Et pourquoi les chevaux ne reviendraient-ils pas à Paris ?

Lors de la campagne présidentielle de 1974, un écolo en pull rouge nommé René Dumont proposait de mettre le litre d'essence à 10 francs pour lutter contre les risques écologiques. À l'époque, il passait pour un fou. Trente et un ans plus tard, on y est. Mais ce n'est pas par souci écologique que les compagnies pétrolières ont suivi son conseil. Plutôt par amour du profit. Alors les citadins essayent de limiter l'addition en sautant sur un deux-roues.

Aux urgences, on voit arriver les accidentés entre 7 et 10 heures du matin, à ces heures de migration quotidienne pour aller bosser, quand le vélo, le scooter ou la moto se faufile entre les voitures. L'autre jour, pour ce cycliste, la descente de la colline de Belleville s'est terminée dans le coffre d'une voiture qui a déboîté brusquement. Il a failli avoir la carotide sectionnée en s'écrasant dedans. Il a eu chaud. Un autre a voulu faire l'artiste tout près du Cirque d'Hiver, avec le vélo « que j'ai ressoudé moi-même » et qui s'est coupé en deux en pleine course. Il en a été quitte pour une belle fracture du bassin.

Autre cas de plus en plus fréquent : le papa ou la maman à l'avant, et le gamin à l'arrière du vélo ou du scooter, verdâtre et mort de trouille, au beau milieu de la circulation. Il m'arrive parfois d'imaginer l'endroit où il voudrait être, le môme : sur un chemin de campagne, avec maman qui pédale et l'odeur de ses cheveux dans le nez. Mais ils sont en plein Paris. Et lorsque ça tombe, tout ce petit monde se fait très mal, car le pavé n'a pas la douceur campagnarde. Et en dépit de tous les efforts des secours, il n'y a pas de miracle contre un traumatisme crânien sur une tête de gamin sans casque. Restent les larmes des parents. Et c'est toujours la même phrase à l'arrivée aux urgences : « on aurait dû » lui mettre un casque, des gants, des chaussures, un pantalon...

Enfin, il y a le cycliste qui préfère les trottoirs, car l'adversaire – le piéton – est plus faible que lui. Celui qui a débarqué chez nous l'autre matin, bien que n'allant pas « si vite que ça », est quand même rentré dans la vieille dame qui revenait de chez le coiffeur – si l'on en juge par la toute fraîche couleur violette de sa permanente, qu'on a un peu abîmée avec vingt points de suture. Le cycliste n'était pas plus fier avec sa fracture de la clavicule et sa gueule transformée en caricature de Picasso. Il se souviendra peut-être désormais que, même à vingt à l'heure, tout corps se ramassant sur le bitume subit une poussée qui le déforme gravement.

Ajoutez un moteur, et vous avez les nouveaux chevaliers du millénaire : le motard et son dauphin, le conducteur de scooter. S'ils sont bien protégés, leurs blessures seront moindres. Mais, si la sécurité n'est pas un luxe, se protéger peut l'être. Ainsi, beaucoup d'adeptes du deux-roues, pauvres ou des classes moyennes, prennent des risques, car la sécurité coûte cher. Même si, au bout du compte, une bonne protection fera faire des économies à la collectivité et à la Sécurité sociale, en évitant des handicaps lourds...

Avec l'automne, les chutes des feuilles et la pluie qui transforment la chaussée en savonnette, les accidents de moto n'arrêtent pas. L'autre jour, on ne savait plus où donner de l'attelle : on en a vu arriver dix en moins d'une heure. Sans compter tous les obstacles dénoncés régulièrement par la Fédération des motards en colère : le passage piéton qui devient une plaque de verglas, les rambardes de sécurité... Pour un motard qui chute, tout obstacle se transforme en mur ou en trancheuse à viande. Il y a quelques années, un motard a eu un accident près du zoo de Vincennes : il s'est tué en percutant l'arbre qui l'a empêché d'atterrir dans l'enclos des zèbres. Il avait bu de l'alcool avant de prendre sa moto.

Allez, bon voyage quand même...

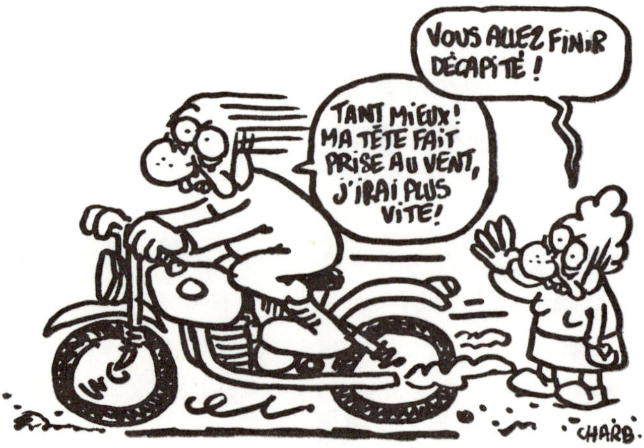
VOUS ALLEZ FINIR DÉCAPITÉ !
TANT MIEUX ! MA TÊTE FAIT PRISE AU VENT, J'IRAI PLUS VITE !
CHARB.

GRÈVE, RÊVE ET CRÈVE

14 décembre 2005

Le syndicalisme n'est pas un misérabilisme. Les militants travaillent, les dossiers sont étudiés. Mais reste la culture du rapport de force que notre classe politique n'arrive pas à abandonner. Saurons-nous faire preuve de maturité sociale pour donner un exemple au monde ?

Faire grève ou pas ? Des années que les moyens manquent, que l'accès aux soins se détériore, que les malades attendent des mois les rendez-vous, que des hôpitaux et des services ferment, que les budgets se réduisent – les trois quarts des hôpitaux fonctionnent grâce au report de leur dette –, que le personnel est insuffisant (aveu d'échec pitoyable de Jospin pour la mise en place des trente-cinq heures dans les hôpitaux), que de nouvelles formes de corruption se mettent en place... Soudain, le détonateur : la baisse de 40 % de la retraite des médecins hospitaliers en application de la réforme Fillon. La mobilisation prend, car un acquis social est remis en cause et la défense des moyens du service public hospitalier passe au second plan...

Politiquement, la logique est imparable. Comment détruire l'hôpital public mieux qu'en démobilisant les médecins hospitaliers par des conditions de travail de plus en plus difficiles, un statut de moins en moins attractif et une retraite en lambeaux ? Ajoutez à cela, pour les infirmières, sages-femmes et aides-soignants, des conditions pires encore, et des directeurs qui ne font plus que de la gestion de déficit. Cent mille lits de médecine, chirurgie et obstétrique fermés au cours des quinze dernières années !

Souvent, avec les étudiants en médecine, nous rêvons d'une amélioration de la qualité des soins, et cela me rassure de voir qu'on peut encore y croire. Mais l'hôpital public n'est plus aux yeux des politiques qu'une ligne budgétaire, un poids économique. La grève est donc décidée, malgré la pression de responsables syndicaux médicaux affiliés à l'UMP. Les médecins étrangers ont fait grève la veille, comme une preuve ultime de leur exclusion du monde médical.

Mais comment faire grève ? S'il y a un secteur public où il existe un service minimum, c'est bien l'hôpital. Pas un soignant n'accepterait de laisser mourir quelqu'un. Et ce que craignent les confédérations syndicales quand il est question de la création d'un service minimum dans les services publics, nous le vivons à l'hôpital : aucun dialogue social en contrepartie. La volonté de limiter le droit de grève va de pair avec la volonté de laisser crever certains services publics.

Cette semaine, on a vu des malades qui ne parleront pas ou plus jamais. Ceux qui, trimbalés d'hôpital en hôpital faute de lits, ceux qui espèrent être soignés dans un service de chirurgie public et finissent dans des établissements privés. « Comment je vais aller voir ma femme ? », lança un vieil homme dont l'épouse avait été transférée, en pleine nuit, à soixante kilomètres de Paris.

Il n'y a plus de places, plus de lits, et c'est le personnel qui se fait engueuler. Les infirmières ont vu leur repas du soir se changer en une sorte de boîte à chaussures remplie d'une ration même pas militaire se composant d'une tasse d'eau, de deux tranches de pain rassis, d'une portion de ce qui ressemblait à du fromage, d'une barquette d'un truc faisant vaguement penser à du poulet au riz (selon l'une d'elles, « on dirait du poisson ») et d'un yaourt.

Et pas question d'améliorer l'ordinaire : leur pouvoir d'achat a baissé de 5 % en trois ans. Les surveillantes croulent sous la paperasserie, les statistiques, la réunionite. L'une d'elles m'avoue son désarroi « de ne plus pouvoir faire l'encadrement des soins aux malades ».

On a compté 80 % de grévistes chez les urgentistes. 10,83 % selon le ministère... Le projet du gouvernement a été suspendu – ce qui ne veut pas dire retiré, et encore moins renégocié. Et pas question de moyens supplémentaires pour la prise en charge des malades !

Dans un très beau livre, *Aux armes, citoyens !* (aux éditions Hugo Doc), Carole Bitoun et Pierre-Louis Basse ont rassemblé des textes, des photos et des dessins des barricades et manifs depuis 1871. Je suis tombé sur la une de *L'Assiette au beurre* du 1er mai 1906 : « Vivre, ce n'est pas seulement survivre. »

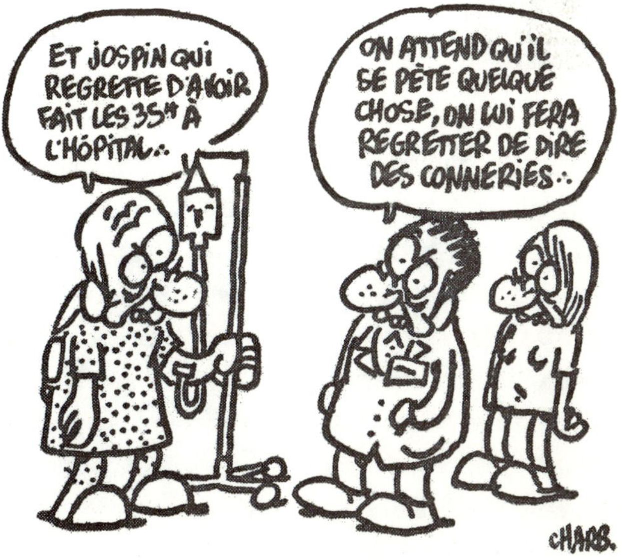
ET JOSPIN QUI REGRETTE D'AVOIR FAIT LES 35H À L'HÔPITAL...
ON ATTEND QU'IL SE PÈTE QUELQUE CHOSE, ON LUI FERA REGRETTER DE DIRE DES CONNERIES...
CHARB.

FAUT PAS CONFONDRE HÔPITAL ET MACUMBA

21 décembre 2005

La lutte contre la violence est souvent récurrente dans mes chroniques. Bon, évidemment, avec un crayon, je suis moins fort qu'avec une arme... quoique ! Et, avec le temps, soyons confiants, la tolérance gagnera et l'humanisme progressera, même si les cons ont encore de beaux jours devant eux.

Qui ne hurlerait pas sa rage de voir un de ses proches attendre des jours entiers sur un brancard en guise de lit d'hospitalisation ? Qui n'aurait pas envie de tout casser lorsque, à 2 heures du matin, vous vous entendez dire qu'il n'y a pas de chirurgien pour opérer votre proche ? Qui ne péterait pas un câble, à force d'attendre des heures aux urgences avec son gamin ? Qui ne hurlerait pas son dégoût de savoir que sa mère a fini ses jours dans un couloir des urgences, avec un vigile à sa porte faute de place d'hospitalisation ? La première violence que l'on subit à l'hôpital est celle de l'institution, qui ne donne pas les moyens à ses personnels de travailler et d'améliorer la qualité des soins.

Dans le service où je travaille, l'accueil des plus démunis a toujours fait partie des priorités. Mais, il faut le dire, certains services d'urgences excluent désormais systématiquement les SDF. Passer la barrière d'entrée de l'hôpital devient de plus en plus difficile. Parfois, vous devez vous adresser à un vigile avant de pouvoir parler à un soignant. Facile pour la femme violée, le malade sans papiers, l'angoissé suicidaire...

En 2000, puis en avril dernier, toute l'équipe des urgences s'est mise en grève pour obtenir une amélioration de la qualité des soins pour tous les malades, quelles que soient leurs origines sociales ou culturelles. Cinq ans après le premier conflit, les locaux n'ont pas été rénovés, l'équipe médicale est encore moins nombreuse que lors de la fameuse canicule de 2003 et on fait de plus en plus souvent appel aux sociétés d'intérim – ce qui coûte une fortune à l'hôpital. Sans parler du manque de lits d'hospitalisation. Alors les gens attendent. Longtemps. Ce qui engendre une violence verbale et physique de plus en plus courante.

Lors de ces grèves, la question de la sécurité avait été évoquée. Nous avions convenu que les vigiles privés auxquels l'hôpital avait parfois recours ne devaient venir que si nous les appelions, que nous préférions avoir affaire à la police nationale.

Or, depuis un mois, des vigiles ont fait leur réapparition. L'entrée des urgences ressemble désormais à celle d'une boîte de nuit. Les pompiers se sont déjà vu reprocher de nous amener un clochard en hypothermie... Désormais, on travaille entourés de gros bras, parfois sympas, parfois beaucoup moins. Ainsi, certains ont commencé à « patrouiller » entre les brancards, jetant des regards appuyés aux femmes ensanglantées, jouant les matamores avec leur brassard « Sécurité ».

Ce que ces gorilles ignorent, c'est que la violence peut aussi être un signe d'urgence médicale. L'autre jour, un type était violent et agité : c'était un diabétique en hypoglycémie. La nuit dernière, une dame est arrivée et s'est mise à insulter tout le monde en hurlant : c'était une patiente de psychiatrie que nous avons réhospitalisée d'urgence en milieu spécialisé.

Il y a quelque temps, Denis Lemasson, responsable de programme à Médecins sans frontières, me disait : « N'importe où dans le monde, on fermerait ta salle d'observation car elle est indigne des malades. » Ce jour-là, plus de vingt malades s'y entassaient – certains en attente d'un lit depuis deux jours ! –, et toute la radiologie était en panne ! Et pour faire taire tout le monde, des vigiles.

Bien sûr qu'il faut arrêter et présenter à la justice les crétins qui viennent foutre la pagaille dans les services d'urgences. Un renfort, lorsqu'il est nécessaire et qu'il est exercé par des professionnels, est indispensable, pour les soignants et pour les malades. Mais l'hôpital n'a pas à devenir exclusivement un lieu de répression et de surveillance. Nous nous sommes réunis et tous les médecins du service ont été unanimes : personne ne veut d'un vigile posté en permanence. « C'est imposé par la direction », nous a-t-on répondu.

Il y a un an, deux collègues étaient tuées à Pau. Des années que les moyens manquaient dans cet hosto, qu'ils réclamaient une sécurisation des lieux, du personnel en plus grand nombre... Combien d'infirmières, de médecins, d'aides-soignants pourrions-nous recruter, avec le budget consacré à ces sortes de milices privées ?

DES HISTOIRES SANS FIN

28 décembre 2005

C'est une chance de rester en contact avec les étudiants. Et c'est aussi une mesure du temps qui passe. Je ne sais pas si c'est moi qui leur apporte le plus ou si ce sont eux qui sont pour moi un enrichissement. En tout cas la jeunesse est plus belle et humaniste que ce qu'on raconte souvent dans la classe politique ou les médias.

Ils ne font pas de bruit. Parfois, ils n'osent pas ou en font trop. Un peu comme si c'était leur ombre qui avait passé la blouse blanche lors de leurs premiers jours à l'hôpital. Ils ont une vingtaine d'années et avancent dans leur formation de médecin. La quasi-totalité des étudiants en médecine est pétrie d'humanisme. Ils savent que ce métier ne fera plus d'eux de puissants notables. Beaucoup se sont lancés pour être utiles, car, comme dit Noémie, sorte de Dorothée sortie de la télé des années 1980, « donner est le plus important et je veux soigner des patients et pas des clients ». Ils ont « le goût des autres, la sensibilité aux souffrances des malades, la volonté d'action humanitaire ». L'individualisme aurait donc trouvé une résistance chez ces jeunes étudiants en médecine ? Aurélie et Sarah le confirment : l'altruisme est bien présent dans leur esprit.

Mais la vie des étudiants semble se précariser de jour en jour. Comme ce brave Thomas : étudiant jusqu'à midi, serveur en milk-shakes après. La hausse des loyers et la difficulté de recourir aux aides sociales n'arrangent pas leur situation. Ils ont bien une indemnité : pour passer une matinée par semaine à l'hôpital, où ils sont plus ou moins bien encadrés et formés (parfois ils remplacent le personnel soignant non recruté), ils gagnent entre 120 et 262 euros par mois. La vie est alors impossible pendant ces six ans d'études ! À quand le smic étudiant ? Alors, le jour où les jeunes médecins peuvent gagner de l'argent, comment voulez-vous que certains n'activent pas la pompe à fric ! Plus ils vieillissent et plus le discours semble se radicaliser : « Nous aurions dû faire autre chose que de passer nos huit années à être de plus en plus sélectionnés par plus de cinquante examens et concours. » Paradoxalement, des dirigeants et universitaires de médecine dans les salons du ministère estiment que les médecins sont moins bien formés qu'avant : alors que ce sont eux qui édictent les règles de leur formation !

Sournoisement, la privatisation de l'enseignement de la médecine progresse. Et voilà nos étudiants qui courent dans des amphis de fac pour payer « des conférences » jusqu'à 12 euros la séance afin d'avoir des cours « mieux faits qu'à la fac ». Le doyen de la faculté de Bobigny tente de préparer ses étudiants au concours de dernière année (eh oui, on leur a collé encore un concours au bout des six ans !) en luttant contre ces cours privés. Il a même menacé des professeurs de sanctions s'ils continuaient à ne pas effectuer leurs quatre-vingt-dix heures par an ! Les médecins seraient-ils sélectionnés par l'argent ? Pour le concours de première année, beaucoup d'étudiants se ruinent dans des prépas. Ce concours est le plus grand abattage intellectuel qui soit, laissant chaque année des milliers d'étudiants sans rien, après deux ans d'études supérieures. Cette sélection a dû ruiner l'avenir de plus d'un Charcot, Freud, Pasteur ou Larrey en puissance.

Paul et Mathieu veulent travailler à l'hôpital et peut-être faire de la médecine d'urgence. Mais « le monde de la médecine est trop refermé sur lui-même et ne cesse de se sélectionner comme par autodestruction », souligne Nadège. Il y a quinze ans, j'étais à leur place. Que sont devenus mes amis de promotion ? D'abord, je les ai presque tous perdus de vue ! Les plus épanouis de l'époque le sont restés, même dans des carrières peu prestigieuses, s'il en est. D'autres sont morts de maladie ou par suicide : sujet tabou dans le monde médical. Ils ne semblent pas changer : « les sympas » devenus professeurs sont toujours aussi brillants et les salauds le sont restés. Ceux qui voulaient gagner plein d'argent en gagnent plein... dans des cliniques. « Je me suis lancé dans une ultraspécialité et je n'en peux plus de voir des trous de balle toute la journée », me disait un vieux pote, âgé de quarante ans, devenu proctologue. En effet, il semble difficile de s'enfermer dans une seule spécialité à vie.

Une constance dans toutes ces discussions : ces études enferment les jeunes médecins dans la seule culture médicale. L'inégalité des chances, des carrières, a écartelé le monde de la médecine. L'Université aurait-elle perdu son universalité intellectuelle ? Mais dans les yeux de Fatima, David, Géraldine et tant d'autres, l'espoir d'une médecine humaniste, avec des hôpitaux publics centrés sur les problèmes médico-psycho et sociaux, n'est pas mort ! Les étudiants en médecine sont décidément pleins d'avenir.

LES NOUVEAUX MONSTRES 2006

4 janvier 2006

J'ai écrit cette chronique en pensant très fort au cinéma italien de Risi à Fellini. Nous devons civiliser sans cesse les espaces du temps que nous donne le progrès, à moins de rester des barbares modernes.

Un sans-papiers est mort. Un brillant administratif m'a répondu : « Mais, monsieur, il ne peut pas être mort car il n'a pas de papiers »... Comble de la misère : devenir exclu de l'exclusion. Il faut revoir les deux films de Dino Risi : les *Monstres*, qui décrivaient toute l'hypocrisie, le sordide et l'autodestruction de notre société. Ils sont on ne peut plus d'actualité.

Mon tonton italien est mort l'autre jour. Il a fini dans un hangar rempli de cercueils. Il n'y a plus de place dans les cimetières de Rome. Bientôt des listes d'attente pour mourir ? Berlusconi a pourri la vie quotidienne des Italiens, mais, sous peu, nous n'aurons peut-être rien à leur envier.

Le grand-père d'une amie a vécu plus de soixante-dix ans avec sa femme. Elle est décédée juste avant les fêtes. Ils vivaient au sixième étage sans ascenseur. Impossible de trouver un médecin pour faire le certificat de décès en cette veille de Noël. Les pompes funèbres ont livré de la glace pour garder le cadavre au domicile. Papy a veillé sa femme, tel un plateau de fruits de mer. Le lundi, munis du fameux certificat, enfin obtenu, les croque-morts emmènent la défunte dans une housse en plastique blanc.

Le vieil homme a vu une partie de sa vie transportée verticalement dans les escaliers étroits, ficelée sur une planche.

Monsieur B. est venu pendant une année aux urgences, trois à six fois par jour. Il partait clopin-clopant, se rétamait sur le trottoir, et les pompiers nous le ramenaient. Souvent, nous l'avons maudit. Il picolait comme s'il avait voulu se noyer dans le tonneau. Un samedi soir, il s'était fait tabasser par des fêtards venus des quartiers chics. Impossible de l'aider : « Foutez-moi la paix, je veux crever comme je veux ! Il me reste que ça ! » Lorsqu'il sortait de l'hosto, il s'allongeait le long d'un mur. Il refusait l'assistance du SAMU social, qui passait le voir régulièrement.

Un jour, pourtant, grâce à Emmanuelle et Sandrine, les assistantes sociales du service, on a réussi à le décider à rester à l'hôpital. Les collègues ont commencé à traiter son cancer. Sa prise en charge a été complexe, un dossier médico-psycho-social hors des critères fixés par l'hôpital-entreprise... On l'a croisé l'autre jour, dans un couloir glacial, son tabac gris roulé à la bouche : « Hé ! Merci ! » De rien. Mais combien de temps va-t-il encore tenir, dehors ? Un rapport des Droits de l'homme sur les techniques de torture de la CIA indique qu'ils utilisent le froid, la faim et la privation de sommeil...

Hiver 1954 : l'abbé Pierre gueule sur les conditions de logement. Hiver 1985 : Coluche lance les Restos du cœur. Hiver 1993 : le SAMU social achète ses premières voitures et reçoit ses premiers coups de fil. Hiver 2005 : record absolu de distribution de repas, il n'y a jamais eu autant de personnes à la rue. Régulièrement, des salariés viennent dormir dans les hôpitaux car ils n'ont pas de quoi se loger. Mais de 1990 à 2005, cent mille lits d'hospitalisation ont été fermés, dont des lits de psychiatrie. Et le SAMU social ouvre des « lits infirmiers », se transformant de plus en plus en hôpital pour les pauvres...

Qu'à cela ne tienne : la Croix-Rouge décide de fermer plusieurs de ses centres de santé en Seine-Saint-Denis (Le Blanc-Mesnil, Épinay-sur-Seine, Drancy), l'un des départements les plus pauvres de France. La Croix-Rouge, qui a reçu l'hiver dernier autant de dons qu'au cours des quarante-cinq dernières années de son existence, ose dire qu'elle n'a pas les moyens financiers de maintenir ces centres ! Qui dirige cette organisation ? monsieur Mattei, ancien ministre de la Santé libéral de Raffarin, secondé, au poste de directeur général, par monsieur Brault, ancien membre du cabinet de Raffarin.

L'article de Tonino Serafini, dans *Libération* du 24 décembre, décrit à merveille la situation de ces centres de santé qui, en fermant, vont accélérer encore la précarisation et la ghettoïsation de ces quartiers pauvres. Mais la Croix-Rouge préfère inaugurer ses nouveaux locaux dans l'ancien hôpital Broussais, dans le XIVe arrondissement de Paris. L'action humanitaire ne mérite plus ce nom lorsque, par les manigances de ses dirigeants, elle rejoint les objectifs des banques. Elle n'est qu'un « nouveau monstre » de plus.

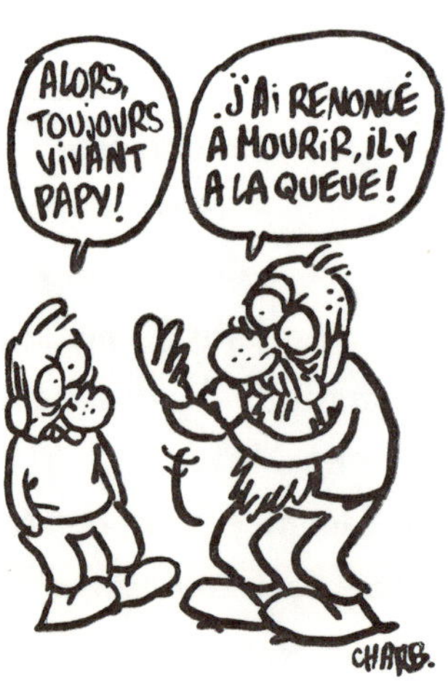
ALORS, TOUJOURS VIVANT PAPY !
J'AI RENONCÉ À MOURIR, IL Y A LA QUEUE !
CHARB.

RACKET MODÉRATEUR

11 janvier 2006

L'accès aux soins pour ceux qui n'ont pas d'argent ou pas assez est une lutte continuelle. Le monde médical fait un peu trop la chasse aux pauvres. Il devrait se sentir plus proche des plus démunis et de la pauvreté.

Monsieur, il faut que nous vous gardions à l'hôpital : votre asthme se complique et vous avez une pneumopathie. « Non. Je n'ai pas les moyens d'avoir une complémentaire, je ne pourrais pas payer. Avec les pensions alimentaires de mes enfants, le loyer, les crédits et mon salaire de 2 000 euros, à la fin du mois, il me reste à peine deux à trois cents euros »... À quarante-cinq ans, il n'est ni vieux, ni pauvre. Mais voilà, avec ses problèmes, le divorce, les frais, il ne lui reste pas grand-chose à la fin du mois. Nous l'avons gardé, dans notre salle commune, pendant deux jours. Il n'a rien dit. Comme il allait mieux, il est rentré chez lui. On s'est arrangé pour qu'un collègue le revoie en consultation publique.

Victorine, quatre-vingt-dix-huit ans, ne veut pas venir. Mais sa fille, soixante-douze ans, ne peut plus s'en occuper, sa petite-fille, cinquante ans, est en province et ses petits-fils ne passent que « de temps en temps ». Elle arrive aux urgences en pleine épidémie de gastro, il n'y a plus un seul lit de disponible ces derniers jours en Île-de-France pour hospitaliser les malades des urgences. Elle a une déshydratation majeure. Nous devons la garder à l'hôpital.

Victorine n'est pas du tout démente, et elle sait ce qu'un sou représente. Elle a calculé ce que coûterait son hospitalisation : au moins 58 % de son revenu minimum vieillesse (450 euros par mois). Heureusement, on a pu trouver une solution avec le service social...

On assiste à un phénomène nouveau : des malades qui ne sont pas démunis mais qui, sachant ce que l'hospitalisation leur coûtera, laissent évoluer leur maladie, arrivent aux urgences dans un état grave et refusent l'hospitalisation. Désormais, par la grâce de nos gouvernants, non seulement la maladie vous affaiblit, mais, en plus, elle vous appauvrit.

Pour les députés UMP, la vie est simple : les riches doivent rester riches car ils le méritent, les pauvres doivent devenir encore plus pauvres, car, s'ils ne sont pas riches, c'est qu'ils l'ont voulu. Tout comme les malades des urgences, qui se sont blessés ou sont tombés dans le coma exprès pour faire chuter la croissance.

En 1945, le ticket modérateur a été créé pour que les malades participent aux frais des soins. Son taux varie : 20 % à votre charge à l'hôpital, 30 % pour les consultations. Mais les coûts ont tellement évolué depuis sa création que le montant du ticket modérateur est devenu de plus en plus élevé pour les malades.

En 1982, la Sécu a commencé à creuser son trou – qui est depuis devenu un gouffre, pour la plus grande joie de ceux qui ne pensent qu'à détruire notre système de santé – et le forfait journalier fut alors inventé, pour que les malades participent « aux frais d'hébergement et d'hôtellerie ». À l'époque, on leur demandait l'équivalent de 3,05 euros par jour. Aujourd'hui, c'est 15 euros par jour – soit une hausse de 428,5 % en vingt-quatre ans ! Pour des conditions de propreté parfois douteuses, et une nourriture souvent très frugale... Et de plus en plus de suppléments sont demandés aux malades lors de leur hospitalisation (chambres individuelles, consultations privées dans les hôpitaux publics, etc.).

En janvier 2005, pour « responsabiliser les malades », le gouvernement inventait le forfait de 1 euro par consultation. En janvier 2006, naissance d'un nouveau forfait de 18 euros, payable au-delà de 91 euros de dépenses à l'hôpital. C'est-à-dire, quasi systématiquement : dès les premières vingt-quatre heures d'une hospitalisation avec, par exemple, une radio du thorax, un électrocardiogramme et un bilan sanguin minimal, vous en êtes à plus de 500 euros...

Pour faire face à cette inflation des frais, nous sommes donc invités, par des publicités fleurissant un peu partout, à nous ruer sur les complémentaires santé, en particulier celles qui remboursent la margarine sans cholestérol.

Avant, on travaillait pour vivre, désormais, il nous faudra travailler pour se soigner. Et manger ? Allons, nous savons tous que la maladie coupe l'appétit.

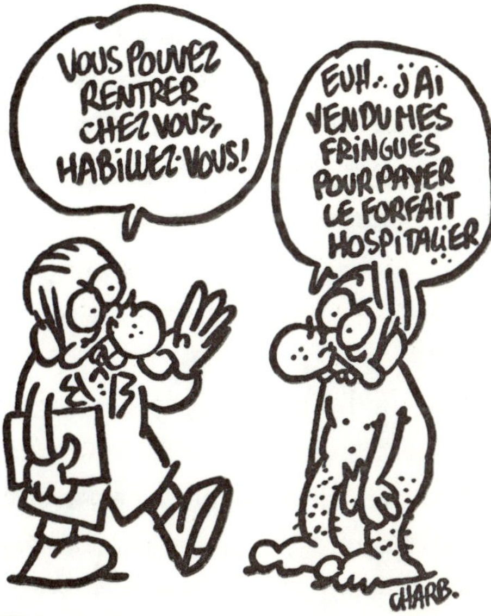
VOUS POUVEZ RENTRER CHEZ VOUS, HABILLEZ-VOUS !
EUH... J'AI VENDU MES FRINGUES POUR PAYER LE FORFAIT HOSPITALIER
CHARB.

UNE SEMAINE EN APNÉE

18 janvier 2006

Une semaine de janvier 2006 aux urgences. Ça pourrait être aujourd'hui.

Mercredi. Plus de soixante malades aux urgences. Nous sommes obligés d'en installer certains par terre car il n'y a plus de brancards. On ne sait plus où donner de la tête. Les familles et les malades sont compréhensifs et nous de plus en plus dégoûtés... Quand j'arrive à l'hôpital, le matin, j'ai l'impression de pénétrer dans un bagne. Énième alerte – inutile – aux pouvoirs publics. Depuis l'été 2003, plus aucun journaliste n'est autorisé à venir...

L'après-midi, je dois aller défendre notre conception de l'hôpital public au ministère. L'entrée est désormais gardée par un vigile et non plus par la police nationale. En neuf ans, c'est la première fois que je suis refoulé : « L'interdiction vient du cabinet du ministre de la Santé. Vous ne pouvez pas entrer. » Voilà ce qui s'appelle du dialogue social. Je repars voir les malades. Une dame de quatre-vingt-sept ans arrive aux urgences pour hyponatrémie. Pas de place. La nuit tombe sur Paris et tous les malades poireautent sur les brancards.

Jeudi. La petite vieille attend toujours sur un lit. Tous les services se téléphonent en même temps : même les malades relevant de pathologies précises et aiguës ne trouvent pas de lit pour être hospitalisés. On prend en charge un collègue urgentiste de quarante-cinq ans qui a fait un infarctus du myocarde. Malgré ses connaissances médicales, il cumulait tous les facteurs de risques : stress, tabac, obésité, cholestérol, sédentarité... « Qu'est-ce qu'on se fait chier ! », nous dit-il en partant en salle d'intervention. Une soignante finit sa journée en larmes, après trente heures sans dormir.

Vendredi. On enchaîne vingt-quatre heures d'affilée. Aucune minute de répit, des malades partout. On rêve de voir débarquer ne serait-ce qu'un seul de ces fameux assurés sociaux qui n'ont que des bobos. Pour la nuit, nous ne sommes que quatre, dont deux internes. Ça ne désemplit pas. À 2 heures du matin, le SAMU social nous amène un vieil homme en insuffisance cardiaque, hébergé dans leur « lit infirmier », sorte de nouvel hôpital à pauvres. Pas de place en cardiologie, alors on commence le traitement aux urgences.

4 heures du matin. Dehors, il fait très froid. Les hypothermies s'enchaînent : même ceux qui ont un logement n'ont pas forcément de quoi se chauffer... L'hôpital tourne à plein régime. Les livreurs de bouffe croisent les pompiers, les éboueurs... La vieille avec son hyponatrémie est toujours là : on lui avait trouvé une place à l'hôpital Rothschild, mais, comme ils avaient besoin du lit, ils l'ont renvoyée aux urgences. Peut-être est-ce l'avenir que nous réserve l'hôpital-entreprise 2012 : des hostos-bus qui font le tour du périph' en attendant de trouver une place pour les malades...

Samedi. La natrémie de la dame est corrigée. Elle peut rentrer chez elle : sa famille ne supporte plus de la voir dans cette salle commune. Un ex-colonel de quatre-vingt-sept ans, compagnon de la Libération, pote du général de Gaulle, arrive. On appelle les hôpitaux militaires. La réponse est toujours la même : « On est comme vous, on ne peut même plus prendre les militaires. » Dire que cet homme a consacré une partie de sa jeunesse à combattre le nazisme et qu'il se retrouve à la fin de sa vie confronté à une situation de ségrégation... Nous le gardons aux urgences.

L'après-midi a été le plus chargé de la semaine, car les gens ont du mal à trouver un médecin le week-end, et à plus forte raison un spécialiste Si l'on ajoute la violence du samedi soir, on arrive au dimanche matin : près de vingt malades à coucher, aucun lit. Dans un des box de consultation, un homme attend la mort : le SAMU ne savait pas où le mettre, personne ne voulant de ce malade en mort cérébrale. Nous sommes comme des boxeurs KO debout. J'appelle les autres hôpitaux, qui n'ont pas plus de place à offrir à nos malades. Une collègue de banlieue craque : à 5 heures du matin, elle est partie avec son équipe du SAMU pour un accident de voiture grave. Elle a tout fait pour sauver deux enfants, mais ils sont morts.

Lundi et mardi. La situation est inchangée. Nous découvrons progressivement la méthode de harcèlement dont nous sommes victimes : aucun moyen de remplir notre mission de service public, des malades à flux tendus, une dépréciation croissante de notre travail... De quoi faire craquer n'importe qui. La souffrance d'une profession se juge aussi à l'épuisement de ses professionnels, perdus dans le tunnel sans fin des misères humaines engendrées par les pouvoirs publics. Seul moyen de se prémunir : rester unis.

TELLE QU'ELLE EST, ELLE ME PLAÎT

25 janvier 2006

Ces portraits sont plus vrais que la réalité... ou alors c'est mon regard qui a changé. Il ne faut pas prendre les vieux pour des vieux ; la vieillesse est une apparence physique sur laquelle le temps a posé ses marques. Comment serons-nous dans quarante ans ?

Les pompiers n'ont eu aucun mal à mettre Raymonde sur le brancard, si petite et fluette, avec son minois ridé et son maquillage des années 1930. Sa vieille chaussure l'a lâchée en haut de l'escalier et elle a dévalé les seize marches. Elle est arrivée le visage ensanglanté, un bandage sur la tête. Rien d'autre a signaler qu'une grande plaie du cuir chevelu. Le rouge du sang s'est mélangé avec sa très particulière coloration de cheveux.

Son manteau, son chemisier, sa robe longue, ses bas, sa veste en laine, sont à la mode. De sa jeunesse. Dans son sac à main, dont « l'or » est corrodé, on trouve un mouchoir brodé soigneusement plié et une foule de petites boîtes pour se repoudrer. À ses doigts, autour de ses poignets et de son cou, des bagues, des bracelets et des colliers, fidèles témoins de sa coquetterie. Le temps a fait une pause avec Raymonde. Elle n'est pas du tout démente. Sur son brancard, elle est d'une classe incroyable. Comme elle saigne abondamment, nous la prenons rapidement en charge. « Tout va bien, ces jeunes pompiers ont été très gentils *(clignement de l'œil)*, je suis heureuse d'être parmi vous. Mais où est Églantine ? »

Soudain, dans le couloir, une voix s'élève, un peu rauque et forte, qui évoque immédiatement Fréhel : « Mais elle est où, Raymonde ? » Voilà Églantine, sosie de Carmen Cru, avec un manteau de fourrure qui hésite entre la bestiole empaillée depuis la préhistoire et le paillasson qui a essuyé les bottes de toutes les armées napoléoniennes. Le pas est mesuré, précis, seule compte sa quête pour retrouver sa sœur jumelle. « Elle est là », lui répond une infirmière deux fois plus grande qu'elle.

Quatre-vingt-quatorze ans de vie commune, l'enfance dans une guerre et la jeunesse dans une autre : rien ne peut contrarier leur complicité. Pour faire patienter Églantine, Valérie, l'aide-soignante, s'assied avec elle et l'écoute. Elle parle fort, au point que tous les malades et l'équipe des urgences se retrouvent entraînés avec elle dans les années 1930.

Elles étaient toutes les deux danseuses. Elles travaillaient le soir, dans les cabarets de Pigalle et de Montmartre, et elles connaissaient « le Tout-Paris ». Sauf « ce cave de Maurice Chevalier ». Entre deux danses, elles faisaient astrologues. Elles ne voyaient pas les mêmes étoiles que nous, mais peu importe, elles y croyaient... Elles n'ont jamais quitté Paris, comme deux paysannes refusant de s'éloigner des abords de leur village.

« On a tout fait, nous, monsieur, on a profité de la vie, on s'est bien amusées », nous dit Églantine avec un large sourire qui fait tomber son dentier supérieur. Elles vivent dans leur petit appartement, avec pour seul revenu leur minimum vieillesse, se débrouillent toutes les deux, la main dans la main, tout le temps. L'une est l'ombre de l'autre et réciproquement, depuis et pour toujours.

Raymonde était scalpée. On l'a suturée avec précaution : « Faites ça bien, nous devons sortir demain », nous avait-elle avertis. Raquel, l'infirmière, a fait tout son possible pour que le bandage qui entoure ses cheveux soit digne de Coco Chanel. À la sortie de la salle de soins, Églantine y va d'un nouveau « mais elle est où, Raymonde ? ». Devant vous ! Et là, en posant délicatement sa main sous son menton, elle dit : « Oh, Raymonde, mais je ne t'aurais pas reconnue ! Ils t'ont bien soignée, hein ? »

Toute la salle d'attente se marrait, face à cette sorte d'Alice Sapritch enturbannée toujours sur son brancard, avec son petit Ewok à ses côtés. Il était 23 heures, on les a fait raccompagner en ambulance, car nous ne voulions pas qu'elles aient de nouveaux ennuis. Leur départ fut salué comme il se doit, et l'au revoir de ces deux minuscules grandes dames nous a fait plus chaud au cœur que toutes les poignées de main des puissants.

À y repenser, je ne suis pas sûr qu'elles auraient dit non si, au détour d'un couloir de métro, des jeunes rappeurs ou techno-raveurs les avaient invitées à faire la fête...

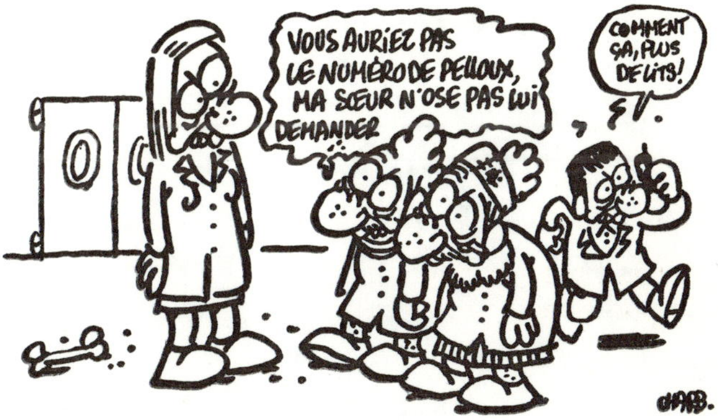
VOUS AURIEZ PAS LE NUMÉRO DE PELLOUX, MA SŒUR N'OSE PAS LUI DEMANDER
COMMENT ÇA, PLUS DE LITS!
CHARB.

ATTENTION, UN POULET PEUT CACHER UN MOUSTIQUE

1er février 2006

À cette date, nous attendions les plumes de la grippe aviaire, et ce furent les ailes des moustiques sur l'île de la Réunion.

On s'attendait à être décimés par des volailles, et voilà que, dans l'île de la Réunion, l'attaque vient d'un bête moustique. Et en plus, pied de nez de la nature, d'un virus : le chikungunya (cela veut dire « l'homme courbé », car le virus entraîne des douleurs musculaires terribles). Mais le plus inquiétant, c'est que ce virus et son moustique porteur, l'Aedes albopitcus, n'ont rien à faire en cet endroit de la planète.

En fait, comme lors de la canicule de l'été 2003, il y a eu une sorte d'incompréhension – volontaire – entre les gouvernants et les gouvernés. Cette nouvelle crise sanitaire et sociale résulte de la même problématique écologique : le réchauffement climatique. Si des parasites quittent leur région d'origine pour descendre vers le sud, d'autres peuvent migrer vers le nord.

Mais les autorités sanitaires réunionnaises ont préféré garder un silence pudique et minimiser les conséquences. Cette épidémie a commencé il y a un an, mais n'a inquiété que très peu de monde dans les hautes sphères. Cela se passe sur l'île lointaine… « Plusieurs dizaines de milliers de malades sur l'île de la Réunion », selon les professionnels de santé locaux, cela frappe beaucoup moins l'opinion que quelques cas en Île-de-France…

Comme pour toute crise sanitaire et sociale, la première ligne est constituée par le SAMU et les quatre services d'urgences locaux. Près de 15 % des passages aux urgences aboutissent à un diagnostic de chikungunya, contre 10 % la semaine dernière. Les pédiatres hospitaliers sont débordés : 50 % d'hospitalisation de plus en pédiatrie, en grande partie des nourrissons.

Selon les autorités locales, « on ne trouve pas d'infirmières à recruter sur l'île, d'où crise »... Ben voyons, c'est évident, pas une infirmière n'a envie d'aller sous les palmiers pour faire son job... La « crise » n'aurait-elle pas plutôt des raisons plus pragmatiquement économiques ? Le directeur de l'agence régionale de l'hospitalisation de la Réunion, monsieur Perrin, est l'un des penseurs du fameux « Hôpital 2007 », le plan hôpital-entreprise du gouvernement. Il a obtenu sa nomination par Jean-François Mattei.

Lequel professeur Mattei, alors ministre de la Santé, n'avait jamais entendu parler du soleil et de ses conséquences en plein été 2003... La catastrophe de la canicule engendra force rapports parlementaires – des élus de l'île de la Réunion viennent de demander une enquête parlementaire –, analyses de journalistes, remises en cause du démantèlement du service public. Et, naturellement, un « plan urgence ».

Mais rien n'arrête le bulldozer libéral, et la même politique, qui avait pourtant conduit au chaos que l'on sait, a été poursuivie. Bilan : trois ans après, la fuite des activités lucratives – comme la chirurgie – vers le secteur privé n'a jamais été aussi importante. Les lits sont fermés par paquets de cent (en quinze ans, 100 000 lits hospitaliers ont été supprimés). Quant au « plan urgence » de 2003, l'argent est le plus souvent parti ailleurs, soit pour combler les déficits, soit pour soutenir d'autres secteurs pas plus financés que les urgences.

Ce qui se passe à la Réunion est symptomatique. Nous sommes à nouveau confrontés à une crise sanitaire aux conséquences tragiques, dont les autorités viennent de reconnaître, une fois encore, avoir sous-estimé l'ampleur. La question se pose : sommes-nous capables d'assumer notre mission de service public hospitalier ? On prétend attendre de pied ferme une grippe aviaire, alors qu'on refuse de se donner les moyens de gérer convenablement les problèmes de santé au quotidien. On se dit prêt à tout, et on fait mine de ne pas entendre les cris venus d'un département français, fût-il lointain.

Car le plus drôle, c'est qu'il a fallu encore gueuler pour obtenir des renforts de la métropole. Sans doute, au ministère, pensait-on que les collègues de la Réunion pourraient se débrouiller avec des tapettes à moustiques pour soigner les malades.

Notre pays se mobilise pour un tsunami – c'est bien –, mais ferme les centres de santé de la Croix-Rouge en Seine-Saint-Denis – c'est consternant – et oublie de fournir les moyens nécessaires pour lutter contre un virus qui a déjà touché 30 000 personnes – c'est criminel. Allons, pas de panique, ce n'est pas si grave, nous disent-ils, plaie d'argent n'est pas mortelle... Les collègues sur place nous disent tout le contraire. Tous sur la piste de danse, et chantons en chœur : « C'est la canicule qui redémarre »...

LE BLASPHÈME SAUVE DES VIES

8 février 2006

Ce fut pour moi un honneur d'être dans l'équipe de Charlie *pour ce numéro exceptionnel sur la laïcité et la liberté de la presse. Le procès contre les organisations musulmanes religieuses a eu lieu un an après et fut gagné par* Charlie *Mais rien n'est définitif. Soyons vigilants et protégeons la liberté de la presse et de parole.*

C'est l'odeur de la fumée des dizaines de bougies allumées dans la chambre qui a alerté en pleine nuit les infirmières et les aides-soignants. À quelques centimètres des arrivées d'oxygène, le big bang n'était pas loin. Ils préparaient le dernier souffle de leur proche. Qui, si l'on n'était pas intervenus, aurait coïncidé avec celui de l'explosion...

Ce n'est pas faute d'avoir essayé, mais, quel que soit le mort, on n'a jamais rien remarqué de spécial après. Désolé. Lorsque le corps se refroidit, qu'on enlève les électrodes, que le son et les couleurs des instruments de contrôle se sont éteints, il ne reste toujours que le silence. Et sur le brancard ou le lit, un cadavre. Avec ou sans croix, croissant, main de Fatima ou autres grigris, c'est le même froid qui les envahit, c'est la même couleur du sang rouge qui devient noir, de la peau qui devient livide. Tout s'arrête de la même façon, pour n'importe quel organisme qui passe de la vie à la mort. Et les larmes des familles, des proches, les douleurs, les peines, la tristesse, le chagrin sont les mêmes, quelles que soient les convictions intimes, qu'on soit croyant ou athée. Pas besoin de croire en Dieu pour aimer un proche et le pleurer.

Nous voyons parfois arriver des croyants ou des intégristes religieux. Il y a ceux qui sont tolérants, respectueux et qui font tout pour ne pas aggraver nos difficultés. Et il y a ceux qui réclament le respect pour leur dogme, mais ne respectent ni le personnel, ni les autres malades. Pourtant, aux urgences, ils semblent parfois moins extrémistes, car il s'agit de les sauver. En fait, les plus difficiles à gérer sont les accompagnants, qui veulent absolument que leurs rites soient appliqués au pied de la lettre, sans tenir compte de notre devoir de soins. Ni du choix du malade lui-même.

Depuis la loi Kouchner sur le droit des malades, on arrive à mieux faire respecter le souhait du malade, tout en le protégeant des dérives religieuses. Le « deal » est simple : on ne les empêche pas de croire, mais ils ne nous empêchent pas de travailler, en nous servant des techniques de la médecine comtemporaine et de l'état actuel des connaissances scientifiques.

Les problèmes rencontrés en service d'urgences portent le plus souvent sur le consentement aux soins. Le cas d'école étant bien entendu la transfusion sanguine et les Témoins de Jéhovah. Une collègue urgentiste s'est retrouvée un jour seule, dans un hameau de montagne, avec une femme qui devait accoucher à domicile, selon le souhait de son mari. Mais l'hémorragie était telle que seule une transfusion pouvait garantir de sauver la dame. Le mari tournait autour du camion du SAMU en menaçant d'un procès si la transfusion avait lieu. Le procureur de la République a mis tout le monde d'accord. Et la dame n'a jamais porté plainte contre l'équipe qui l'avait sauvée. La discussion entre elle et son mari a dû être très intéressante...

La République française a permis le développement du système de santé en le basant sur ses trois valeurs – liberté, égalité et fraternité – et en écartant l'ancien système, fondé sur la charité et sur son corollaire, l'hypocrisie religieuse. Depuis, la République poursuit sa quête pour le droit à la santé à travers la reconnaissance de l'avortement, la lutte contre la douleur, le droit des enfants... Voltaire, Hugo, Zola, Jaurès auraient sans aucun doute voté toutes ces lois.

Mais alors, comment se fait-il que la responsable de la Fondation des hôpitaux de France et hôpitaux de Paris, par ailleurs épouse du président de la République, fasse dire des prières avant les repas pris, aux frais du contribuable, dans le palais de l'Élysée ? La charité revient en courant et, par voie de conséquence, les religions réinvestissent le terrain de la santé. C'est une vieille histoire. Tout au long des siècles, plus la science se développait, plus la religion tentait de la freiner ou de se rattraper aux branches des dieux, afin de ne pas perdre une once de son pouvoir. Blasphème ? Pas du tout. Défense de la laïcité et des valeurs de la République, tout simplement.

OUTREAU, LE PETIT ÉCRAN DE FUMÉE

15 février 2006

Un an après : il n'y a pas eu de réforme de la justice. Les juges n'ont pas obtenu davantage de moyens pour travailler, les tribunaux sont submergés, les prisons débordées. Les conditions pénitentiaires sont épouvantables, et la police judiciaire n'a pas assez de moyens... La classe politique nous prend vraiment pour des crétins.

Il ne fallait pas rater ça ! L'audition du juge Burgaud fut annoncée comme un grand match, un direct sensationnel. Pourquoi une telle mise en scène ? L'explication des analystes est unanime : pour que le jeune juge avoue ses fautes. Et qu'il le fasse devant ces mêmes femmes et hommes politiques qui, depuis des années, refusent de donner à la justice les moyens dont elle a besoin. Le juge a accepté cette médiatisation. Dans l'affaire d'Outreau, il est décidément beaucoup question d'humiliation. Après celle des innocents, voilà celle du juge.

J'ai connu cette même humiliation devant la commission d'enquête parlementaire sur la canicule. J'ai eu moi aussi droit aux questions de ces députés inquisiteurs qui vous jugent, vous condamnent et vous exécutent tout en vous assurant ne pas le faire. Comme pour le juge, tout était préparé d'avance. Manquaient seulement les déclarations des élus du peuple sur cette affaire au moment de son instruction, ainsi que le nombre de députés qui s'étaient faits le relais des innocents alors emprisonnés...

Le juge a dit les atrocités qu'il avait entendues de la bouche des enfants lors des auditions, décrit sa charge de travail et les difficultés qu'elle entraînait. Mais dans une commission d'enquête parlementaire, tous les députés ne vous écoutent pas avec la même concentration. Certains simulent l'attention, d'autres dorment, beaucoup, probablement, n'entendent même pas vos réponses. Un des députés UMP, après m'avoir posé une question lors de mon audition, est sorti sans écouter ma réponse !

Le juge a fait son job comme un bon élève : comment pouvait-il faire autrement, puisqu'il appliquait les lois votées par les députés ?...

Vient alors la question des experts. Lors de la canicule de 2003, ces sempiternels « savants » défendaient le gouvernement, telle une vieille garde. Tous étaient professeurs d'université, comme de juste. Le problème, c'est que tout ce qu'ils ont dit s'est révélé scientifiquement erroné. Le parallèle avec l'affaire d'Outreau est indéniable : les experts ont tout faux.

Ce type d'audition apparaît comme une forme nouvelle de la psychanalyse de groupe : les innocents ont l'impression qu'il se passe « quelque chose » et la classe politique simule à grand bruit le début de grandes réformes. La commission d'enquête parlementaire sur l'affaire d'Outreau servira-t-elle à quelque chose ? Très probablement pas : l'enterrement de première classe de tous les protagonistes se fait sous nos yeux.

Lors de l'enquête sur la canicule, on attendait aussi des réformes pour le service public hospitalier. Depuis, nous n'avons quasiment rien vu venir, pas même les excuses d'un certain ministre de la Santé de l'époque. Comme l'a souligné le Syndicat de la magistrature, il serait essentiel que cette commission auditionne les ministres de la Justice et de l'Intérieur des cinq dernières années, afin de comprendre pourquoi les moyens nécessaires n'ont pas été fournis. Et qu'à travers cette affaire on se pose aussi la question de la détention préventive et des prisons en France : surpopulation, prisonniers en préventive et criminels avérés entassés dans les mêmes cellules, viols, suicides, système de santé rudimentaire...

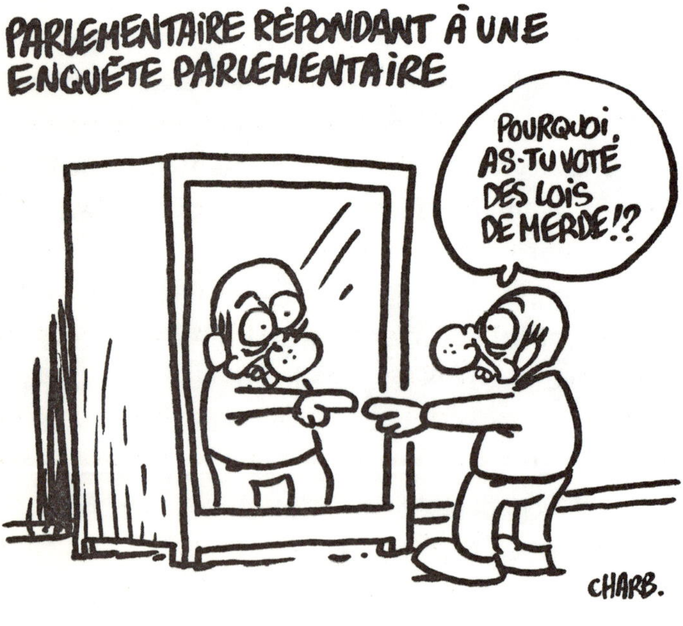
PARLEMENTAIRE RÉPONDANT À UNE ENQUÊTE PARLEMENTAIRE
POURQUOI, AS-TU VOTÉ DES LOIS DE MERDE !?
CHARB.

L'HÔPITAL CÔTÉ COUR ET CÔTÉ JARDIN

22 février 2006

On ne parle pas assez de toutes celles et de tous ceux qui font tourner l'hôpital. Lorsqu'il a lu cette chronique, Alex a été très heureux de figurer dans le journal ; il a photocopié l'article et l'a affiché partout dans l'hôpital. Quant au jardinier, c'est un véritable magicien.

« Salut, mon vieux Pat ! » Tous les matins, quand je gare ma moto, Alex me souhaite le bonjour. Il connaît tout le personnel de l'hosto. Il travaille dans le laboratoire d'électrophysiologie depuis des années. Cela ne vous dit peut-être rien, les électroencéphalogrammes. D'aucuns pensaient qu'ils deviendraient à la longue inutiles, mais aujourd'hui ils font partie des examens essentiels pour les personnes âgées en état de confusion, qui sont parfois tout simplement en crise d'épilepsie...

Alex arrive toujours avec une collègue infirmière. Je ne sais pas ce qu'il leur raconte, mais tout le monde retrouve le sourire avec ce gentleman venu de Martinique. Lorsqu'il pose les électrodes sur le crâne des patients, avec ses mains si balaises que les têtes semblent disparaître à l'intérieur, il a toujours la phrase chaleureuse et rassurante. Il fait rire les gens. Ça semble n'être pas grand-chose, mais c'est l'un des traitements essentiels. Au temps où les journalistes pouvaient encore pénétrer dans l'hôpital pour raconter nos difficultés, la photo d'Alex avait été publiée dans la presse américaine. Logique, avec son allure à la Morgan Freeman...

Alex bosse avec « le commandant » – il a tiré son surnom de sa passion des avions. Cette équipe a du génie. C'est toujours avec une immense gentillesse qu'ils font leur travail, même si le malade est dans un coma dépassé. Ils vous parlent du « petit monsieur » ou de la « petite dame » avec tendresse. Nous, on les appelle les vulcanologues à cause des courbes qu'ils obtiennent sur leurs instruments. Ces laboratoires d'exploration fonctionnelle sont essentiels pour les diagnostics. Mais, dans beaucoup d'hôpitaux, ils sont menacés. Déjà, la nuit et les week-ends, leur labo est fermé et il faut appeler une boîte privée...

Le personnel « ouvrier » de l'hôpital est dans le même cas. Des as de la serrurerie, de la plomberie, de l'électricité, de la menuiserie, que le projet hôpital-entreprise 2007 du gouvernement entend remplacer par des entreprises privées. Pourtant, eux, ils sont là, à n'importe quelle heure du jour ou de la nuit, pour réparer une machine en panne, un dégât des eaux dans une chambre, un lit mécanisé qui coince, une porte bloquée, un appareil de chauffage défectueux... Ces techniciens sont le moteur de l'hosto. Plus d'une fois ils nous ont permis de résoudre des situations d'urgence dans l'hôpital.

Et le jardinier ! Il arrive à recréer Versailles sur quelques mètres carrés. Régulièrement, on peut voir des malades, pied à perfusion à la main, cancer aux tripes, désespoir dans la tête, papoter avec lui en regardant un chèvrefeuille comme s'il s'agissait d'une forêt. Une dame avait rendez-vous avec un papillon, posé sur un arbre coincé entre deux tranches de béton : « Il est beau », avait-elle dit quelques jours avant de mourir... Ils sont bien précieux, ces jardiniers. Dans un univers de béton sale, de couloirs gris, de tristes bâtiments amiantés, ils vous permettent, avec deux ou trois pensées, quelques tulipes, de retrouver un peu de nature et de goût à la vie. Un petit miracle que sont incapables d'accomplir ces plantes en plastique « moins chères à l'entretien »...

Chaque hôpital a son Alex, ses ouvriers, ses jardiniers. Les postes de tous ces humains indispensables, qui contribuent au bien des malades et des familles, sont menacés de disparition, au nom de la rentabilité. L'autre jour, l'entreprise censée assurer la maintenance de la photocopieuse n'a pas voulu la réparer, car « on s'en sert trop » ! Parfois, les ascenseurs restent en panne pendant des mois. Quand le matériel de radioscopie a des ratés, on attend pendant des jours des entreprises privées qui refusent de se déplacer, car « l'hôpital ne paye pas », paraît-il... Le gouvernement n'en est même plus à laisser l'hôpital s'enfoncer dans ses difficultés. Il lui appuie sur la tête, pour qu'il coule plus vite, et avec lui les soignants, les personnels, les malades et les familles. Et gare à qui ose l'ouvrir !

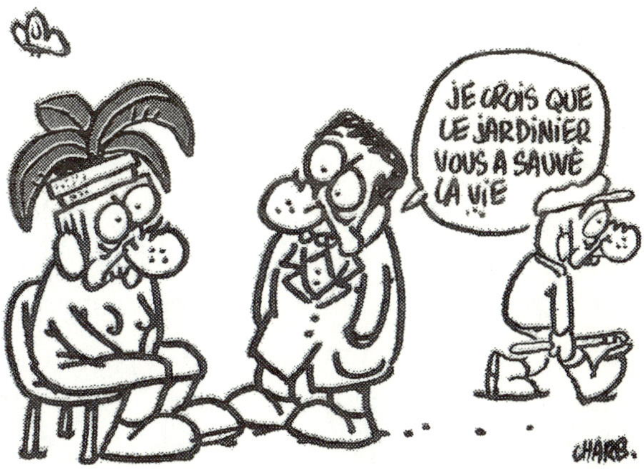
JE CROIS QUE LE JARDINIER VOUS A SAUVÉ LA VIE
CHARB.

LA FÊTE EST FINIE

1er mars 2006

Plus d'un an après, elle va beaucoup mieux. Mes collègues l'ont prise en charge. L'équipe des urgences est souvent marquée par ces cas de patients qui doivent être pris en charge dans des unités spécialisées. Et ça marche !

Elle n'arrivait même pas à dire bonjour à l'infirmière de l'accueil des urgences. Quand elle est entrée dans la salle d'attente, prétextant des céphalées, on aurait dit le sosie de Claire Bloom dans *Les Feux de la rampe.* Elle voulait de l'aide pour « ce qui peut arriver de pire à une femme », a-t-elle lâché dès le début de l'entretien. Une histoire de plus en plus banale : celle d'une agression sexuelle qui commence par une « sortie en boîte pour faire la fête avec une amie » rentrée trop tôt chez elle... Le prédateur repère sa proie et, dès le « je vous offre un verre », débute le drame : les boissons droguées. Nous avons retrouvé dans ses prélèvements des benzodiazépines, de la cocaïne, des opiacés et du GHB, la drogue des violeurs. L'intoxication médicamenteuse s'est poursuivie jusqu'au milieu de la nuit.

Tout a basculé lorsqu'elle a atterri dans cette chambre d'un hôtel au milieu de nulle part, avec ces trois hommes. La porte fermée, « on ne sort plus », a dit l'un d'entre eux. Le calvaire a duré le reste de la nuit, mais elle ne sait pas exactement ce qui s'est passé car les drogues utilisées par les violeurs sont amnésiantes.

Les trois tortionnaires l'ont obligée à boire tout ce qu'ils lui préparaient et à prendre de la cocaïne.

Les deux jours suivants, elle est restée prostrée chez elle, sans manger ni boire et pleurant sans cesse. Elle a d'emblée développé le syndrome de la victime : « Finalement, tout ce qui est arrivé est ma faute car je n'aurais pas dû accepter... Et puis ils vont me retrouver si je parle... » La honte de ce qui s'est passé, d'avoir été vue dans cet état, de ne pas avoir su faire face ni éviter le danger, tout cela a détruit l'estime qu'elle avait d'elle-même. Elle croit que le silence la protégera, sans se douter que son agression a engendré chez elle un mécanisme de protection fondé sur la terreur et la fuite. C'est son frère qui l'a conduite à l'hôpital, après l'avoir découverte prostrée chez elle.

De ses yeux de dix-neuf ans coulent des larmes de peine et de terreur, de sa bouche s'échappe ce message en boucle : « Je voulais pas. » Les parents sont arrivés, tout autant sonnés qu'elle. Son père la revoyait cinq ans plus tôt, avec son avenir forcément prometteur. Une môme sans histoire, « d'une gentillesse immense », dit sa mère, qui ne cesse de pleurer.

Comme elle est au chômage, avec pour seule ressource le RMI et sans CMU, elle croit qu'elle ne peut pas être aidée. Ce n'est qu'après trois jours d'hospitalisation, où l'on a commencé à soigner les conséquences physiques et psychiques de son agression, qu'elle a demandé à voir la police judiciaire. La plainte est indispensable pour que la victime s'en sorte. Mais combien ne se souviennent de rien, ont peur de porter plainte... Les agressions sexuelles sont un fléau qui se répand à une vitesse insoupçonnée. Et les campagnes de prévention dans les « milieux de la fête » sont trop rares...

Avec l'aide des psychiatres, et grâce au travail des policiers, qui ont arrêté les trois criminels, elle s'est peu à peu rétablie.

Même si rien n'est oublié. Trois mois après, elle va mieux et les assistantes sociales lui ont même trouvé un job. Mais elle n'arrive toujours pas à sourire.

Lorsque vous êtes en tête de pont pour l'aide aux victimes, vous n'avez qu'une envie : tout tenter pour éviter que ça arrive à d'autres. Dénoncer l'évolution et la progression de la criminalité est essentiel à la prévention. Notre utopie, c'est de vouloir à tout prix être utiles, soigner toutes les détresses. Et travailler dans un service public, afin d'être là, n'importe où et n'importe quand, pour secourir les victimes de ces gros cons de « barbares »...

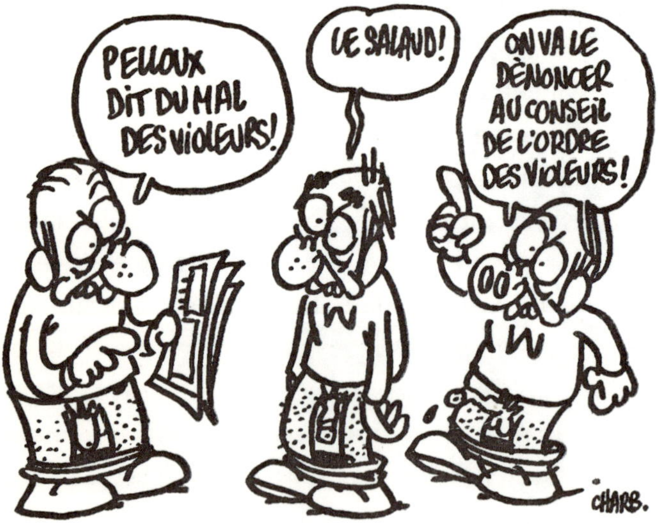
PELLOUX DIT DU MAL DES VIOLEURS!
LE SALAUD!
ON VA LE DÉNONCER AU CONSEIL DE L'ORDRE DES VIOLEURS!
CHARB.

SUR DES ROULETTES

15 mars 2006

Un an après, on a toujours les mêmes problèmes et toujours plus de malades sur les brancards !

Le brancard est de plus en plus un objet de première nécessité aux urgences. Avec les fermetures de lits, le manque de place dans des services débordés, les attentes interminables, les malades qui arrivent de plus en plus nombreux, le nombre de brancards augmente. En 1992, nous avions aux urgences de l'hôpital dix brancards pour les cinq salles d'examen et la salle d'observation. Aujourd'hui, on en a plus de trente. Dans la salle d'observation, certains jours, on a dû en aligner jusqu'à vingt-cinq les uns contre les autres, comme dans un parking. Pourtant, nous ne sommes parfois pas loin de dire, comme sur l'île de la Réunion aux prises avec le chikungunya : « Plus de lits ni de brancards ! »

Les brancards de jadis, ce n'était certes pas le grand confort pour les malades, mais ils avaient l'avantage d'être petits, maniables et avec des roulettes solides. Qui plus est, ils étaient entretenus par les services techniques de l'hôpital et pouvaient donc être rapidement réparés en cas de besoin. Puis les malades ont commencé à affluer et à rester plus longtemps. L'administration a donc acheté des brancards supplémentaires, un peu plus confortables : les « stryker ». Ils sont très chers et ils s'usent vite. Le contrat de maintenance coûte une fortune, car le plastique a remplacé la ferraille et ils se cassent souvent, sans pouvoir être réparés facilement – ainsi, les pieds de perfusion sont rafistolés à l'élastoplast pour tenir. Mais, avantage, ces brancards roulent bien.

Puis, de restrictions budgétaires en coupes franches, les nouveaux brancards sont arrivés. Pour les manœuvrer, il faut être culturiste. Depuis, on ne compte plus les collègues avec le dos en compote. Quant aux malades, ils découvrent les joies des brancards-tamponneurs dans les couloirs. Qui plus est, ces brancards ne peuvent supporter un poids supérieur à deux cents kilos, ce qui nous pose de sérieux problèmes de logistique, car nous recevons de plus en plus de malades obèses. On n'a pas fini de jouer au stock-car.

Encore plus drôle : avec l'application de la tarification à l'activité dans les hôpitaux, nous avons découvert que, pour obtenir des financements, nous devons désormais facturer une nuit d'hospitalisation pour les malades qui occuperont un brancard plus de six heures ! Croyez bien que le personnel n'apprécie guère, mais le plan Hôpital 2007 n'a que faire de nos remarques sur la qualité des soins ou sur le respect des malades et de la Sécurité sociale. De quoi se plaint-on ? Six heures sur un brancard dans une salle commune au prix d'une nuit dans un hôtel de luxe, c'est donné...

Le problème, c'est que, par saturation, on finit par ne plus voir le sordide de la situation : les brancards serrés les uns contre les autres, la malade qui dégage une odeur épouvantable, rangée à un mètre de celui qui saigne ou vomit, et à cinquante centimètres de l'agité délirant entravé... Le nez dans le guidon, on ne voit plus cette promiscuité. On a tort. Un jour, un grand directeur de passage aux urgences me fit part de son étonnement de voir un couple dormir ensemble sur un brancard. Mais il n'a pas ouvert de lit supplémentaire pour y remédier...

Allez savoir, si l'évolution se poursuit sur la voie de la rentabilité, peut-être bientôt n'aura-t-on plus du tout de lits : tout le monde sera hospitalisé sur un brancard. Et les personnels récalcitrants à l'ultralibéralisme seront, en guise de punition, affectés à la circulation.

Y A-T-IL UN MÉDECIN DANS LA MANIF ?

22 mars 2006

Je suis inquiet de l'impréparation des jeunes étudiants en médecine au monde du travail et de la survalorisation que l'on donne à ceux qui seront dans des bureaux ou professeurs. Tant que la médecine clinique de proximité, dite générale, ou de spécialité ne seront pas valorisées intellectuellement, la fracture entre l'évolution de la société et le monde médical sera de plus en plus douloureuse.

Comme beaucoup, j'ai marché dans la rue avec toutes ces générations solidaires, tous ces gens précaires ou non, motivés et débattant avec passion. Comme beaucoup, j'ai constaté que la grève dans les universités est très suivie. Mais, hélas, pas par tous ceux qui devraient la suivre.

L'autre matin, les étudiants en médecine débarquent pour leur stage aux urgences. On leur demande s'ils sont grévistes ou, au moins, s'ils se sentent concernés, s'il y a des AG pour parler de la précarité qui menace les professions de santé. Réponse cinglante : « Non, et on a un concours à préparer ! » Tous les jours, ils côtoient la misère, les malades, ils sont témoins des conditions de travail des médecins et des infirmières... Mais les murs des facultés de médecine restent propres.

Est-ce le corporatisme médical et l'individualisme qui les empêchent de s'intéresser aux problèmes de l'hôpital ? Ils pensent échapper aux CPE-CNE-CDD ? Ils se trompent. Leur avenir, c'est aussi la précarité. Ils ignorent qu'avec la mise en place du plan Hôpital 2007 ils dépendront d'un centre national de gestion, qu'ils seront nommés par des directeurs et des chefs de « pôles », que leurs salaires seront constitués en grande partie de primes et de parts variables en fonction de l'activité qu'ils auront produite, que beaucoup d'entre eux feront de la gestion et pas de la médecine. Les services vont être regroupés dans un seul but : la rentabilité économique.

Avant les années 1980, on évaluait la valeur d'un médecin aux soins qu'il apportait aux malades, à sa présence « au pied du lit », ou au chevet pour les généralistes. À cette époque, même les étudiants en philo pouvaient faire médecine... Puis arriva le culte de la publication dans les revues médicales américaines ou anglaises : « Sans publication, t'es un con », nous disait-on dans les amphis. Le discrédit des généralistes et des médecins prodigueurs de soins était lancé. Aujourd'hui, en ce début de millénaire, le bon médecin hospitalier est celui qui est en réunion. Demain, ce sera celui qui saura le mieux gérer et administrer. Dix ans d'études pour être rond-de-cuir...

Dans mon hôpital, nous allons avoir un « pôle » baptisé le plus sérieusement du monde UMP : urgences, médecine et psychiatrie. Le promoteur de ce projet a tenu à souligner qu'il faudra être attentif aux difficultés que pourront occasionner « les fortes personnalités » au sein du personnel... L'objectif est donc de virer les syndicalistes, les râleurs, et de ne garder que les « dos courbés » et, naturellement, les contrats précaires, susceptibles d'être virés à la moindre revendication. La Fédération hospitalière a révélé le 10 mars dernier que le déficit des hôpitaux atteindra 1,5 milliard d'euros en 2006 et qu'ils ne pourront plus fonctionner dans ces conditions. L'avenir s'annonce donc apocalyptique pour les générations futures, car il est bien évident que les économies seront faites sur le dos des personnels, à grands coups de suppressions de postes, de blocages des salaires et de conditions de travail toujours plus dégradées...

Les étudiants en médecine savent-ils que la « part variable » qui va être instaurée diminuera d'autant leur salaire et, donc, leur retraite ? Que certains « gestionnaires » commencent à demander aux femmes de ne pas faire d'enfants pendant la durée de leur contrat ? Que les mêmes veulent faire travailler les personnels à temps partiel à temps plein – pour le même salaire, cela va de soi – et se prononcent ouvertement pour un recours intensif aux médecins étrangers, car « moins chers » ?

Les futurs professionnels de la santé croient que leur avenir est assuré s'ils ont leurs examens. Mais ils se trompent lourdement sur la nature de cet avenir...

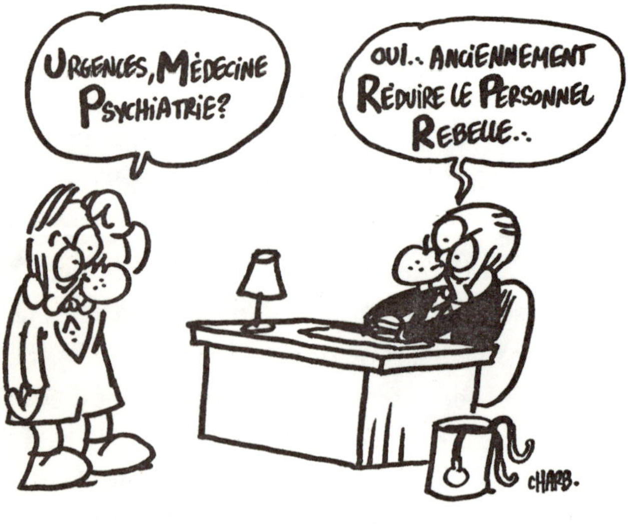
URGENCES, MÉDECINE PSYCHIATRIE?
OUI... ANCIENNEMENT RÉDUIRE LE PERSONNEL REBELLE...
CHARB.

TOUS ÉGAUX DANS LE SANG

5 avril 2006

Il ne faut pas oublier les scènes d'émeutes que nous avons vécues dans Paris, lors des manifestations du printemps 2006. Nous ignorions alors que, à peine deux mois après, la violence allait être très dure lors du Mondial de foot.

Plus l'heure tournait, et plus un climat particulier s'installait. Est-ce le même sentiment qui a gagné le cerveau et le cœur des gens lors des révolutions, de la Commune, des guerres, de la Libération de Paris, de Charonne ? Les pompiers qui amenaient les blessés nous décrivaient la réalité de la rue. « Ça commence à se battre dès le début du cortège, place d'Italie. » Tout le monde se préparait à la désormais routine de notre quotidien : aucun lit pour installer les malades, aucune place ailleurs à Paris, des collègues fatigués, des conditions de travail toujours plus difficiles. Tous les collègues ont été volontaires pour rester et accueillir sans délai les probables victimes de la manif du mardi 28 mars. Vers 16 heures nous n'avions plus d'attelles à l'accueil. Malgré l'affaire du syndicaliste de SUD, rien n'a changé : pas de moyens supplémentaires, et nous avons été prévenus du parcours de la manif par les policiers du quartier. On a bien reçu un message de la direction générale nous demandant de signaler tous les manifestants blessés. « Nous ne connaissons que des blessés, et pas des manifestants », leur a répondu le chef de service des urgences !

L'un de ces blessés, un vieil homme, a été encerclé, jeté à terre, piétiné et achevé à coups de pied avant d'être dépouillé. Il est resté seul sur le trottoir, ensanglanté. Personne n'a vu ce qui s'est passé, car la meute faisait écran autour de la victime, protégeant ainsi les tortionnaires. Peu importe les couleurs de peau, les âges, les tenues et les langages d'individus capables de tant de haine, de bêtise et d'une telle violence : ce sont des vrais cons, des néofascistes avec une note de vingt sur vingt sur la copie de l'inhumanité.

Même nos clochards habituels sont venus se réfugier dans l'hôpital, car il est fréquent qu'ils s'en prennent plein la gueule ! Puis ce fut une très belle journaliste danoise qui était montée sur une poubelle pour photographier le cortège : elle a été littéralement plaquée au sol et tabassée (en visant son visage), avant d'être elle aussi dépouillée : « Votre pays est fou », nous dit-elle en partant.

Nous avons reçu d'autres journalistes qui se sont fait arracher leurs magnétophones, caméras... L'un d'eux, qui venait d'assister à une échauffourée entre le service d'ordre et une bande de casseurs, s'est pris un coup de matraque sur le genou avant de recevoir les excuses du balaise qui lui avait mis le coup !

Quelques ados ont été dépouillés de leur iPod, leurs papiers et leur portable : « Ils nous ont repérés à cause de nos sonneries. » Une jeune fille a été traînée par la corde qui tenait son téléphone ! Il paraît que, vers 20 heures, les voyous ont été cernés par la police et les services d'ordre des syndicats. Mais on n'a vu aucun voyou ou casseur blessé aux urgences !

Plus tard, des bouteilles volaient place de la République. Un gendarme et un journaliste sont arrivés pour des plaies à la face : « On n'a jamais vu ça », répétaient-ils. Les services d'ordre et la police chargeant quasiment ensemble les casseurs pour protéger le cortège et les étudiants.

Mais malgré la consternation que l'on éprouve face à cette haine et à cette violence, elles-mêmes reflet de la violence que les gouvernants infligent au peuple, les manifestants ont raison de vouloir rester droits et sereins sur les valeurs de tolérance, de pacifisme et d'humanisme. On ne peut ni ne doit s'user à croire en un avenir meilleur.

FORZA ITALIA !

12 avril 2006

Pour répondre à Charb : non, je n'ai pas été son amant ! Cela dit, comme beaucoup de stagiaires, d'étudiants, de collègues... nous n'avons jamais eu de ses nouvelles.

C'était un début de mois d'octobre banal : nous n'avions plus que six internes au lieu de huit. Conséquence de la sélection, des concours, du manque de moyens budgétaires... Tout est bon, désormais, pour diminuer le nombre de médecins dans les hôpitaux. D'ailleurs, aux urgences, nous sommes aujourd'hui moins nombreux que lors de la canicule ! Alors, nous recrutons régulièrement des stagiaires dans le cadre des programmes d'échanges mis en place par l'Union européenne. Nous recevons très souvent, pour un semestre, des jeunes d'Allemagne, de Belgique, de Grande-Bretagne, d'Algérie, du Maroc... L'avantage, c'est qu'il est toujours intéressant de confronter les différentes habitudes de travail.

Un jour d'automne, elle a donc fait son entrée dans le couloir grisâtre des urgences. Elle ressemblait à Nicoletta Braschi dans *La vie est belle*, frêle, le visage sérieux. « Yeu m'appelle Francesca et yeu soui étoudiante italienne », a-t-elle dit dans un grand éclat de rire. Elle riait d'elle-même et de la situation. Elle débarquait du train Milan-Paris avec ses valises, pour un stage dans nos urgences. Avec l'arrivée de Francesca et de son accent, le service prit soudain un petit côté commedia dell'arte, les murs semblaient avoir été repeints aux couleurs d'Arlequin.

Évidemment, elle parlait avec les mains. Une gestuelle fabuleuse : le moindre mot était mimé avec les deux mains et une expression rigolote du visage, car il n'était pas du tout facile pour elle d'apprendre le langage médical français en quelques jours. On lui a appris à suturer, poser des drains, mettre des plâtres... La douleur thoracique expliquée à l'italienne enrobait l'infarctus du myocarde d'un charme enjoué et poétique qui faisait sourire même le malade. Lorsqu'elle expliquait ses pathologies à un grand-père sourd et dément, on se serait cru dans un film à sketches signé Dino Risi. En quelques semaines, elle était complètement intégrée à l'équipe, comme si elle avait toujours été là.

Un jour, Francesca se confia un peu plus et parla de l'Italie. La vie était devenue très dure. L'Italie de Berlusconi vue à travers le regard de cette jeune femme médecin était pathétique. Le pire, pour elle, c'était l'abrutissement de masse provoqué par les télévisions du « Caïman ». La censure, la destruction méthodique de la culture, la vie quotidienne devenue impossible... Elle avait vingt-huit ans et vivait encore chez son père, prof de philo. Les fins de mois étaient très compliquées, du fait du manque d'argent. Elle nous disait que tout avait basculé avec le populisme de Berlusconi : une aliénation générale, une fuite en avant qui la faisait penser à ce qu'elle avait appris de l'époque du Duce.

Elle nous raconta les filières de soins vers la France pour les transplantations, les malades qui vont se faire soigner sur la Côte d'Azur et qui sont obligés de payer en liquide : « Sinon, ils ne sont pas bien pris en charge. Alors les plus riches vont ailleurs... » Soixante millions de malades aux urgences par an ! Pour quinze millions en France.

Comme elle avait tous les papiers nécessaires, Hélène, à la direction du personnel, a accéléré les formalités pour qu'elle puisse toucher un salaire. Son premier. Elle n'y croyait pas. À son retour des vacances de Noël, elle avait rapporté du parmesan, des pâtes, des olives...

Un jour de février, elle est partie comme elle était venue. Moins triste que lors de son arrivée. Il faut croire que Paris est une ville favorisant l'amour, car son fiancé était revenu et elle regagnait l'Italie pour attendre la naissance de son premier enfant. Depuis, nous n'avons plus de nouvelles. Pour nous consoler, on se dit qu'elle repassera nous voir un jour. Comme elle nous a dit qu'elle avait beaucoup appris et qu'elle ne nous oubliera pas, on est heureux quand même...

MÉMÉ CHAMPOLLION

26 avril 2006

Pour combattre le temps qui passe, j'aime bien écrire sur la vieillesse. En tout cas, il doit exister une certaine modernité sociale à vivre avec sa vieillesse, avec autre chose que les regrets et la maladie... Et si vieillir était rock'n roll ? Regardez Iggy Pop, Paul Mac Cartney, les Stones... et si l'un des secrets du mieux-vivre vieux était la culture ? Je dis cela en pensant à mon ami Jack Ralite qui reste jeune, dynamique et créatif.

Ce jour-là, comme trop souvent, ce fut très difficile et très chargé. Aucun lit pour hospitaliser les malades, et les urgences arrivaient sans cesse. Les infirmières, Miad, Anne, Nolwen, Carla, Céline, n'en pouvaient plus. Toutes leurs phrases commençaient dans un souffle appuyé et se concluaient par « on se fait chier, non ? ». Leur affabilité avait été mise à dure épreuve. Depuis sept heures, plus de quatre-vingts malades avaient été inscrits. Soudain, alors que Christophe fermait les yeux d'une vieille dame, les portes en verre (toujours cassées) se sont ouvertes sur une sorte de caravane d'aventuriers.

Les pompiers avaient mis Aurélie sur un brancard et sa douzaine de valises sur un autre. On se serait crus au beau milieu d'un exode... À quatre-vingt-trois ans, elle venait de quitter ses Alpes profondes pour entreprendre ce voyage en Égypte. Mais, en se faufilant dans les étroites allées du TGV, elle est tombée. Des étudiants en médecine lui ont confectionné une attelle pour son poignet gauche avec une revue, car elle « ne voulait pas arrêter le train ».

À peine arrivée, elle presse tout le monde, parle fort, ne veut pas rester, s'affole, demande l'heure sans cesse... Mais le poignet est bel et bien cassé. Elle nous dit que sa fracture n'est rien à côté de ce qu'elle risque de rater : le rêve de sa vie. Elle a toujours voulu aller en Égypte, et ses motivations n'ont rien à envier à celles de Champollion. Elle est passionnée, déterminée et inébranlable. Sa décision est sans appel : elle ira ! Depuis des années, toutes ses économies de couturière, toute sa retraite de la Sécurité sociale, ont été consacrées à préparer cette aventure. Seule. Elle n'a peur de rien, et sûrement pas de cette fracture, « qui n'est pas grave, hein ? »...

Comme elle refuse d'être opérée et que sa fracture est peu déplacée, nous décidons de lui mettre une manchette plâtrée. Mais il n'est pas question d'interrompre le voyage vers l'Égypte. Elle veut et elle doit y aller. Nous lui expliquons que nous pourrions reporter le départ, appeler la compagnie, l'aider à annuler le séjour... « Plutôt mourir ! » Elle se dit prête, avec sa montagne de bagages, à prendre immédiatement le RER pour gagner Orly, pour y attendre son embarquement... qui est à 4 heures du matin, alors qu'il n'est que 15 heures ! « Ce n'est pas grave, j'attendrai, c'est mon plaisir, j'ai tout mon temps. » Elle a réservé elle-même son hôtel, prévu son itinéraire. Des années qu'elle prépare son projet, pas question de passer par un tour operator et de faire un bête voyage « clés en main » : « Ce n'est pas cela, l'aventure. »

Nous avons discuté encore un bon moment avec elle, afin d'être certains qu'elle n'était pas en pleine pathologie délirante, car il nous arrive régulièrement d'avoir des malades dans ce cas. Pendant que nous lui faisions son plâtre, elle nous expliqua que toute sa vie elle avait voulu aller voir les pyramides, le Nil, le musée du Caire, le Sphinx, Abou-Simbel, la nécropole, Louxor... Et voir si le soleil d'Égypte est le même que celui de Savoie. Ce n'est pas un simple voyage touristique qu'elle veut entreprendre : elle veut donner un sens à sa vie.

Nous l'avons finalement mise dans un taxi, direction l'aéroport. À l'heure qu'il est, peut-être est-elle en train de déambuler du côté de la Vallée des Rois, de tenter une danse de la joie à côté d'un marbre d'Osiris, de discourir avec une momie, de bâtir une pyramide de sable... Reviendra-t-elle ou a-t-elle prévu autre chose ? Du haut de ses quatre-vingt-trois ans, elle contemplait ce début de siècle et semblait vouloir profiter de toutes les richesses de la vie.

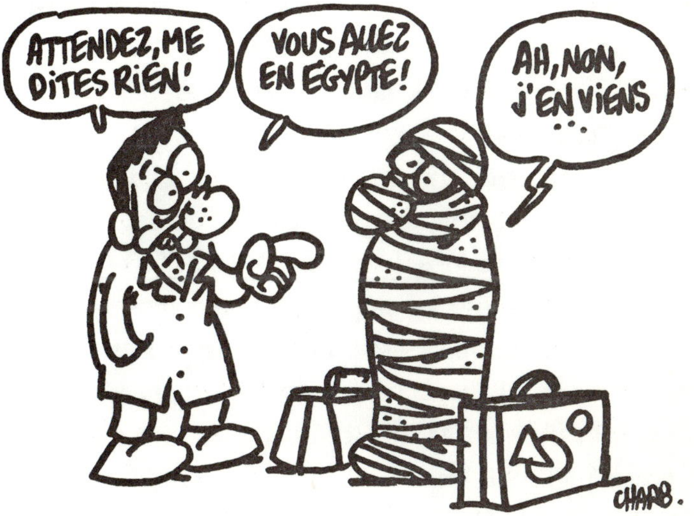
ATTENDEZ, ME DITES RIEN!
VOUS ALLEZ EN EGYPTE!
AH, NON, J'EN VIENS...
CHARB.

POUR 1,5 MILLIARD D'EUROS DE PLUS

10 mai 2006

Le couple santé et argent a toujours été un problème. Trente ans de plans Sécu et aujourd'hui la privatisation avance, nous poussant vers un système ultralibéral. Le paradoxe, c'est que, à ce jour, nous n'avons jamais autant cotisé alors que nos soins n'ont jamais été aussi peu remboursés.

Les urgentistes sont en grève le 11 mai. Comment faire autrement ? Il manque 1,5 milliard d'euros pour boucler le budget des hôpitaux en 2006. La Fédération hospitalière de France annonce à mots à peine couverts la suppression de 23 000 emplois. Il y en aura 40 000 selon la CGT santé. Il sera préférable qu'à l'avenir canicule et grippe aviaire se fassent discrètes...

Au cours des dernières années, les plans d'économie hospitaliers se sont succédé, toujours justifiés par l'alibi de l'équilibre des comptes. Restructurations, fermetures de lits et d'établissements... Depuis trente ans, tous les politiques font semblant de chercher des solutions. Pour appliquer les trente-cinq heures, il n'y a pas eu de recrutement suffisant. En attendant, ce sont les malades, les familles et les soignants qui trinquent. Les premiers meurent, les seconds pleurent, les derniers craquent.

Le plan Hôpital 2007 du gouvernement ne vise qu'une chose : en finir avec les hôpitaux publics et livrer une partie de la santé à la charité et aux œuvres religieuses. Jamais le déficit des hôpitaux n'a été aussi élevé, jamais la crise de confiance des professionnels de santé envers leur autorité de tutelle n'a été aussi importante. Des directeurs aux aides-soignants, des secrétaires aux médecins, des infirmières aux ouvriers, jamais le moral des personnels hospitaliers n'a été aussi bas.

La modernisation du service des urgences de Saint-Antoine est prévue depuis 1999 ! Un des directeurs de l'hosto, avec son équipe, a travaillé au projet avec une rigueur et un dynamisme exceptionnels. Mais, faute de moyens, cela ne se fera sans doute pas. Les politiques nous accusent, mais ne nous donnent pas les moyens de faire correctement notre travail. Et les malades attendent dans le couloir. Tout le monde s'est ému de la prise en charge de Cyril Ferret, le syndicaliste tombé dans le coma après une manif anti-CPE, mais rien n'a changé depuis que l'on a soi-disant découvert l'état des hôpitaux au moment de la canicule.

L'an dernier, 40 % de nos infirmières ont quitté le service, à cause du ras-le-bol, ou parce qu'une situation meilleure se présentait dans le libéral. Salaires insuffisants, conditions de travail en perpétuelle dégradation... Il ne faut pas s'étonner si ces jeunes n'ont plus envie de travailler à l'hôpital. De toute façon, dans les grands hôpitaux de Paris, Montpellier, Toulouse, on ne remplace pas les départs à la retraite et on ne signe plus que des CDD...

Et pour mieux pouvoir licencier les médecins hospitaliers, le gouvernement a fourbi ses armes : les pôles et le centre national de gestion. L'augmentation des contraintes administratives – plus du tiers du temps de travail hospitalier est désormais consacré à la codification et aux réunions – fait que de plus en plus de médecins deviennent « chefs de pôle » et font de la gestion alors que l'on a besoin qu'ils fassent de la médecine. Même le conseil de l'Ordre des médecins a émis « des réserves » – en clair : il est contre – sur la création des pôles, car le principe de « chefs » qui vont d'hôpital en hôpital juger d'autres médecins sur leur bonne conduite économique, avec la possibilité de leur infliger des sanctions, comporte un risque évident d'application du délit de sale gueule. Il ne va pas faire bon être une femme, un étranger, un syndicaliste… Ou, tout bêtement, pas d'accord avec le chef. Quant à la création du « Centre national de gestion », elle marque de fait la naissance de l'ANPE des médecins hospitaliers : tout praticien hospitalier pourra ainsi être licencié ou muté. Du jamais vu dans l'histoire des hôpitaux.

Bien entendu, cette grève permettra à certains d'expliquer qu'il est urgent de « réformer » l'hôpital. Dans quelques années, lorsque vous attendrez une vingtaine d'heures aux urgences, que votre opération sera reportée de plusieurs mois, que l'on exigera systématiquement des dessous-de-table pour vous soigner, que vous chercherez en vain une maternité pour accoucher, vous pourrez avoir une pensée émue pour ces grands penseurs libéraux…

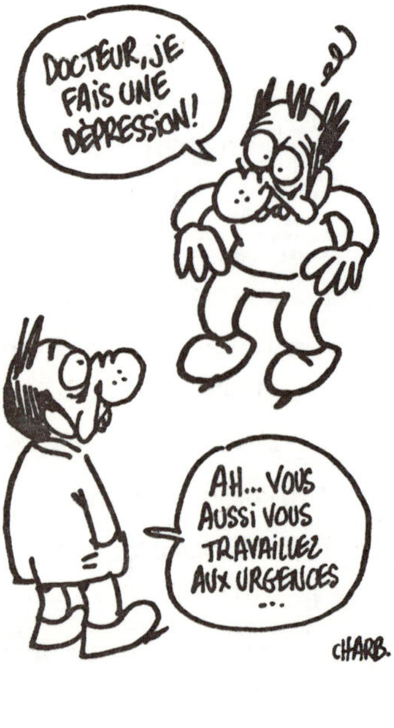
DOCTEUR, JE FAIS UNE DÉPRESSION!
AH... VOUS AUSSI VOUS TRAVAILLEZ AUX URGENCES...
CHARB.

COGNEZ MANÈGE !

17 mai 2006

La violence a toujours existé. Le paradoxe de cette chronique est dans le fait que ceux qui défilent commettent la violence qu'ils dénoncent.

Jeudi 11 mai, aux alentours de 16 heures. Les pompiers nous amènent deux jeunes ados, les vêtements couverts de sang, la tête pleine de plaies et d'hématomes, le nez défoncé. Le sergent nous dit : « Il y en a encore un bon paquet qui arrivent. Ça se bat de Bastille à Daumesnil. » En effet, les suivants débarquent, encore plus fracassés. Le sang dégoulinait de partout. L'un d'eux, un Noir, saignait à gros bouillons, les lèvres fendues en deux. Puis arrivent d'autres brancards, garnis de policiers, cette fois. Eux aussi ont eu droit à leur raclée. Sur le boulevard Poniatowski, ils ont démoli un escadron de gendarmes !

Ils, ce sont les forains, qui défilaient ce jour-là pour demander aux pouvoirs publics d'agir contre la violence à la Foire du Trône... Et surtout protester contre le projet de taxe sur les caravanes et exiger des emplacements en centre-ville.

Résultat du rassemblement : un marché saccagé – pourtant, il s'agit de l'outil de travail de commerçants itinérants, comme eux ! – et une belle ratonnade, comme les XIe et XIIe arrondissements n'en avaient pas connu depuis longtemps. Car, en même temps que les coups de pied, de bâton et de barre de fer, les insultes racistes ont plu dru. Et quand, place Daumesnil, des policiers ont tenté de protéger un petit groupe de jeunes du massacre, ils ont sévèrement ramassé. L'un des fonctionnaires s'est même fait traiter de « sale flic mouchard », alors qu'il tentait de sortir un gamin de dix-sept ans des pattes d'une douzaine de forains. Dans le couloir des urgences, allongé sur son brancard, le « sale flic » explique aux parents du môme qui le remercient qu'il ne faisait « que son job »... Sur le brancard voisin, un petit vieux, le nez en bouillie, raconte que, « chaque année, c'est de plus en plus violent dans le quartier ».

Évidemment, tous les forains ne sont pas aussi enragés, et beaucoup d'entre eux ont essayé d'arrêter le carnage. Mais on a tout de même vu arriver une douzaine de blessés, tous jeunes, tous de peau plus ou moins mate, dont la moitié au moins devra passer au bloc opératoire pour se faire réparer le nez. Impossible de savoir, au total, combien de personnes ont été agressées. Selon l'AFP, la manifestation était « bon enfant ». Vous auriez vu la gueule des enfants après la manif' !

À l'issue de cette petite sauterie conviviale, une délégation de manifestants a été reçue à l'Assemblée nationale et, dans la soirée, le ministère de l'Intérieur faisait savoir que les « préoccupations » des forains allaient « trouver une solution très rapide ». Le même jour, les médecins hospitaliers faisaient grève pour protester contre la politique de dégradation du système de santé. Dans le respect de la loi, sans troubler l'ordre public, sans même casser un flacon de mercurochrome et en assurant la sécurité des malades. Eux, en revanche, n'ont pas été reçus. Même pas un coup de fil.

Que faut-il en conclure ? Que ce gouvernement n'a que mépris hautain pour le dialogue social et ne respecte que la violence, les coups de force, les communautarismes et les corporatismes ? Tout porte à le croire, en tout cas. Ou alors, c'est qu'il pense que les Français ont plus besoin de manèges que de lits d'hôpitaux.

Un scénario identique s'est déroulé le lendemain à Metz : suite à une manif de forains, treize policiers ont été blessés. Dont un victime d'une fracture du crâne.

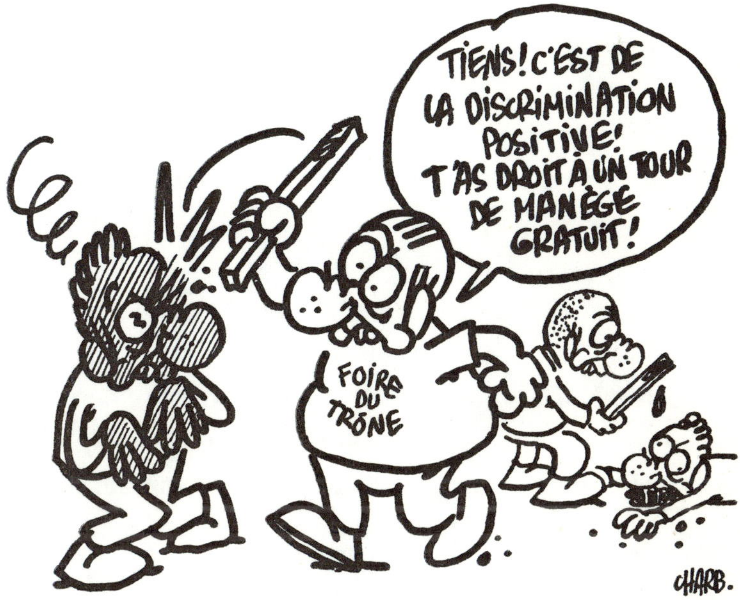
TIENS ! C'EST DE LA DISCRIMINATION POSITIVE ! T'AS DROIT À UN TOUR DE MANÈGE GRATUIT !
FOIRE DU TRÔNE
CHARB.

LE DRAPEAU NOIR FLOTTE SUR LA CROIX-ROUGE

24 mai 2006

Un an après, ces dispensaires de proximité ont fermé. Les services d'urgences de ces territoires ont vu leur fréquentation augmenter. Des comités locaux avec le soutien des syndicats (dont la CGT, FO) continuent à se battre avec l'aide des élus... En vain ?

S'il lui arrive quelque chose, Fatima dit qu'elle ne sait pas où elle ira, car près de chez elle il n'y a plus rien. Et elle ajoute à demi-mot qu'elle pense qu'on les abandonne aux bandes des quartiers d'Épinay... En quelques phrases, cette femme résume la situation sanitaire et sociale en Seine-Saint-Denis.

Malgré les grands discours dégoulinants d'hypocrisie sur les maux des banlieues, après les émeutes de décembre dernier, il ne s'est rien passé. Selon Jean-Christophe Lagarde, maire UDF de Drancy, « l'État n'a pas donné un centime supplémentaire ». Comble des symboles, les centres de santé de la Croix-Rouge de Drancy, d'Épinay-sur-Seine et du Blanc-Mesnil ferment. Depuis trente ans, les gens allaient s'y faire soigner. De plus en plus nombreux, car le département manque de médecins.

Le XIIe arrondissement de Paris étant voisin du « 9-3 », depuis quelques semaines nous accueillons aux urgences de l'hôpital Saint-Antoine de plus en plus de malades en provenance de ce département. Comme Karim, qui vient de Drancy pour une entorse qu'il s'est faite en jouant au foot : « Docteur, je sais pas où aller, il y a plus rien à Drancy. » Comme cette jeune femme, avec sa tuberculose et son seul RMI en poche. Comme ces Maliens qui nous amènent leur jeune ami, parce qu'il souffre de douleurs abdominales depuis plusieurs semaines. Comme cet autre, qui fait une sigmoïdite (inflammation du côlon) avec un choc septique. Il n'en serait pas là s'il avait été suivi...

Tous ces gens n'avaient plus d'endroit où se faire soigner. Ils ont bien essayé les médecins de ville, mais les dates de rendez-vous étaient trop éloignées, ou la couverture médicale universelle n'était pas acceptée.

La fermeture des centres du 93 a été décidée par le président de la Croix-Rouge – Jean-François Mattei, ancien ministre de la Santé de Jean-Pierre Raffarin – et son directeur général – Olivier Brault, ancien membre du cabinet de Jean-Pierre Raffarin –, au motif qu'ils ne seraient pas « rentables ». Mais ce n'est pas ce qu'on leur demande. La mission de la Croix-Rouge n'est pas de faire des profits économiques, mais de servir les plus démunis et d'être présente sur les terrains les plus défavorisés.

D'ailleurs, à propos de rentabilité, où sont passés les centaines de millions d'euros collectés lors du tsunami ? Est-il décent de pleurer le manque d'argent dans les caisses quand on a enregistré 3,4 millions d'euros de bénéfices en 2004 ? Est-il vraiment indispensable d'avoir recours, à grand renfort de campagnes de pub, à un top-model célèbre pour promouvoir la quête annuelle ?

Un groupe de représentants de ces centres de santé sacrifiés, accompagné de responsables politiques locaux de toutes tendances politiques, s'est rendu dernièrement au ministère de la Santé, afin d'alerter les pouvoirs publics. La Seine-Saint-Denis est le département de France qui compte le moins de médecins généralistes par habitant. Fermer ces centres est une aberration. Ils font un travail de proximité essentiel, leurs équipes sont formées, elles connaissent le terrain, elles constituent un lien social indispensable avec les populations meurtries par le chômage menacées par des bandes qui leur pourrissent la vie, à la merci d'intégristes religieux qui prolifèrent sur la désertification sociale...

Alors, malgré tout le respect que je porte aux femmes et aux hommes pétris d'humanisme et de générosité qui font en ce moment la quête aux carrefours, je ne donnerai plus une seule pièce à la Croix-Rouge française tant que ses dirigeants feront passer l'économie de marché avant la santé publique.

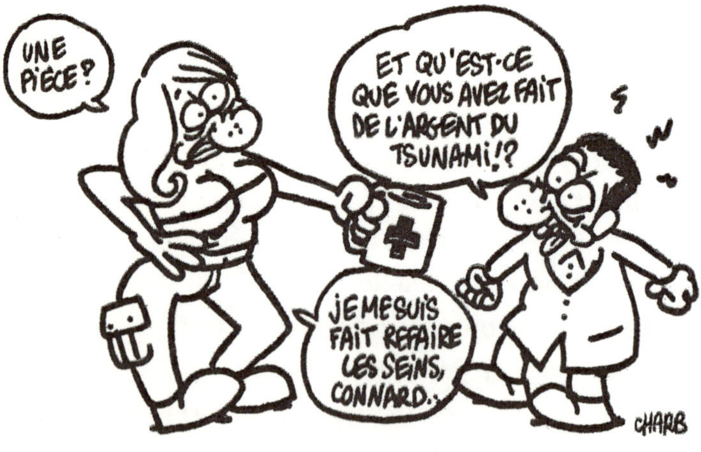
UNE PIÈCE?
ET QU'EST-CE QUE VOUS AVEZ FAIT DE L'ARGENT DU TSUNAMI!?
JE ME SUIS FAIT REFAIRE LES SEINS, CONNARD.
CHARB

PLAN VIEILLESSE OU PLAN MÉDIAS ?

31 mai 2006

Vous pourriez croire que c'est facile d'écrire sur les vieillards ou que c'est démagogique, ou encore répétitif. Pas du tout. En un an, rien n'a changé pour eux... et nous serons les premiers concernés demain ! En parler est donc un égoïsme... Suis-je alors un salaud puisque je fais peut-être cela pour mon petit avenir ? En tout cas, un an après, alors que ce plan vieillesse n'a rien donné de concret, l'état de santé des personnes âgées a donné lieu à un ouvrage, On achève bien nos vieux, *de Jean-Charles Escribano (Oh ! Éditions).*

Quand on est une personnalité politique en baisse de popularité, rien ne vaut une belle photographie en compagnie d'un petit vieux dans une maison de retraite fleurie. Le Premier ministre l'a bien compris. Si, en plus, à cette occasion, on annonce un « plan » sur dix ans, c'est encore mieux : on donne ainsi l'impression qu'on travaille, même si l'urgence ne se calcule pas en années, mais en semaines.

Villepin annonce trois mille places de maintien à domicile sur cinq ans, alors qu'il en faudrait au moins trois fois plus. Il promet des moyens pour la recherche sur la dégénérescence neurologique, alors que le comité Sauvons la recherche attend toujours qu'on réponde à ses revendications. Quant aux innombrables fermetures de lits prévues pour l'été prochain faute de personnel, le Premier ministre n'y pense même pas. Il n'y a pas le feu, c'est dans un mois...

Mauricette, elle, s'en fout. Ça fait dix ans qu'elle passe ses après-midi avec Derrick et ses débuts de soirée avec Julien Lepers. Dix ans sans sortir de son sixième étage, avec son chat pour seul confident. Jadis, elle habitait en France. Puis, avec le temps, son pays s'est limité à Paris XIe, puis à son palier, et, enfin, à son appartement. Pas d'ascenseur, donc impossible de descendre. Dix ans dans cette prison dont les barreaux sont son grand âge et son statut social : âgée, un peu handicapée, très peu de ressources.

Son mari est mort, les enfants aussi, plus de famille... Son médecin a vieilli avec elle et n'a pas trouvé de remplaçant lors de son départ à la retraite. La femme qui s'occupait d'elle a, à son tour, pris sa retraite. C'est elle qui avait essayé de la placer dans une maison de retraite, mais il n'y avait pas de place avant six à neuf mois. Une éternité, à son âge. Les services sociaux de la mairie ont bien tenté de l'aider, mais elle a refusé de se retrouver cloîtrée dans un hospice du genre Les Lilas bleus... Elle voulait rester chez elle, avec les photos, les bouquins, les bibelots et sa pendule bloquée sur l'heure des années 1950.

Elle a tenu jusqu'à l'épuisement de ses réserves alimentaires. C'est son voisin, l'étudiant de la porte en face – les jeunes et les vieux très pauvres habitent souvent les uns à côté des autres, dans les logements les moins bien lotis –, qui a appelé les pompiers. À son arrivée aux urgences, elle a réclamé son chat. Les pompiers n'en avaient pas vu chez elle... Dans ses yeux de quatre-vingt-dix ans, il n'y avait plus aucune volonté de vivre. Son bilan n'était pas fameux et, selon toute probabilité, son infarctus du myocarde remontait à quatre ou cinq jours. Après qu'elle ait passé vingt-quatre heures sur un brancard, on a enfin pu lui trouver un lit.

Elle ne voulait pas venir à l'hôpital. On aurait pu la croire folle, mais ce n'était pas le cas. Elle évoquait, avec pessimisme mais lucidité, son existence malheureusement typique tout entière faite de misère contemporaine. Avec l'aide-soignante qui lui faisait sa toilette, elle parlait de son passé, ponctuant son récit de : « Laissez-moi, tout ça, c'est fini »... Deux jours après, elle s'est endormie et ne s'est pas réveillée. La veille au soir, elle s'était appliquée à ranger les deux ou trois affaires de toilette que l'Assistance publique donne aux plus démunis. Comme personne n'a réclamé le corps, elle est partie avec les indigents.

Les mesures annoncées par le gouvernement pour les personnes âgées, non contentes de n'être même pas financées, sont ridicules par rapport à l'ampleur des besoins. Il serait temps que les responsables politiques comprennent une chose : avoir sa photo dans le journal aux côtés du ministre qui vous tend un verre d'eau ou vous passe une pantoufle, ça ne suffit pas à remplir une fin de vie.

ÇA VA COMME UN LUNDI

7 juin 2006

Paris s'éveille *pourrait être le fond musical de cette chronique. Même à Paris, sous la couche de pollution, le lever du soleil reste toujours aussi magique.*

Comme dans tous les hôpitaux, à 7 heures du matin, les équipes de nuit croisent celles de jour. Les yeux cernés regardent arriver les cheveux ébouriffés, tout juste sortis du lit. À l'office, où les équipes se croisent, le silence est ponctué de vagues saluts, de chuchotements. Il y en a bien un qui tente de parler de Roland-Garros, mais tout le monde s'en fout. Le problème, c'est le malade intubé pour lequel aucune place en réanimation n'a été trouvée dans la nuit sur Paris.

En ce début juin, les lits commencent à être « fermés » pour l'été. Dans la nuit, ils ont été chercher des brancards supplémentaires. Une infirmière ne viendra pas : son fils est malade et personne ne peut le garder, car elle vit seule. Nous serons encore en sous-effectif. La semaine commence bien...

On rigole de tous ces accros au roller qui ont voulu faire la course du vendredi soir dans Paris et qui ont fini dans le plâtre. Sans parler de celle qui s'est cassé le genou en essayant sa première paire de rollers dans le magasin... Mais, après tout, ce n'est pas plus idiot que les accidents de jardinage qui ont déferlé samedi. Aux beaux jours, le week-end, le citadin aime à se transformer en débroussailleur de forêt, avant de finir aux urgences, les pieds et les mains finement tranchés par sa tondeuse à gazon ou son taille-haie.

Les infirmières énumèrent ce qui manque en réserve. Les aides-soignants commencent à descendre en radio les malades, car la radio des urgences est fermée pour au moins deux mois : il faut changer le matériel. La moitié des ascenseurs est en arrêt pour désamiantage. Paradoxe de cet hôpital truffé d'amiante, et pourtant très fréquenté par des pneumologues et des cancérologues qui ne se sont jamais mobilisés contre la présence de cette saloperie sous leur nez...

En buvant l'immonde café de la machine, on se félicite d'avoir refusé en bloc la télé en salle d'attente : une bonne âme voulait que les malades puissent voir le foot !

Il est déjà 8 heures, les médecins de nuit et de jour s'échangent les dossiers. Deux douzaines de malades ont passé la nuit sur des brancards. Pas de lits. Les quatre qui ont tenté de se suicider attendent le psychiatre. Dans la matinée, les personnes âgées iront dans d'autres hôpitaux, en banlieue. Certaines ne veulent pas, car c'est trop loin.

Les fêtards de la nuit s'arrachent péniblement de leur brancard après avoir décuité. Ils ne savent pas ce qu'ils font là, avec leur gueule de bois. Celui qui traitait les infirmières de salopes ne s'en souvient pas et regarde avec étonnement son petit costume de jeune loup couvert de vomi. Pour ce jeune homme, nous sommes « des fonctionnaires nantis ». Il jure qu'avec Sarkozy tout changera. Lui, à coup sûr, ne changera pas.

Nos clochards habituels repartent en soliloquant sur la baignoire et la douche, cassées depuis plus d'un mois. Sans doute retournent-ils picoler. Ils ont usé tout le système social, toutes les associations. Pour devenir aujourd'hui des exclus de l'exclusion.

Un infirmier a eu une contravention hier. « Demande à Chirac une amnistie, toi aussi, tu sers la France », lui conseille un collègue. Une autre, qui s'est fait voler son vélo l'autre jour, explique que porter plainte « ne sert à rien, ils ne les retrouvent jamais », comme lui a dit un des flics de nuit croisé par là...

Un matin comme les autres, bien loin des préoccupations de nos responsables politiques. Pourtant, tous ces aides-soignants, ces infirmières, ces cadres et médecins hospitaliers qui travaillent pour le service public sont tout aussi honorables – sinon plus – que les sportifs de haut niveau qui finiront un jour ou l'autre à l'hôpital.

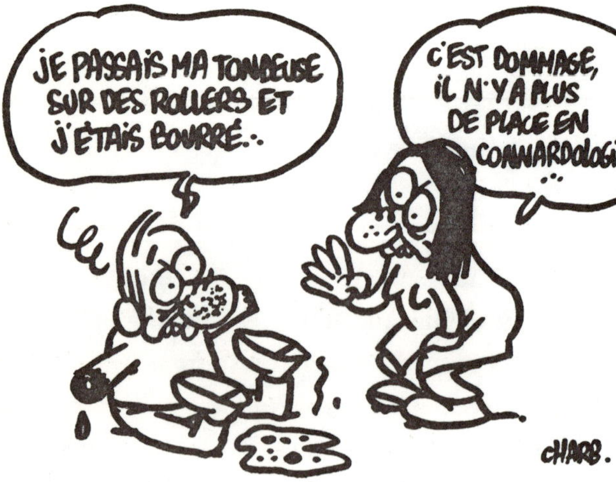
JE PASSAIS MA TONDEUSE SUR DES ROLLERS ET J'ÉTAIS BOURRÉ...
C'EST DOMMAGE, IL N'Y A PLUS DE PLACE EN CONNARDOLOGIE...
CHARB.

VIVEMENT LA NUIT DU 4 AOÛT !

14 juin 2006

Un an après cette chronique, le directeur général de l'APHP, monsieur Leclerc, a décidé d'une enquête sur l'activité privée dans les hôpitaux publics de Paris.

Le 2 mai dernier, la Cour des comptes a rendu un rapport sur les personnels des établissements publics de santé. Pour la première fois y sont dénoncées des dérives que le système hospitalier connaît depuis longtemps, et que la mise en place de la nouvelle « gouvernance » des hôpitaux devrait encore accentuer. Bref, ce rapport est un vibrant plaidoyer pour l'abandon des logiques néolibérales.

En outre, il contient un véritable scoop : la circulaire sur le temps de travail des universitaires du 6 mai 2003 est illégale. À l'époque, on négociait le décompte du temps de travail des médecins. Alors que tout salarié a un rythme en heures, le corps médical hospitalier choisissait alors la demi-journée. Le flou ainsi créé permit à quelques-uns d'avoir des demi-journées de quelques minutes seulement et d'autres de six heures... Ce n'est plus un privilège, c'est un vortex spatio-temporel !

Mais ce n'est pas l'effet le plus grave de cette circulaire. Les représentants de la Cour des comptes révèlent que le gouvernement n'a pas tenu compte d'une autre circulaire, de 1962, « précisant que les gardes [des médecins universitaires] sont intégrées dans le temps de travail de nuit ». Or il faut savoir que tous les médecins praticiens hospitaliers qui travaillent de nuit sont payés 250 euros la nuit (210 pour les médecins étrangers), tandis que les universitaires sont payés 450 euros – ce qui représente, au passage, le tiers du salaire de base mensuel d'une infirmière –, au prétexte qu'il ne s'agit pas de « temps de travail hospitalier ». Seulement, la circulaire de 1962 dit le contraire : la nuit, c'est du travail hospitalier, pas universitaire. Du coup, la Cour remarque que « les différences sont notables entre personnels hospitalo-universitaires et praticiens hospitaliers, tant dans la définition du temps de travail que sa durée ». Pour faire bon poids, les tableaux de service, obligatoires pour les infirmières, le semblent moins pour d'autres catégories de la profession : « Ces tableaux, note la Cour, devraient permettre de connaître le temps de travail des médecins mais sont rarement produits à l'administration »...

Plus loin, les magistrats évoquent également l'« opacité des rémunérations complémentaires des médecins », liées à leurs liens avec l'industrie pharmaceutique et à leur activité privée ou d'expertise, déplorant que ces rémunérations s'effectuent « en dehors de toute réglementation » – sans compter que, comme l'ont révélé récemment des revues indépendantes comme le *Lancet*, le *British Medical Journal* et la revue *Prescrire*, ces revenus influencent le jugement des universitaires dans les résultats des études.

Selon la Caisse nationale d'assurance maladie, 4 212 médecins hospitaliers publics exercent en plus une activité libérale, pour un montant total de 257 millions d'euros. Individuellement, le pactole va de 27 800 euros pour un endocrinologue jusqu'à un million d'euros par an pour un chirurgien professeur universitaire parisien ! Au final, naturellement, ce sont les malades qui trinquent : « Il n'y a pas de rendez-vous avant six mois, sauf en privé... Demain, ça vous va ? »

Dans n'importe quelle autre profession, on appellerait ça de l'abus de bien social. Mais la médecine semble être au-dessus des qualifications. Ainsi, toujours dans le rapport de la Cour des comptes, on trouve le cas de cet ex-directeur de l'Assistance publique-Hôpitaux de Paris, condamné pour corruption en 1996 et 2005, mais dont la peine d'interdiction d'exercer n'a jamais été exécutée, ce qui fait qu'il a perçu, indûment, 400 000 euros de rémunérations... Il a en outre bénéficié d'un logement de 150 mètres carrés jusqu'à son départ en retraite.

Pendant ce temps, les infirmières n'arrivent pas à se loger faute d'un salaire suffisant et l'État refuse de reconnaître leurs trois années d'études effectuées – actuellement, une infirmière est considérée bac + 2 – afin de ne pas revaloriser leur traitement. Il est vrai qu'il n'y a pas beaucoup d'infirmières au gouvernement ou à l'Assemblée. Des médecins, en revanche..

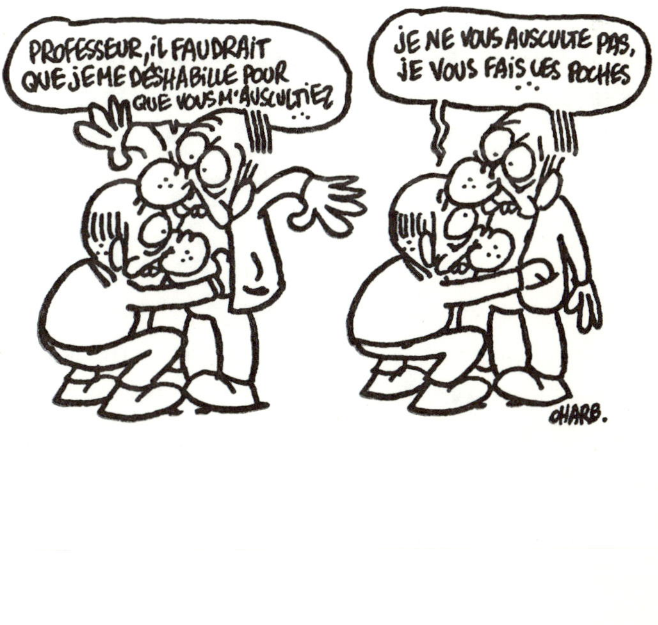
PROFESSEUR, IL FAUDRAIT QUE JE ME DÉSHABILLE POUR QUE VOUS M'AUSCULTIEZ
JE NE VOUS AUSCULTE PAS, JE VOUS FAIS LES POCHES
CHARB.

SANS DOULEUR

21 juin 2006

Il y a des personnes qui disparaissent et qui nous manquent. À l'hôpital comme ailleurs. Il y a des personnalités médicales fabuleuses, avec un fond d'humanisme sans limite et une compétence professionnelle sans faille. Je m'aperçois qu'on ne dit pas assez aux gens que nous les aimons quand ils sont vivants... On ne devrait jamais remettre à demain un bon moment de convivialité, rester le plus souvent avec ceux qu'on aime et bannir le mot « regret ». Le bonheur se cultive au jour le jour.

Les quinze millions de personnes qui viennent dans les services d'urgences chaque année ont toutes un point commun : la douleur. Physique, morale, chronique, aiguë, petite ou grande, la douleur des uns n'est pas celle des autres. Pendant des années, notre culture catho-maso, avec sa « douleur rédemptrice du mal », a fait des ravages. Sans parler du fameux « enfanter dans la douleur ». Encore aujourd'hui, dans les bouquins de médecine, il n'est pas rare de lire : « Ne traitez pas la douleur, car cela masque les signes cliniques. »

Au milieu des années 1980, pourtant, un médecin s'est mis à travailler sur la douleur : le docteur François Boureau. Il s'amusait beaucoup du paradoxe entre son nom et son combat. En vingt ans, il s'est attaqué à la douleur sous toutes ses formes, démontrant non seulement qu'elle pouvait être vaincue, mais que le fait de la combattre améliorait la vie du malade et facilitait sa guérison.

Mais la lutte contre la douleur était aussi une lutte politique. L'accès à la morphine était réservé, sous prétexte que « si tu donnes de la morphine, le malade devient dépendant ». Vous imaginez les grands brûlés, les accouchements difficiles, les fractures, les métastases... Au début des années 1990, j'ai fait un remplacement en ville et je suis tombé sur une femme qui n'avait qu'un petit peu de Valium pour la calmer de son cancer généralisé. Ainsi, en attendant la mort, elle souffrait le martyre. Ses proches n'en pouvaient plus de la voir agoniser. Autre exemple : les douleurs abdominales. La mode consistait à mettre des poches de glace sur le ventre du malade en attendant parfois des heures que le chirurgien sorte du bloc.

Il fallait donc, d'urgence, modifier des lois et créer des unités de lutte contre la douleur. Notre Boureau, face à l'inertie des pouvoirs publics, n'a pas baissé les bras. Éconduit par la faculté de médecine car il n'avait pas le cursus nécessaire pour devenir professeur, il s'est tourné vers Bernard Kouchner, alors ministre de la Santé. La morphine commença ainsi à être prescrite plus librement, malgré les réticences de nombreux médecins. Les protocoles de lutte contre la douleur ont vu le jour.

François Boureau, de son côté, monta une unité de lutte contre la douleur dans son hôpital. Une unité mobile, susceptible d'intervenir pour soulager n'importe quel malade dans l'hôpital, constituée d'infirmières, de psychologues, de kinésithérapeutes, de psychiatres et de physiologistes. Il réussit à créer un diplôme spécifique, pour former les médecins à comprendre et à combattre la douleur, ainsi qu'une fondation...

Son intelligence a été de s'entourer de femmes et d'hommes qui sont parvenus à développer, enfin, une culture de lutte contre la douleur. Le gouvernement aurait bien tort de revenir sur ces lois qui ont rendu plus simple l'accès à la morphine.

Nous discutions souvent de nos difficultés communes. Je le revois encore, tard le soir, traverser les couloirs de l'hôpital pour aller voir un malade afin de calmer ses souffrances. La dernière fois que j'ai croisé François, nous avions parlé de notre projet d'un lit dédié à la fin de vie, afin de rendre plus confortable, moins pénible, la mort des malades. Un lit dans une chambre spacieuse, pour que les familles puissent venir. Avant de nous séparer, il me dit : « Tu sais, ton combat pour les urgences, il est identique à celui que j'ai mené contre la douleur. Il n'est pas seulement médical, il est aussi social, culturel et institutionnel. Il faut tenir, Pelloux, même quand c'est dur, parce que tu as raison »...

C'était il y a un an, quelques jours avant sa mort accidentelle. Il me manque beaucoup, comme il manque à toute son équipe, qui continue de bosser comme s'il était toujours là. Voilà, j'ai eu le bonheur de passer un peu de temps avec un homme exceptionnel. Grâce à lui, les douleurs en France ont pris un sacré coup sur la gueule.

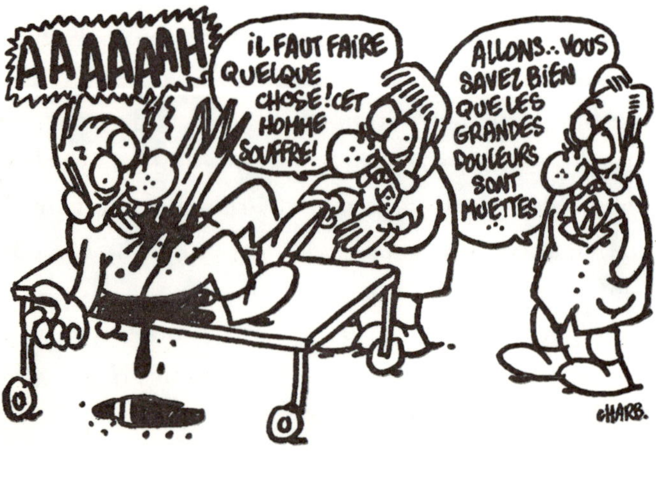
AAAAAAH
IL FAUT FAIRE QUELQUE CHOSE ! CET HOMME SOUFFRE !
ALLONS... VOUS SAVEZ BIEN QUE LES GRANDES DOULEURS SONT MUETTES...
CHARB.

SURFACE DE RÉPARATION

5 juillet 2006

Moins d'un an après cette chronique, un flic tuait à Paris un jeune pour se défendre après un match au parc des Princes. Début 2007 un policier était lynché en Italie lors d'un match... Ne donnons plus les scores des matchs de foot mais le nombre de tués et de blessés chez les supporters !

Après le match Brésil-France, nous avons vécu avec les pompiers et les services de secours une des nuits les plus dures qu'on ait connues à Paris.

Tout a commencé avec un carnaval créole salement perturbé par des bandes aux techniques de guérilla urbaine. Elles ont attaqué un supermarché près de l'hôpital, cassé les vitrines des petits commerçants, massacré un policier et un homme qui lui portait secours... La police, totalement débordée, ne pouvait que regarder se développer des espaces de non-droit et de violence. Nous étions en fin de journée, et l'hôpital tournait à plein régime.

Comme pour tous les matchs annoncés à grands coups de médias, le calme est apparu comme par miracle vers 20 heures. La ville s'endormait-elle ? Non, elle émettait un bruit de masse à chaque action, comme un souffle rauque, un grognement de « ah ! » et de « oh ! ». Nous étions bien occupés avec les blessés, dont un est décédé avant son arrivée aux urgences, encore des victimes d'agression. Mais, paradoxalement, les autorités nous demandaient de nous mobiliser pour la canicule alors que nous étions submergés par la violence !

À la fin du match, ce fut l'explosion. Des bagarres ont immédiatement éclaté à Bastille, Nation, République et Bercy. Les policiers nous ont parlé d'émeutes, les pompiers nous amenaient les victimes par trois ou quatre. « On les ramasse vite, pour éviter qu'elles se refassent taper dessus en attendant les secours », nous dit un major des pompiers. Un policier nous avoua ne plus rien contrôler entre République et Bastille, faute d'effectifs. Vers 2 heures, on vit arriver les plaies par couteau, ciseaux, cutter, tournevis...

On n'en a jamais vu autant en une seule nuit. Les visages peints en bleu, blanc, rouge, les victimes se faisaient dépouiller de leurs biens. Un père de famille a été massacré par une bande devant ses enfants : « Je voulais leur montrer la fête, car ils aiment l'équipe de France. » La fête populaire devint alors un affrontement géant, tous les prétextes étaient bons pour la castagne. On a même eu un blessé victime d'un coup de hache ! Un autre a crié « Vive la France ! », ses agresseurs l'ont tabassé pour le forcer à hurler le nom d'un autre pays. Dans les yeux des victimes, la violence a changé le tricolore en rouge et noir.

Sans oublier ceux qui ont redoublé d'exploits : escalader la colonne de Juillet à la Bastille ou la statue de la République, complètement ivres. Un autre, avec son beau maillot « Zidane », s'est empalé sur l'une des pointes d'une grille qui entoure le Génie de la Bastille. C'est passé à un centimètre de son cœur. Une dame âgée tendait son tee-shirt à sa fenêtre : ils lui ont tiré sur le bras, lui cassant le poignet. C'était comme une fête orgiaque : plus aucune valeur ne les retenait. Cette jeune femme violée par un petit groupe l'a appris bien malgré elle.

Des Portugais, en maillot, ont voulu jouer un match sur la place de la Bastille. Le ballon leur a été volé et ils sont passés du foot au combat de rue. Les collègues de garde des autres services d'urgences nous ont appelés : voitures incendiées sur les Champs-Élysées, comme ailleurs. À Lille, un type a sorti un fusil et a tiré soixante balles, blessant une dizaine de personnes.

Ce qui est en même temps formidable est la mobilisation des services publics hospitaliers, qui ont réagi avec une grande efficacité malgré le peu de moyens. Ils sont l'image de l'organisation solidaire du pays en cas de drame.

Le plus inquiétant est peut-être que chaque manifestation populaire soit désormais l'occasion de violences incroyables, en toute impunité. Pourtant, quelques heures avant le match, le réseau d'Éducation sans frontières manifestait pacifiquement pour empêcher le gouvernement de virer hors de France les enfants sans papiers qui sont scolarisés : aucun blessé, ni débordement... Mais peut-être ne regardent-ils pas le foot ?

BABALLES TRAGIQUES

12 juillet 2006

Nous connaissions la violence des Fêtes de la musique et, désormais, il faut faire face à la fureur des débordements les soirs de matchs de foot. Du pain et des jeux, disaient les Romains... Des pains et du foot plusieurs siècles après !

Lors de la Coupe du monde de 1998, nous avions eu les cohortes de patients complètement ivres et les victimes de bagarres traditionnelles. Si l'on excepte l'incident de la voiture qui avait percuté la foule sur les Champs-Élysées, car la conductrice avait eu peur de cette horde en liesse, et le CRS lynché par des hooligans, rien que du très banal. C'était une époque sans happy slapping... Bref, une autre civilisation, vue de ce mois de juillet 2006, alors que le bilan du Mondial est, au moment où j'écris, c'est-à-dire à quelques heures de la finale, d'une douzaine de morts.

En cet après-midi du dimanche 9 juillet, le dispositif prévu pour faire face à la « fête » est tout à l'honneur des services publics. Les fonctionnaires de police savent déjà qu'ils s'en prendront plein la gueule sans raison le soir venu. Ils connaissent à peu près l'heure où les badauds égarés se feront massacrer. Les pompiers et le SAMU, tout comme les journalistes, ont peur de se faire caillasser. Oui, quelque chose a changé depuis 1998...

Aux urgences, tout a été renforcé comme à la veille d'une bataille. Les équipes appréhendent la soirée qui s'annonce

– beaucoup plus que les manifestations contre le CPE, qui n'ont fait aucun mort. Mais tout le monde a répondu présent, des infirmières aux étudiants en médecine en passant par les directeurs adjoints, les urgentistes et les chirurgiens. Malgré tous les coups portés par le gouvernement pour casser le service public hospitalier, il est – heureusement – toujours debout pour répondre à ses missions.

Il faut dire que la demi-finale nous a bien entraînés. Les services d'urgences de toute la France ont vu déferler un impressionnant cortège de victimes. Même avec le temps et l'habitude, nous restons ébahis par autant de violence. Des gens qui ne se connaissaient pas, qui ne se seraient même pas jeté un regard en se croisant dans l'escalier, sous prétexte qu'ils avaient le visage peinturluré en bleu, blanc, rouge, se sont sautés dans les bras en hurlant : « RRRAAAHHH ZIZOUUU ! » Mais comme ils n'étaient pas d'accord sur les publicités où il apparaît, ils se sont battus...

Encore plus ridicule : un aveugle se baladait le soir du match contre le Portugal : des types lui ont volé sa canne blanche en beuglant : « Allez la France ! » Nous étions plus consternés que lui. Il a gardé le sourire en nous demandant un taxi. « Mais ne lui dites pas que j'habite Pantin, sinon il ne m'emmènera pas ! Je lui indiquerai le chemin une fois dans la voiture. »

Les jeunes qui se sont tués en moto car ils chantaient « Vive la France ! », celui qui a sauté dans le fleuve pour fêter la victoire et qui s'est noyé, cette femme morte parce qu'elle s'était assise sur la portière de sa voiture pour brandir le drapeau, tous ont réagi comme si le score avait perturbé leur équilibre mental et se sont crus libérés de toute contrainte rationnelle. Un vieil homme qui promenait son chien s'est même fait agresser par des crétins qui voulaient peindre le clébard en bleu blanc rouge. Ils ont finalement cogné le petit vieux, parce qu'il voulait récupérer son chien… Rassurez-vous, tous les deux vont bien, car aux urgences on s'occupe aussi des accompagnants, même s'ils ont quatre pattes.

Pourquoi les journalistes ont-ils passé sous silence toutes ces violences, terminant simplement leurs récits sur la liesse tricolore par « quelques incidents en marge des rassemblements » ? Si les mouvements de grève dans les usines, si les manifestations des syndicats, des sans-papiers, des chercheurs, des personnels hospitaliers, des intermittents ou des étudiants entraînaient ne serait-ce qu'un dixième des dégradations et de la violence engendrées par le foot, que n'entendrait-on pas de la part du gouvernement…

CANICULE PLUS TROIS ANS

19 juillet 2006

Ce ne sera pas la dernière canicule car elles sont de plus en plus fréquentes – 1911, 1947, 1976, 1993, 2003, 2006 –, confirmant le réchauffement climatique. Soulignons que celle de 2003 fut courte et intense et que celle de 2006 a été longue et moyenne en intensité. Début 2007 un institut européen a révélé que la canicule de 2003 avait fait 70 000 morts en Europe. Mais aucun changement de politique n'est en vue pour les vieux, les handicapés, le logement, la lutte contre le réchauffement climatique ou les hôpitaux...

Revoilà madame canicule ! Pas comme en 2003, car, cette fois, le ministre de la Santé est à son poste et la direction des hôpitaux, en collaboration avec l'Institut national de prévention, a lancé des campagnes de prévention. La séance de tee-shirt mouillé n'est plus réservée aux fins de bringue, mais est pratiquée un peu partout aux heures les plus chaudes, des maisons de retraite aux garderies, et le réflexe d'ouvrir les portes et les fenêtres la nuit et de les fermer la journée semble être remonté au nord de la Loire.

La prévention s'adresse avant tout aux personnes âgées, mais il ne faut pas oublier les enfants et les travailleurs de force. En 2003, les premiers morts de chaleur furent trois jeunes maçons et un camionneur. Surtout, il y a ceux qui passent à côté de toute prévention : les sans-domicile. Pour eux, il est « facile » de se protéger du froid, mais pas de la chaleur. Essayez d'entrer dans un supermarché ou dans un cinéma si vous êtes SDF... « Le vigile a des consignes ! » Reste que la climatisation généralisée est une connerie très coûteuse en énergie et ne permet pas aux organismes de s'adapter au chaud. Une pièce rafraîchie suffirait pour que les personnes fragiles puissent récupérer.

Dans le Sud, la canicule a donc commencé. Les températures diurnes montent au-delà de 36 °C, et on est à plus de 22 °C la nuit. Les présentateurs météo font leur boulot, mais n'indiquent toujours pas les températures de la nuit, afin de permettre aux gens de mieux anticiper. Et malgré toutes ces campagnes, pas moyen d'empêcher les familles d'aller cramer aux heures les plus chaudes sur les plages !

Dans les maisons de retraite, la mobilisation a une raison non avouée : empêcher les morts de revenir foutre en l'air l'image de marque de la résidence des Mimosas... Au moindre risque, les personnes âgées sont envoyées aux urgences. Certains établissements appellent même le SAMU pour examiner les pensionnaires qui n'ont pas pu voir le médecin depuis début juillet – le toubib habituel étant en vacances et n'ayant pas trouvé de remplaçant.

À Cannes, ville remplie de petits vieux, les urgences implosent. Même chose à Montpellier, où le manque de personnel entraîne des fermetures de lits – jusqu'à 50 % –, et à Toulouse, où les responsables des urgences ont démissionné pour protester contre le manque de moyens et le mépris de leur hiérarchie. Dans ces trois cas, l'administration ne peut pas dire qu'elle ferme des lits parce que la population part en vacances, puisque c'est précisément là que les gens viennent. Depuis 2003, cette donnée, pourtant évidente, n'a toujours pas été intégrée. Et pour cause : il aurait fallu embaucher des soignants...

Monsieur Xavier Bertrand, ministre de la Santé, comme je sais que vous avez réabonné le ministère à *Charlie* et que vous lisez cette petite chronique, je vous redis, encore une fois, ce que je vous répète à chacune de nos entrevues : les directeurs ont fermé trop de lits dans les hôpitaux. Impossible de fonctionner quand 40 % des lits sont fermés. Il faut renforcer les cinquante services d'urgences qui sont encore en manque de personnel et rouvrir des lits. Samedi dernier, moins de quinze lits disponibles en réanimation dans toute l'Île-de-France, douze heures pour trouver un service d'orthopédie prêt à opérer en urgence une fracture du rachis avec atteinte neurologique, aucun lit en urologie pour une colique néphrétique fébrile... Et, selon une directrice, « les cahiers de dysfonctionnements ne seront jamais lus »...

En attendant, les malades macèrent dans les couloirs des urgences ou sur le bitume, comme ces deux enfants écrasés par un camion en Seine-Saint-Denis, dont l'un est mort et l'autre, âgé de trois ans, a attendu une heure une place dans le véhicule du SAMU. Tant qu'on ne maintiendra pas tous les lits ouverts dans les 650 établissements qui ont un service d'urgences en France, la crise durera. Et ce n'est pas en faisant la danse de la pluie qu'on y changera quelque chose.

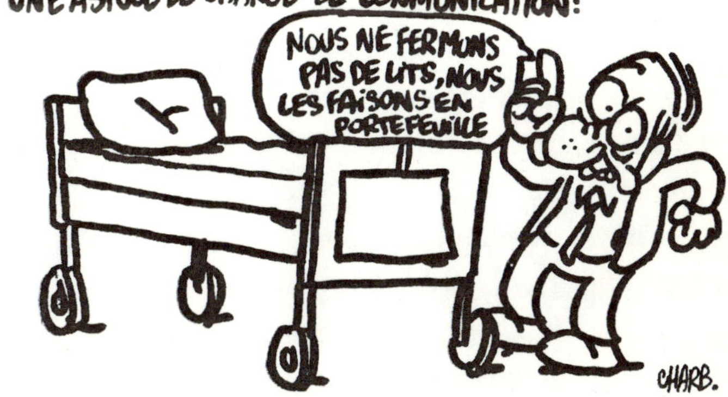
UNE ASTUCE DE CHARGÉ DE COMMUNICATION :
NOUS NE FERMONS PAS DE LITS, NOUS LES FAISONS EN PORTEFEUILLE
CHARB.

CHAUD DEDANS !

2 août 2006

Les risques de canicule ne doivent pas être pris à la légère. L'enjeu du réchauffement climatique sera LE dossier de ces prochaines années. Lorsque les maladies subtropicales vont débarquer en France, nos petits corps aseptisés ne seront pas à la noce. Les politiques doivent se battre et sans doute prendre des mesures impopulaires pour sauver la planète.

« Couvrez cet hôpital que je ne saurais voir. » Cela pourrait être la devise écrite sur le fronton du ministère de la Santé. Mais l'hôpital a la vie dure et sait se mobiliser et frapper encore et toujours à la porte du numéro 8 de l'avenue de Ségur. Tout le monde, à tous les niveaux du service public hospitalier, s'est mobilisé pour venir à bout de la crise de cette canicule 2006. Plus elle durait et plus les difficultés empiraient. Cette semaine, le nombre de fermetures de lits a battu tous les records : 40 % dans certains établissements. « On attend les morts pour pouvoir coucher les vivants », a dit un de mes collègues... Mais grâce à une désinformation magistralement orchestrée, le message est passé : tout va bien. Curieuse époque, où le verbe « étouffer » peut s'appliquer aussi bien à l'air qu'à la vérité...

Dans certains hôpitaux parisiens, la température a grimpé à 58 °C en cuisine et à 47 °C à la blanchisserie. À Saint-Antoine, on a relevé jusqu'à 42 °C en réanimation de cardiologie. Je suis allé voir un collègue au huitième étage : le visage écarlate, la chemise à tordre, les stores de son bureau fermés, il essayait de lutter contre un thermomètre affichant 39 °C avec son petit ventilateur qui dispensait un courant d'air tiédasse. Mais, le plus amusant, ce sont les chambres des malades : depuis 2003, elles ont été équipées de télévisions et de téléphones – payants ! –, mais pas de ventilateurs... Sans oublier les bouteilles d'eau qui arrivent à la température ambiante.

Les personnels des services techniques font le maximum pour éviter la catastrophe. L'autre jour, l'arrivée électrique a surchauffé. Nous consommons plus d'énergie qu'en hiver ! Les câbles électriques souterrains n'ont pas le temps de refroidir... Même chose pour l'architecture. Une aile de mon hôpital a été construite en 1767 : murs épais, bâtiment bas, petites fenêtres. La température y est supportable. L'aile qui date des années 1960, elle, est en béton et en fer, avec en prime une baie vitrée non isolée. Et, naturellement, aucun arbre autour de ces dix étages. Bref, un four. Il faudrait raser le bâtiment et le reconstruire, mais on préfère engloutir des millions d'euros pour le rénover.

Le Pr Lebeau, éminent pneumologue, m'a réaffirmé la croissance et l'aggravation des pathologies pulmonaires dues à la pollution. À ce propos, on ignore comment le tissu pulmonaire va vieillir chez des personnes qui naissent dans une atmosphère aussi polluée et qui seront confrontées à cette pollution toute leur vie...

On n'a pas le choix : il va bien falloir changer radicalement la conception des villes pour se protéger de la chaleur. Évidemment, la solution ne peut être le « tout-climatisation », car cela engendrerait une surconsommation d'énergie qui accélérerait encore le réchauffement. Ne faudrait-il pas revoir l'ensemble des toits en zinc de Paris, détruire la tour Montparnasse et celles de la Défense, replanter des arbres, réinstaller des commerces de proximité pour éviter les déplacements en voiture, étudier sérieusement les possibilités d'avoir recours à l'énergie solaire, même à Paris ?...

Reconstruire mieux, dans une perspective de développement durable, est aussi indispensable que passionnant. Mais les politiques l'ont-ils compris ? Non, à en juger par le silence des candidats à l'élection présidentielle, pourtant nombreux, alors que la France affrontait une nouvelle canicule.

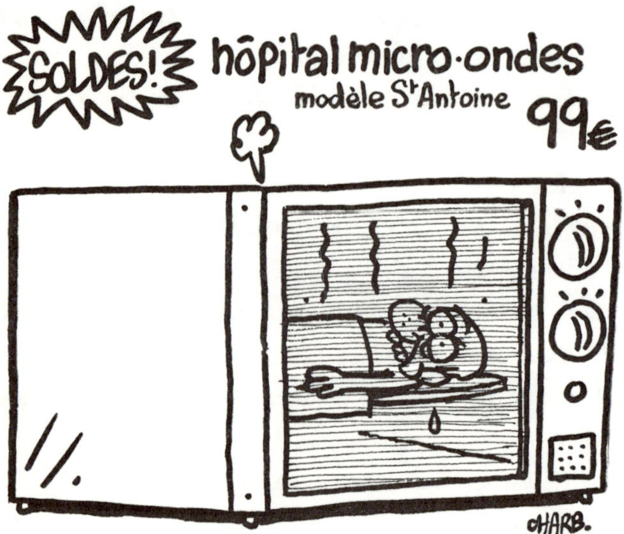

LES URGENCES DE GAZA

9 août 2006

C'était le début de la guerre que lançait Israël contre le Liban. Guerre qui se soldera par un fiasco israélien et des larmes pour toutes les parties en conflit.

J'ai, comme beaucoup d'entre vous, cette chance inouïe dans l'histoire de l'humanité de n'avoir jamais connu la guerre. Pourtant je me sens concerné par ce qui se passe au Liban, en Palestine et en Israël. Que voulez-vous, c'est comme ça, il existe des professionnels de santé qui sont plus touchés par des images de guerre au JT de 20 heures que par les problèmes d'assurances des chirurgiens libéraux...

Et pourtant les images ne sont rien par rapport à la réalité. Ce que l'on ressent en regardant les drones survoler leurs cibles, avec leurs armes ultramodernes, assis devant sa télé, n'est en rien comparable à la peur des femmes, des hommes, des enfants, terrés dans les caves. La tristesse que l'on éprouve devant les photos des soldats israéliens, qui ont à peine vingt ans, n'a rien à voir avec ce que l'on éprouverait en entendant un missile Katioucha nous tomber dessus.

Là-bas, à quelques heures d'avion de l'Europe, les besoins sanitaires vont être de plus en plus importants. Peut-être est-ce parce que j'ai bossé avec des collègues libanais, israéliens et palestiniens, que j'ai du mal à comprendre pourquoi ils n'arrivent pas à construire la paix. Au-delà de l'indispensable débat historique et politique, je ne peux me résoudre à accepter cette destruction et cette culture de la haine entre ces peuples. À voir le village de Cana transformé en poussière, ces cadavres d'enfants, je ne peux pas m'empêcher de penser que c'est un désastre pour l'humanité tout entière. Quand j'étais môme, je voyais le Vietnam à la télé, puis les autres guerres, toutes les autres... Je n'arrive toujours pas à m'y habituer.

Les médecins de tous les côtés du front soignent les mêmes blessures, sont confrontés aux mêmes pleurs d'enfants, de femmes et d'hommes déchiquetés et handicapés à vie. J'imagine assez facilement ce que doivent être les urgences, là-bas, à Gaza, au Liban, en Israël, avec des afflux rythmés par la déflagration des bombes. Les plaies par balles, les amputations, les fractures, les membres arrachés...

Mais où sont les ONG ? Où est la force de l'ONU ? Dans un article de *Libération* du 24 juillet, mon ami le docteur Garrigue, parti avec Médecins du monde, racontait ce qu'il avait vu aux urgences de Gaza : les blessures faites par des armes nouvelles, embarquées sur des drones, les pathologies et les lésions graves, voire irréversibles, qu'elles provoquent et, bien entendu, le manque de moyens sur place. Le 28 juillet, il était sanctionné par la direction de Médecins du monde et interdit de mission. Parce qu'il avait témoigné ! L'engagement humanitaire sans faille de cet éminent médecin a été récompensé par une mise sur la touche. Voilà un exemple édifiant de ce qu'est en train de devenir l'aide humanitaire : un discours de communication d'entreprise...

Personne ne sait comment la guerre qui vient de commencer va se poursuivre et encore moins comment elle va se terminer. Une seule certitude : trois États, trois peuples, ça fait six raisons indiscutables d'appeler au cessez-le-feu et à la paix.

ABUS DE BIENS SOCIAUX

16 août 2006

Plus une société est riche et plus les dépenses de santé sont importantes. Bien sûr, par la modernité des soins mais aussi par les besoins (et abus) des soignants, et aussi des soignés ! Par ailleurs, il est probable que l'illusion du principe de précaution, du risque zéro et de la sécurité à tout prix sont impossibles à tenir... et les croire possibles peut avoir des effets inverses, notamment parce que les personnes s'imaginent alors en totale sécurité. Alors, les risques n'étant plus perçus, revendications et procédures judiciaires se multiplient. Pendant cette période de vacances de 2006, j'en livrais quelques exemples dans cette chronique.

Depuis quelques années, le vacancier est désinhibé. Il découvre les joies extrêmes du parachutisme ascensionnel, de la plongée, de l'escalade... Bref, l'*Homo vacancius* s'éclate. Parfois dans tous les sens du terme. Ce qui fait que, de plus en plus, à peine débarqué du train ou de l'avion, il file aux urgences. Une salle d'attente des urgences est une belle synthèse de la société...

Il y a ceux qui font de la montagne en tongs, comme cet aventurier amateur en villégiature à Briançon, qui a subitement eu des envies d'escalade. Il a fallu déployer gendarmes, pompiers et hélico pour aller récupérer ce grand alpiniste, perdu en short et nu-pieds dans le massif des Écrins... Dès son retour à Paris, il est venu directement aux urgences, car « c'était scandaleux de le laisser rentrer comme ça, en train » ! Mais on peut parier qu'à peine sorti de l'hôpital il jouera à nouveau les Bruce Willis... et tournera de l'œil à la moindre écorchure.

Il y a ceux qui font n'importe quoi. Comme cet homme qui a sauté par la fenêtre d'un hôtel de Las Vegas à la suite d'un pari ! Comme il n'avait pas d'assurance de rapatriement, la famille avait dû vendre meubles, maison et voiture pour payer les frais de soins made in USA, ainsi que son retour en France en avion sanitaire.

Il y a ceux qui partent en vacances à l'étranger et se font systématiquement rapatrier en cas de maladie, même s'ils ont souscrit des assurances auprès de boîtes d'assistance, qui ont mis en place des systèmes d'aide médicale très efficaces, même s'ils sont partis dans des pays où le système de soins est aussi performant qu'en France... Généralement, ce sont les mêmes qui reprocheront une cicatrice trop voyante à un chirurgien, sans se poser la question de savoir pourquoi ils ont tondu leur pelouse pieds nus.

Il y a aussi cette dame qui s'est brûlé superficiellement la face antérieure d'une cuisse en Savoie, dix jours plus tôt. Sur place, elle voit plus de cinq médecins de ville ou hospitaliers. Elle « les trouve tous cons » ! Pourquoi ? Parce qu'ils ne voient aucune raison pour accéder à sa demande de rapatriement en ambulance à Paris. « J'y ai droit ! » Dans le train, elle a fait appel à tous les médecins qu'elle croisait pour qu'ils lui donnent leur avis sur sa lésion bénigne. Arrivée gare de Lyon, elle a simulé un malaise. Elle est arrivée chez nous avec les pompiers. Évidemment, elle voulait passer avant tout le monde et prétendait ne pas pouvoir marcher. Jusqu'au moment où elle s'est levée d'un bond pour aller insulter Valérie, l'infirmière. Comme bien souvent dans ces cas-là, les injures commencent sur le mode « Salauds de fonctionnaires, vous ne foutez rien et vous ne savez pas travailler » ! Puis viennent les insultes d'ordre sexuel. Heureusement que Zidane ne travaille pas aux urgences...

« Les cons, ça ose tout, c'est même à ça qu'on les reconnaît. » Cet extrait d'un dialogue d'Audiard se vérifie chaque jour aux urgences. Le con ne voit que lui, ne pense qu'à lui, ne se préoccupe jamais de celui qui est sur le brancard d'à côté et dont les heures sont comptées, il gueule, il ne respecte pas la douleur ou la peine des autres, tout lui est dû. Et quand il repart des urgences, il jette immédiatement tout ce que vous avez fait, examens, radiographies, courriers au médecin traitant... Il ne garde qu'une chose : l'arrêt de travail. Et s'il boitait aux urgences, il marche normalement dans la rue. Vous le verrez peut-être revenir, un beau jour, en disant qu'il « a oublié » le rendez-vous que vous lui aviez dit de prendre avec un spécialiste.

En discutant avec les collègues de tous ces emmerdeurs qui profitent sans vergogne et avec mépris du système de santé publique, nous sommes arrivés à la conclusion qu'il nous fallait continuer à aider les malades et à soigner les détresses sous toutes leurs formes, sans distinction. Mais ne jamais céder aux cons... sans aucune distinction non plus.

LE RETOUR DE PÉPÉ LE MOKO

23 août 2006

Nous voilà dans le western des temps modernes. Loin d'un folklore angélique tout aussi faux que l'hyperviolence dénoncée par certains, le phénomène de structuration des bandes ou gangs est une réalité. Un an après, rien n'a changé. Ils sont même plutôt prospères, avec leurs trafics !

Ces orages d'été font tomber de tout. Tuiles, pots de fleurs, piétons... Celui qui est tombé l'autre jour entre chien et loup, renversé par un vieux monsieur qui conduisait un vélo sous la pluie – un jeune renversé par un vieux, une sorte de revanche sur le quotidien, où ce sont d'ordinaire les plus âgés qui atterrissent sur le bitume, poussés par la vitesse de la jeunesse –, n'est pas n'importe qui. En arrivant aux urgences, il l'a bien fait sentir à José, l'infirmier. D'ailleurs, les policiers qui amenaient un homme complètement ivre l'ont salué en arrivant. « Que faites-vous là ? – J'ai eu un accident. Pour une fois que vous ne venez pas m'arrêter... – C'est pas grave ? – Non, non, mais j'ai préféré venir »... Un dialogue entre collègues de bureau, en quelque sorte.

Dans la salle d'attente, notre apache version nouveau millénaire a fait une belle prestation, devant les gens qui attendaient sagement, comme au théâtre : tutoiement de tout le monde, voix forte, gestes larges. Les policiers ne lui disaient rien, tandis que les hospitaliers tentaient de le calmer. La salle d'attente est redevenue plus tranquille lorsqu'il est parti faire ses radios... Mais « sa bande » est alors arrivée.

Une bonne douzaine de gaillards bien balèzes, habillés « fashion », qui sont entrés bruyamment dans le hall des urgences, engendrant un étrange sentiment d'angoisse chez les malades, les accompagnants et le personnel. On a bien tenté de leur demander de rester dans la salle d'attente, mais ils sont entrés partout, même dans les salles d'examen où les collègues consultaient. Évidemment, pendant tout ce temps, on se faisait copieusement insulter. On a tant bien que mal réussi à les faire attendre dehors. Il faut dire que les policiers sont revenus par hasard, et ils ont dû croire que c'était pour eux...

Alors on a discuté avec le blessé. Sûr que c'était « quelqu'un »... dans son quartier. À moins de vingt-cinq ans, il était le caïd, le patron, le Gabin ou le Delon d'un « Gangs of New York-sur-Seine ». Il nous a expliqué son territoire, sa bande, avec la place de chacun et sa fonction. Une organisation bien structurée, connaissant tous les rouages de la justice et de la société. Pendant ce temps, les autres s'excitaient et commençaient à vraiment foutre le bordel aux urgences. Je le lui ai dit. Il a coincé l'un de « ses hommes », beaucoup plus grand que lui et affublé de lunettes de soleil qui lui faisaient une tête de Maya l'abeille, et le silence est revenu. « Toubib, si y en a un seul qui fout le bordel, vous me le dites ! »

Pendant que l'infirmier soignait ses blessures, il nous a expliqué que tout son quartier était surveillé par sa bande : « Ils ont su que j'avais eu un accident en moins de cinq minutes. » Pour gagner leur vie, le quartier doit être calme, alors pas question d'avoir la moindre nuisance ! L'argent n'est pas un problème, et il paye même les bouquins d'école et des ordinateurs aux « petits ». Bref, une sorte de parrain parisien. Mais pourquoi faire peur ? Pourquoi la force ? « Parce que sinon, on serait rien. » Vers la fin, il avait perdu son accent de rappeur, il parlait comme n'importe qui. Comme le vieux qui l'avait renversé..

Puis il m'a demandé de sortir avec lui, pour parler avec « ses hommes ». Maya l'abeille s'en est pris une, un autre a dû aller faire ses excuses aux infirmières, un autre a mis toutes les cannettes qu'ils avaient vidées dans la poubelle, un autre m'a dit qu'il connaissait ceux qui traficotaient dans l'hosto et qu'ils y mettraient bon ordre... Ils sont partis sur leurs scooters, sans casque, sous les yeux des trois jeunes policiers qui venaient d'arriver et qui n'ont même pas fait une remarque.

ON VOUDRAIT PAS CREVER

30 août 2006

C'était il y a un an, la police n'a jamais arrêté le type. Aude travaille toujours aux urgences, elle va bien. Chaque semaine, une infirmière doit aller au commissariat. Début avril, ce sont deux collègues médecins urgentistes qui ont été tabassés par l'ami d'une dame qui avait une écorchure !

C'est une nuit calme du mois d'août. À l'accueil, une seule infirmière, Aude. Elle est dans le service depuis deux ans, mais cette jeune femme est déjà une grande professionnelle, pleine d'humour et d'altruisme, qui aime son métier. Et puis, il est arrivé, bourré, insultant tout le monde entre deux vomissements de vinasse, essayant de frapper les trois pompiers qui l'avaient ramassé sous la pluie, en plein milieu d'un carrefour. Il hurlait toutes les insultes possibles et ne voulait pas rester sur son brancard

On a l'habitude des états d'ébriété : il y a le joyeux convivial, il y a celui qui ne supporte pas l'alcool et se vomit dessus en s'excusant déjà de sa prochaine biture, il y a les jeunes qui se donnent l'illusion d'exister en faisant des concours de beuverie, il y a les femmes ivres volontairement ou pas, il y a nos habitués, qui ne posent souvent aucun problème, il y a les bourrés du volant ou les psychopathes que la police escorte... Ce sont des intoxications aiguës, et les risques médicaux sont nombreux. C'est pour cela que nous essayons de les surveiller en permanence pour intervenir au moindre problème. Ils sont souvent violents et dangereux. Il y a quelques années, l'un d'entre eux m'avait assommé. On ne compte plus les agressions et les violences dont sont victimes les personnels soignants, mais aussi les malades...

Ce soir-là, face à cet excité qui la couvre d'insultes et s'agite sans arrêt, Aude fait son job. Elle est seule dans la petite salle d'attente. Les autres sont tous auprès des malades. Elle lui explique qu'il doit rester là. Elle lui prend sa pression artérielle. Il veut partir. Alors elle le rattrape et se trouve coincée, seule avec lui, dans le sas d'entrée. Il fait trois têtes de plus qu'elle. Les portes coulissantes se ferment. Dans le silence, sous les néons blanc sale, il saisit à deux mains le cou de cette infirmière et commence à serrer. Les autres n'entendent pas et les agents de sécurité ne sont pas là... Personne ne voit ce qui est en train de se passer.

Heureusement, une collègue passe par là et alerte toute l'équipe. Un infirmier réussit à faire lâcher prise à l'agresseur. Ils appellent la police, mais l'individu prend la fuite avant qu'elle n'arrive. Personne ne tente de l'arrêter. Tout le monde a peur et, de toute façon, ils préfèrent s'occuper de leur collègue encore sous le choc et complètement terrorisée : l'équipe des urgences n'est pas là pour ramasser des coups ou faire la police...

On pensait que les cow-boys de Sarkozy allaient arrêter ce criminel. Même pas besoin de faire une enquête façon *Les Experts* : on a son nom, ses coordonnées, et même son numéro de Sécu. Mais huit jours après, l'agresseur court toujours. Eh oui, place Beauvau, question séries télé, on est plutôt resté coincé aux *Brigades du Tigre.*

Seul *Le Parisien* a parlé de cette affaire. Le ministre de la Santé a pris des nouvelles de l'infirmière à trois reprises, mais pas la directrice générale de l'Assistance publique-Hôpitaux de Paris. J'aurais voulu que cette dame, qui ne cesse de supprimer des postes de personnel soignant au nom d'un plan de rigueur économique, soit témoin des violences qu'a subies Aude. Voilà des années que nous réclamons des gens à l'accueil, capables de maîtriser les individus agressifs et violents. On nous a bien mis des vigiles, mais ce n'est pas ce qu'on demande, car ils ne peuvent pas répondre au problème complexe de la prise en charge médicale d'un agité. Il faudrait des infirmiers spécialisés. Impossible : « Vous avez les effectifs », répond la direction générale.

Donc, une infirmière peut, pour à peine 1 400 euros par mois en début de carrière, travailler dans des conditions qui se dégradent de plus en plus, dans une ambiance d'économie industrielle où les soins sont considérés comme un plus superflu, et, en prime, se faire étrangler...

Aude a eu neuf jours d'arrêt de travail. Aujourd'hui, elle a peur de revenir travailler. Mais elle reviendra, car elle a du courage. Mais combien d'agressions faudra-t-il pour que l'on accepte, « en haut lieu », d'embaucher du personnel en nombre dans les hôpitaux ?

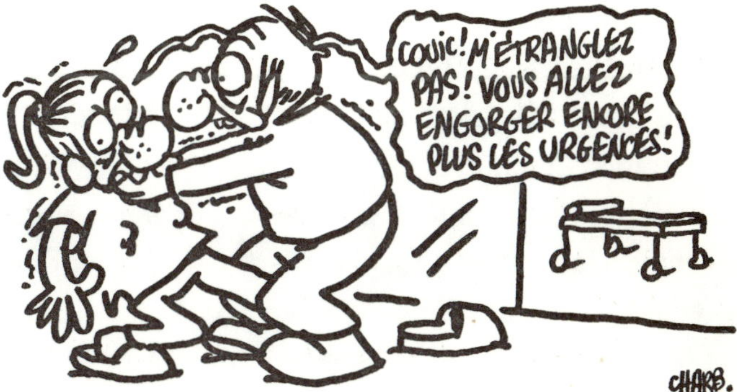
COUIC ! M'ÉTRANGLEZ PAS ! VOUS ALLEZ ENGORGER ENCORE PLUS LES URGENCES !
CHARB.

NE NOUS NOYONS PAS

6 septembre 2006

Lucie Aubrac répétait régulièrement que « ce qui compte le plus, c'est l'amour, connaître l'autre jusqu'à la moindre goutte de son sang ». Les histoires d'amour sont toutes belles. Aux urgences, nous voyons, hélas ! les fleurs fanées, les larmes, les cœurs et le reste brisés. L'amour, grande cause nationale... cela serait drôle, pendant une année entière, histoire d'en redire toute l'importance dans la vie.

Il a sauté d'un pont. Depuis toujours, des désespérés se jettent dans la Seine. Les noyades sont, avec les incendies, à l'origine de la création des secours dans la capitale. Malgré nos temps modernes, cette forme de révolte contre soi-même n'a pas disparu : du pont des Arts au pont Mirabeau, du pont de Bercy au Pont-Neuf, le fleuve en a chargé, des malheureux. Lui a eu la chance de ne pas être emporté par le courant et de pouvoir rejoindre la berge. Ce grand gaillard d'une quarantaine d'années est arrivé trempé aux urgences, mais surtout tremblant de froid et sanglotant comme un môme. Il ne cesse de répéter que son amour est parti et qu'elle ne reviendra pas. En cette fin de nuit très calme aux urgences, dans la salle de déchocage où nous plaçons les malades graves, nous voilà rassemblés autour de son brancard pour l'écouter, car il en a gros sur la patate, notre Boudu.

Elle est entrée dans sa vie lors d'une banale rencontre, au cours d'une de ces soirées où l'on s'ennuie terriblement. Bien peu de conversation, mais que de regards échangés, de sourires à deux balles, de besoin de parler, de passions communes... Ils se sont plu, ont dîné ensemble... Il n'a pas eu recours à Meetic ni aux petites annonces pour arriver à ses fins. À l'ancienne, il l'a séduite, nom de Dieu ! Et ce qui devait arriver arriva : ils sont tombés amoureux.

Mais voilà, au bout de quatre mois, rien ne va plus ! Son histoire est bien banale. C'est celle d'un Pierrot qui a raté la lune et Colombine, d'un Roméo qui a oublié Juliette sur un balcon, d'un Cyrano qui n'a plus écrit à Roxanne. Elle représentait tout pour lui, mais il était tellement accaparé par son travail que la belle s'est lassée de ne lire que des mails, de ne l'entendre qu'avec son portable, de dialoguer par SMS et de ne le voir que de temps en temps. Lui, pris par son boulot de journaliste, coincé dans ses créations, ses impératifs, le temps qui passe si vite, n'a pas remarqué qu'elle s'éloignait et il voyait son bonheur s'enfuir avec elle.

Un soir, souhaitant lui faire une surprise, il se rend chez elle. En garant son vélo au pied de l'immeuble, il regarde en direction de la fenêtre de l'appartement et la voit dans les bras d'un autre homme. En une fraction de seconde, il se sent paralysé, sourd, muet : tout s'écroule. Son histoire d'amour se transforme en cauchemar. Il marche sous la pluie, submergé par la tristesse, incapable de l'appeler pour parler ou gueuler un bon coup. Il se sent seul, désespéré, se répétant : « Tout est fini, je ne la reverrai plus jamais. » Sur le pont, le blues l'envahit. Ce n'est pas la perspective de la présidentielle, ni la rentrée scolaire, ou la géopolitique du monde... tout cela n'a plus aucune importance.

Il vient de découvrir que les princesses n'attendent plus au coin du feu. Alors un coup de rage le prend. Pour en finir, il se jette dans la Seine. « Vous, les hommes, vous ne savez pas quand une femme vous aime ici-bas, vous ne savez pas ce qu'elle ose », chantent les Têtes Raides dans *L'Hermaphrodite.* Il aurait dû se souvenir de cette chanson !

Il a passé la nuit sur son brancard, dégageant une odeur qui évoque celle des égouts. Je ne sais pas si c'est la conversation avec le psychiatre ou les mille conseils donnés par presque tous les membres des urgences qui l'ont le plus aidé. Au matin, notre brave type est parti. Nous avons eu de ses nouvelles plusieurs mois après, et vous savez quoi ? Ils sont bien heureux tous les deux.

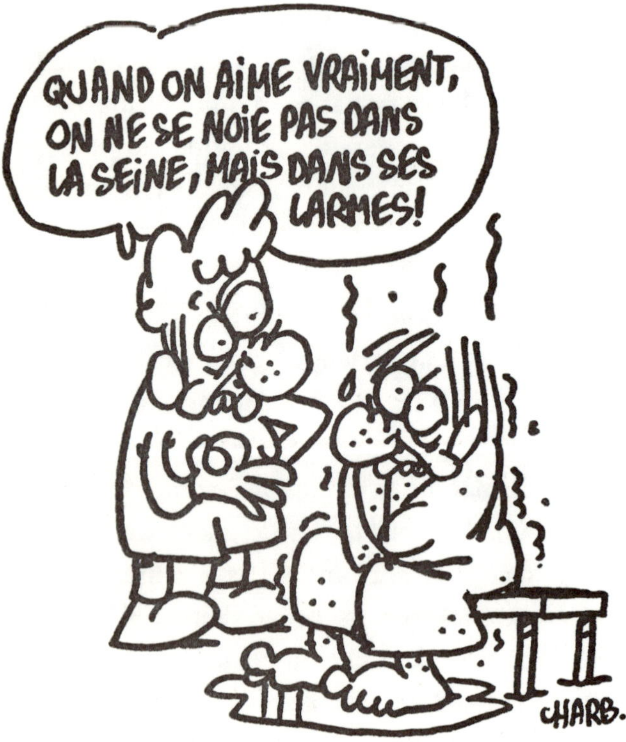
QUAND ON AIME VRAIMENT, ON NE SE NOIE PAS DANS LA SEINE, MAIS DANS SES LARMES!
CHARB.

ON DIT QUE J'AI DE BELLES GAMBETTES...

13 septembre 2006

« Encore une chronique sur les vieux », m'a dit un ami réprobateur, comme si tous ces textes et ces personnages se ressemblaient. Mais la richesse de ces vies doit être écrite parce qu'une vie réussie, ce n'est ni le compte en banque ni le verbe avoir ou la notoriété. C'est bel et bien le verbe être qui compte. Toutes ces vieilles et ces vieux ont encore des choses à vivre et le mot vieux n'est pas une fin ni une péjoration mais la continuation de la vie.

Il y a deux ans, lors de la Gay Pride, nous avons eu la surprise de voir arriver une dame d'un âge très avancé. Elle avait une robe des années folles, avec la plume dans les cheveux – certes, la plume avait plusieurs heures de vol –, le collier jusqu'au nombril, des chaussures à talons et un maquillage plutôt réussi. Elle avait fait des ménages pendant plus de quarante ans et avait croisé quelques célébrités, depuis longtemps maintenant au Père-Lachaise. Elle n'avait jamais été lesbienne ou bisexuelle, mais elle avait toujours milité pour les droits à la liberté. Alors, après moult hésitations, elle s'était lancée dans cette festivité revendicatrice. Elle avait avalé son petit blanc sec quotidien et était descendue : le cortège partait du pied de son immeuble.

Pendant le défilé, elle avait marché, mais aussi un peu bu. Trop, en fait. Dans le cortège, on lui avait proposé des boissons un peu plus fortes que celles dont elle avait l'habitude. Comme elle marchait en dodelinant tout en faisant des cercles avec son collier, elle faisait la joie des participants et ils ont voulu la faire monter sur le char. Elle ne devait pas rêver à un tel couronnement ! Hélas, à peine le pied sur la scène du camion, elle a dégringolé et s'est retrouvée sur le bitume. Heureusement, aucune fracture, juste une plaie à la tête. Une vraie pro de la chute.

Les pompiers qui l'avaient conduite aux urgences n'en finissaient pas de rire. En un quart d'heure, cette brave dame leur avait raconté sa vie. Elle ne voulait pas venir aux urgences, car elle se trouvait bien dans cette grande fête.

Elle n'avait pas vu de toubib depuis des années. Son accident a pourtant bien fait les choses, car son cœur battait la chamade, ce qui aurait pu la tuer. Les cardiologues de l'hôpital l'ont gardée. Elle est sortie après quelques jours d'examens, avec un traitement et toutes les aides sociales nécessaires, pour ne pas la priver des revenus de sa maigre retraite.

Figurez-vous que, cette année, on l'a revue ! Elle faisait encore la Gay Pride. Cette fois, elle est venue d'elle-même, car, en défilant, elle s'est tordu la cheville. Le hasard étant décidément têtu, c'est la même urgentiste qui l'avait accueillie il y a deux ans qui l'a reçue. « Encore vous ! lui a-t-elle dit, mais vous êtes toujours là, ma petite ! » À quatre-vingt-six ans, elle a gardé une pêche d'enfer. Nous lui avons demandé pourquoi elle continuait à aller à cette manifestation. « Mais pour m'amuser, pardi ! La vie est tellement triste... Si en plus vous m'enfermez, j'vais crever ! Et le faubourg, y a qu'ça d'vrai ! »

Vous qui songez à vieillir peinard, sans bouger comme *Les Vieux* de Brel, il faudrait changer de disque. La lutte contre l'âge et ses ségrégations est aussi, avant tout, un combat contre notre propre dégénérescence. Être maigre comme un squelette, la peau comme un crépi de chiottes, les rêves ridés et les idées fades comme un journal gratuit, on peut s'en protéger. Henriette a raison.

UN PETIT MOMENT DE BONHEUR

27 septembre 2006

Ami lecteur, Christian est toujours parmi nous six mois après... Alors, à toutes celles et ceux qui sont atteints d'une maladie ou qui seront un jour malades (ainsi, tout le monde est servi !), je veux dire qu'il ne faut jamais, jamais renoncer et toujours croire en la science et la médecine moderne. Et surtout garder le moral et l'envie de vivre.

Quand Christian est arrivé ce jour-là, il était dans un sale état. À même pas cinquante ans, ce sportif à la brillante carrière dans l'enseignement est rongé par un cancer. Il faut dire qu'il a fumé plus qu'une cheminée d'usine. Il est suivi à l'hôpital depuis un an : il était venu aux urgences pour une douleur thoracique et on a dépisté son crabe.

Ce dimanche après-midi, il ne parvenait pas à respirer. Le symptôme sans doute le plus angoissant... Il a appelé le SAMU et, en moins de quinze minutes, il était dans l'ambulance et arrivait aux urgences. Avec le moral dans les chaussettes. Il était désespéré de voir sa vie s'en aller comme ça. En plus, sa fille attendait son premier enfant – une fille, selon l'échographie –, qu'il voulait voir coûte que coûte. Il nous a confié qu'il se savait foutu, mais qu'il voulait « aller au mariage de sa fille, dans un mois, avant de mourir ». Il nous a demandé s'il tiendrait jusque-là. Pour cet homme, l'espoir pouvait être un élément déterminant dans la lutte contre la maladie.

Après la mise en place du traitement et quelques culots de transfusion, il allait déjà mieux. Mais son état nécessitait une prise en charge en réanimation. Nous étions convaincus que la volonté de cet homme de vivre encore et toujours dépassait l'appréciation médicale de son état. Mais voilà, la jeune réanimatrice ne voyait pas l'intérêt de le prendre en charge : « À quoi bon, on ne peut plus rien faire. Je ne vais pas le réanimer pour qu'il voie sa petite-fille. De toute façon, cela ne sert à rien. » À moins de trente ans, était-elle déjà fataliste, ou simplement assujettie à l'ambiance industrielle de l'hôpital ? Heureusement, il ne nous a pas fallu longtemps pour la convaincre et, après une brève discussion, elle acceptait de prendre en charge cet homme.

Trois jours après, il sortait du service de réanimation pour être admis en cancérologie. Quelques jours plus tard, il rentrait chez lui. Toutes les équipes, tous les professionnels de l'hôpital, tous les moyens ont été engagés pour qu'il vive au mieux. L'impossible doit être réalisable quand le malade le désire et que cela rentre dans les compétences du médecin, de l'infirmière, du kiné, de l'aide-soignant...

Trois mois sont passés depuis. Hier, on l'a revu débarquer aux urgences. Il était extrêmement fatigué. Sa maladie a progressé, mais il était très heureux de nous voir. Il a vu l'enfant de sa fille : un petit garçon... « L'échographe peut se tromper aussi », nous a-t-il dit en se marrant. Il est bien allé au mariage de sa fille. Aux urgences, elle était là, à côté de sa mère, avec son bébé dans les bras. Tout ce petit monde sait bien que le premier Noël du bambin ne sera pas joyeux. Mais qui sait... Lui, en nous voyant, a souri et nous a dit un simple « merci » qui vaut plus que tout l'or du monde.

L'autre jour, le docteur Chaussoy, réanimateur bien connu depuis l'affaire Vincent Humbert, a emmené, depuis le centre de

Berck-sur-Mer, un homme avec son respirateur voir un match de foot au Stade de France. Certains n'y ont vu qu'un luxe, d'un coût économique délirant. C'est vrai, ce n'est pas « rentable ». Mais si notre pays se bat depuis plus de deux cents ans pour améliorer la qualité de vie des malades, c'est bien pour leur procurer quelques moments de bonheur et de soulagement au milieu de la souffrance. Et sûrement pas pour accorder des primes aux directeurs d'hôpitaux, en fonction d'éventuelles économies réalisées au mépris de l'humanisme. Le docteur Chaussoy n'a pas réalisé un exploit. Il a simplement redonné quelques lettres de noblesse aux professionnels de santé, et ouvert une petite brèche dans l'hôpital-entreprise.

SOS CACHAN

4 octobre 2006

Tous ceux dont nous nous sommes occupés s'en sont sortis et ont eu des papiers. Ce que je garde en souvenir, ce sont ces regards d'enfants. Les anciens grévistes de la faim m'écrivent très régulièrement. Ils ont tous trouvé un travail. Et ils restent de grands défenseurs des valeurs de la République.

Lorsque j'ai entendu dans le téléphone : « C'est Josiane Balasko et Valérie Lang », j'ai tout d'abord cru à une plaisanterie de Charb. Mais pas du tout. Ces deux personnalités me demandaient d'aider les réfugiés du gymnase de Cachan. Plus aucune organisation médicale ne voulait s'occuper de ces gens.

Simplement, pour faire mon boulot, j'y suis allé. J'ai rencontré des gens du Mali, du Sénégal, de Côte d'Ivoire, d'Algérie... Tous d'une grande gentillesse. Chez eux, je n'ai constaté aucune haine de la France ou de qui que ce soit. Juste une rupture dans la confiance qu'ils avaient dans notre pays. Nombre d'entre eux sont ici depuis des années et les gamins qui jouent au foot dans la petite cour portent le maillot de Thuram et hurlent : « Allez la France ! »

En discutant avec les collègues médecins et le personnel de la Protection maternelle et infantile locale, j'ai constaté que la prise en charge médicale était bien faite. Mais la terreur est quasi palpable sur les visages de ceux qu'on appelle « étrangers ». Certains enfants restent prostrés et font des cauchemars la nuit. D'autres sont au contraire hyperactifs et tiennent des discours de violence et de peur.

Devant le gymnase, des voitures s'arrêtent. Des habitants de Cachan déposent des vivres, des vêtements, ramènent des enfants qu'ils avaient hébergés... Une femme a accouché avant-hier et a décidé d'appeler son enfant Daniel, du nom du bénévole qui l'a aidée et protégée de toute arrestation pendant qu'elle allait à la maternité.

La préfecture a parlé d'une épidémie de tuberculose et de varicelle, mais les cas signalés ne sont pas contagieux et sont sous contrôle. Il faut souligner que l'ensemble des services sanitaires fait tout pour que la prise en charge ait lieu avec un maximum d'efficacité et dans le respect de leurs revendications. Enfin, presque. Car on m'a dit que des rapports de médecins finissent parfois sur le bureau du préfet, ou que les véhicules des CRS arrivaient avec ceux de la Croix-Rouge ou du SAMU...

En voyant les nez qui coulent et les petites toux des gamins, on a demandé que le chauffage soit mis. Le maire de Cachan l'a fait allumer tout de suite. Certes, c'est peu, mais, dans ce radeau de la Méduse de l'immigration, un peu de chaleur ne peut faire que du bien.

Plus loin, dans un recoin sombre et humide, les vestiaires et les douches du gymnase. C'est là que se trouvent les grévistes de la faim. Après plus de quarante jours de jeûne, ils ont de plus en plus de mal à supporter les douleurs, les crampes, les diarrhées, l'épuisement moral. On a essayé de les rassurer, on leur a dit que nous les hospitaliserions dans les hôpitaux publics de Paris, ceux qui, historiquement, ont toujours su offrir asile et accueil aux plus pauvres et aux plus démunis. On leur a dit aussi qu'aucun ministre ne les nourrira de force. Espérons que les hôpitaux joueront le jeu...

Leur donner des papiers, les intégrer, c'est se prémunir de la violence qu'engendrera la création de futurs nouveaux ghettos. Je ne suis qu'un petit urgentiste, mon job est de les aider. Je ne suis pas un auxiliaire de justice ou de police. Je n'obéirai à aucun ordre que je trouverai injuste.

Quand nous sommes allés à Cachan, un vendredi, nous étions très inquiets pour les six grévistes de la faim. Nous étions convaincus que, pour au moins deux d'entre eux, les jours étaient comptés. Il a fallu parler longuement avec les grévistes – tout en écartant deux ou trois fanatiques – pour les convaincre de se faire hospitaliser d'urgence. Mais où ? Ils refusaient d'aller à l'hôpital Mondor, car le bruit courait que le SAMU était de mèche avec le préfet... Alors, je me suis porté garant de leur hospitalisation dans mon hôpital, à Saint-Antoine. Avec mon équipe des urgences, on en a vu d'autres...

Le samedi matin, je prévenais donc tout le monde de l'éventualité de les recevoir. Les infirmières et les médecins étaient tous volontaires. Le chef de service, qui prendra sa retraite dans quelques jours, m'a répondu : « Fonce, ils ont besoin de nous. » Mais son futur remplaçant, lui, était plus que réservé : « Ça ne sert à rien s'ils ne veulent pas se soigner », répétait-il

Le dimanche, le docteur Muller, qui faisait le lien avec les généralistes sur place, m'indiquait qu'ils acceptaient. J'ai prévenu le responsable du SAMU 94, qui a tout de suite accepté de les amener, puis la directrice de l'hôpital Saint-Antoine, qui a donné son accord, sans réserves. Il ne fallait pas de médias. Non pas pour cacher quoi que ce soit, mais pour préserver une relation « solennelle » avec les deux malades.

Ils sont arrivés entourés de leurs proches, tous en larmes, tous pétris de trouille de se faire arrêter. Hasard, au moment de leur arrivée, la police amenait un accidenté aux urgences. Je leur ai expliqué que ce n'était pas pour eux. Mais ils étaient toujours inquiets.

Plus tard, j'apprenais que la direction de l'Assistance publique-Hôpitaux de Paris avait également – une fois de plus – essayé de me mettre des bâtons dans les roues la veille. Heureusement j'avais le soutien des aides-soignants, des infirmières, des urgentistes...

D'autres collègues, hépatologue, endocrinologue, nutritionniste et psychiatre, sont venus apporter leur diagnostic, facilitant la prise en charge. Du coup, les deux grévistes ont accepté d'être perfusés le soir même. Les résultats n'étaient pas bons. L'un d'eux n'était même plus capable de boire. Mais la relation de confiance, avec eux et leurs proches, était établie. Tout était enfin possible.

Le lendemain, Dominique Sopo, le président de SOS-Racisme, vint à leur chevet. Nous avons parlé. J'ai expliqué aux grévistes ma position : aucun combat ne mérite qu'on se laisse mourir, en aucun cas je n'accepterai qu'ils jouent leur vie. Certains citaient l'exemple des Irlandais, mais aucun ne se rappelait la raison politique de leur mort... Le soir même, je me rendis au gymnase, accompagné de Mgr Gaillot. Nous avons parlé longtemps et en toute franchise. Ils ont bien compris que je ne les laisserai pas crever et que, pour tous les enfants du gymnase et d'ailleurs, je me refusais à ce que leur mort devienne un symbole.

Nous savions que les négociations progressaient. Le lendemain, les deux grévistes que j'avais hospitalisés allaient mieux et leurs camarades savaient qu'ils n'avaient pas été arrêtés et qu'ils étaient traités dignement, « avec respect ». Le jeudi suivant, tout était terminé. Aujourd'hui, ils sont tous sauvés. Une fois de plus, l'hôpital public et ses personnels ont aidé le pays. Nous n'aurons pas de médaille. Je m'en fous. J'ai un peu le sentiment d'avoir empêché un drame.

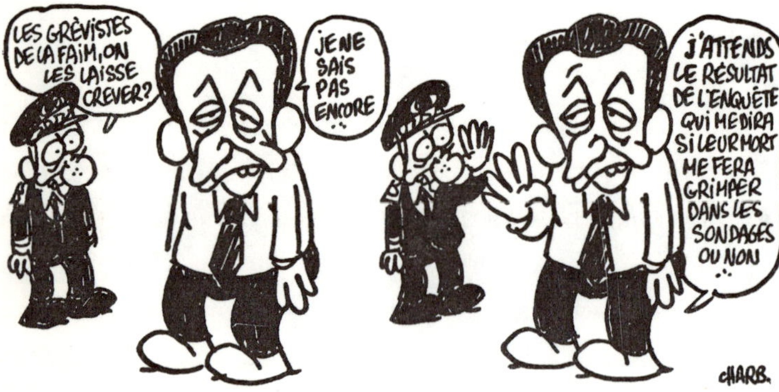
LES GRÈVISTES DE LA FAIM, ON LES LAISSE CREVER?
JE NE SAIS PAS ENCORE...
J'ATTENDS LE RÉSULTAT DE L'ENQUÊTE QUI ME DIRA SI LEUR MORT ME FERA GRIMPER DANS LES SONDAGES OU NON...
CHARB.

LETTRE À MANON

18 octobre 2006

Mais alors, Patrick Pelloux, tu aimes tout le monde ? Jeunes et vieux ? Pas du tout ! Je n'aime ni les cons, ni mes ennemis, ni l'intolérance, l'égoïsme et la solitude. La morale de demain est chez les tout jeunes et les trois mots à défendre sont : liberté, égalité, fraternité.

Cette mythique blouse blanche vous va fort bien. Comme elle allait à toutes celles et ceux qui vous ont précédée depuis plus de cent cinquante ans dans les hôpitaux de Paris. Tous ont connu la même émotion le jour où ils ont passé ce vêtement qui fait de vous, aujourd'hui, une étudiante en médecine. Ce jour dont tout médecin se souvient pour s'être retrouvé « dans les pommes », à peine avait-il dit bonjour à son premier malade ou vu sa première goutte de sang.

On croit savoir beaucoup de choses sur le monde hospitalier. Mais, en fait, il ne ressemble à aucune série télé. Peut-être, parfois, vous fera-t-il penser à ce film avec Depardieu, *Sept morts sur ordonnance...*

Chère Manon, vous voilà en deuxième année de médecine, après un concours qui sélectionne un savoir et non des médecins. Comme tous vos collègues étudiants, vous avez envie de soigner les malades avec altruisme, générosité et humanisme. Gardez toujours cette envie en vous, car le monde hospitalier n'est plus régi par une rigueur philosophique, mais par une logique économique pure et dure.

Vous avez vingt ans. J'ai deux fois votre âge et de moins en moins de certitudes sur la médecine. Votre effort pour arriver là où vous êtes a été énorme, mais ne croyez pas que votre avenir s'annonce tranquille. La médecine, c'est une discipline à la fois scientifique et sociale. C'est votre vie entière que vous allez construire, car nous sommes médecins en permanence. Vous avez choisi l'un des plus beaux métiers qui soit, qui sera votre existence, mais pas votre servitude. Au fil des ans, vous verrez s'agrandir votre cimetière personnel, fait de vos doutes, de vos erreurs, de tous les malades qui sont morts parce que vous n'avez pas pu les sauver et qui resteront dans votre mémoire. Mais vous aurez aussi vos propres triomphes, qu'il vous faudra garder précieusement en vous, pour les jours de blues.

Chère Manon, à l'hôpital, celui qui détient le savoir croit détenir le pouvoir. Il ne faudra pas en rester là. Il faudra cultiver le goût des autres professionnels de santé. Vous verrez, la quasi-totalité des équipes sont très compétentes. Ce n'est pas parce que vous allez devenir médecin que vous êtes supérieure en quoi que ce soit. Chacun de vous est complémentaire, de l'aide-soignant à l'infirmière en passant par les administratifs. Considérez tout le monde avec respect. Vous saurez que vous y êtes parvenue le jour où, malgré la colère, la fatigue, le ras-le-bol, vous refuserez d'humilier un collègue pour préférer le convaincre de faire ce qui vous semble le plus juste, dans l'intérêt des malades. C'est un réflexe très dur à acquérir.

Manon, l'hôpital public n'appartient à personne et est à tout le monde. Pourtant, le pouvoir est désormais concentré entre les mains des directeurs et des « chefs de pôles », comme le dit la réforme qui transforme l'hôpital en entreprise. Mais l'hôpital, ce n'est pas l'industrie agro-alimentaire ! Avec la création de ces pôles, qui foutent un bordel monstre dans les hôpitaux, les médecins sont priés de devenir des gestionnaires en même temps que leur statut de praticien hospitalier disparaît. Et les plus engagés dans la défense du service public sont écartés. Dans les années 1960, un bon médecin, c'était celui qui voyait des malades et qui soignait du mieux de son savoir et des possibilités que lui offraient les connaissances scientifiques. Aujourd'hui, c'est celui qui fait du « management » ou qui passe son temps en réunions.

Un dernier conseil, Manon : profitez de votre vie. Vous soignerez d'autant mieux qu'elle sera belle et heureuse. La médecine est passionnante et votre jeunesse est une force. Gardez toujours en tête et au cœur le premier devoir de la médecine : l'humanisme. Et foutez-vous des cons. Bon courage, Manon. Et en cas de problème, passez donc me voir.

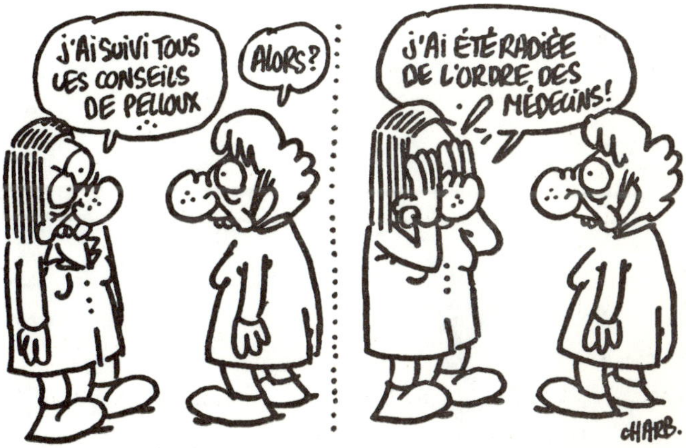
J'AI SUIVI TOUS LES CONSEILS DE PELLOUX...
ALORS?
J'AI ÉTÉ RADIÉE DE L'ORDRE DES MÉDECINS!
CHARB.

INTÉGRATION RÉUSSIE

25 octobre 2006

Parler de l'intégration, c'est aussi évoquer celles et ceux qui bossent et qui ont réussi. J'ai déjà vu des gens d'origine étrangère racistes et qui s'en prenaient à des urgentistes qui n'étaient pas de leur continent. À chaque fois, c'est un front républicain contre la connerie ! Comme quoi, la République sait intégrer, mais ce n'est pas si simple !

L'été 1993, lorsque je suis arrivé comme interne aux urgences, il était déjà là. Deux ans après, j'allais passer ma thèse et j'ai entendu sa voix qui ressemble à celle d'Henri Salvador me dire : « Ta cravate ! » Depuis onze ans, c'est lui qui me donne mes blouses propres.

Jean-Pierre vient de l'île de la Réunion. Il a une classe de crooner et une démarche de dandy. Il fait partie de ceux et celles dont on ne parle pas souvent : les aides-soignants et autres agents hospitaliers. Ce sont eux qui sont les plus proches des malades. C'est incroyable, les histoires qu'ils entendent lorsqu'ils font le brancardage. Au cours de sa longue carrière, Jean-Pierre a dû parcourir dans l'hôpital plusieurs fois la distance entre Paris et son île. L'autre jour, il nous a expliqué qu'il y retournera bientôt, parce que sa retraite approche. En attendant, depuis qu'une partie de la lingerie est privatisée, nous avons de moins en moins de vêtements propres. Il n'est pas rare que nous gardions la même blouse pendant plusieurs jours. Les infirmières lavent même leur linge chez elles afin d'être sûres d'avoir une tenue propre..

Il n'y a pas que ceux qui partent à la retraite qui s'en vont. Il y a aussi toutes celles et ceux qui en ont ras le bol d'être méprisés par leur hiérarchie, de voir que leur salaire n'augmente pas alors que les chirurgiens viennent d'obtenir un bonus de 20 % de leurs revenus... Alors ils vont voir ailleurs. Comme Sama, une infirmière d'une grande compétence, avec un sourire éclatant et une gentillesse qui n'a d'égale que son intelligence. Le jour où un gros con l'a insultée en lui rappelant qu'elle venait du Mali, toute l'équipe a expliqué à ce monsieur qu'il valait mieux qu'il disparaisse avant de devoir consulter aux urgences... Seulement voilà, l'hôpital ne sait plus garder ses bons éléments. Ou plutôt, il ne veut garder que ceux qui la ferment, qui acceptent sans broncher les heures supplémentaires non payées et les conditions de travail épouvantables.

J'ai la chance d'être dans un service où toutes les races, cultures, origines, religions, travaillent ensemble. C'est un exemple d'intégration réussie. Même les jours où, dans la salle de repos, coule un café aigre et où on a envie d'apprendre le caniveau aux plateaux-repas, l'équipe se tient les coudes. Parfois le verbe est haut, mais il n'y a jamais de racisme. Il y a bien eu un débat sur les religions, mais tout s'est très vite conclu sur un constat unanime : vive la laïcité ! Il me paraît impossible qu'un raciste puisse s'intégrer dans une équipe où des Français de toutes les régions, DOM-TOM compris, travaillent main dans la main avec des Français d'origine algérienne, marocaine, malienne...

L'hôpital public, peut-être du fait de sa mission, qui est d'accueillir tous les malades sans discrimination sociale, ethnique, religieuse ou financière, a réussi à « intégrer » parfaitement tous ses personnels. Il reste à savoir si la privatisation de certains services et la nouvelle gestion exclusivement économique permettront que cela continue.

LE XVIIIe SIÈCLE EST À DEUX PAS

1er novembre 2006

Puis-je vous confier combien je porte le souvenir de l'histoire de ces hôpitaux de Paris ? Combien je crois que ces hôpitaux publics doivent rester conquérants et ne pas se laisser privatiser ? Je ne suis que de passage, mais la pierre que je dois apporter à l'édifice du progrès de l'humanité doit être aussi belle que les plus belles... une pierre pour un hôpital résolument humaniste.

Jacques Tenon était chirurgien. En 1788, il a écrit un ouvrage intitulé *Mémoires des hôpitaux de Paris* (éditions Doin). « L'hôpital est le miroir du niveau de la civilisation », précisait-il dans son introduction. En relisant certains passages aujourd'hui, je me dis que ce livre est très contemporain.

Tenon se plaint du défaut de propreté et du manque de linge. Deux siècles et quelques années plus tard, nous avons toujours le problème des infections nosocomiales, et, l'autre dimanche, il n'y avait plus ni draps ni couvertures disponibles. Quant aux infirmières, elles lavent leur tenue chez elles, pour être sûres d'en avoir une propre... À la veille de la Révolution française, Tenon s'inquiète de l'accueil des vieux et demande l'ouverture de centres. Plusieurs révolutions sont passées, l'espérance de vie a augmenté comme jamais, mais nous avons toujours d'énormes difficultés avec la prise en charge des personnes âgées. Il parle aussi de la problématique des enfants abandonnés. Nous n'en sommes plus là, mais les questions de l'accueil en pédopsychiatrie ou du taux de suicide chez les jeunes laissent songeur...

Jacques Tenon déplore par ailleurs que les infirmières de l'Hôtel-Dieu de Paris n'aient « ni dortoirs ni logement ». C'est presque toujours le cas : avec leur salaire et le prix des loyers, certaines habitent à plusieurs heures de transport de leur hôpital. Ce n'est pas tout : Tenon raconte qu'il est obligé de chercher de l'argent pour les hôpitaux, il dresse même des bilans comptables pour justifier les soins. On croirait une chronique d'actualité !

Il semble que la philosophie humaniste de l'hôpital ne soit toujours vu opposer le dogme économique. Mais la santé d'un peuple se mesure-t-elle à l'aune d'un budget équilibré et d'une médecine rentable ? Il faut croire que oui, puisque le plan hôpital-entreprise – officiellement baptisé Hôpital 2007 – prévoit de sélectionner les malades – on ne garde que les « rentables » – grâce à la tarification à l'activité, de virer le personnel « superflu » en supprimant certains statuts de titulaires, de regrouper les structures et de faire que la hiérarchie médicale explose et s'entre-déchire sur l'autel de l'économie.

Ainsi, les dirigeants, avec le soutien de certains médecins, ont réussi à détruire ce que les hôpitaux publics avaient bâti en deux siècles. On croise désormais des collègues qui sont devenus de véritables Bernard Tapie. Eux qui ont fait médecine se voient aujourd'hui chefs d'entreprise. Et, lorsque vous leur dites que ça ne peut pas marcher, ils vous récitent un cours d'école de commerce et menacent de vous virer si vous continuez.

En 1788, Tenon expliquait déjà l'importance d'une organisation à la fois standardisée et proche du malade. Et voilà que les « pôles » viennent de remplacer les services. À l'avenir, chaque hôpital aura son propre mode de fonctionnement, et les pôles – qui regroupent plusieurs services – provoquent déjà un bordel à faire s'envoler les cendres de Tenon sur une autre planète.

Alors, l'administration serait-elle la méchante et les soignants les gentils ? Bien sûr que non. Les partisans d'un hôpital-service public se trouvent aussi bien chez les soignants que chez les « technocrates ». Et, dans cette guerre qui vise à privatiser les hôpitaux et à les soumettre à une gestion de banquier, beaucoup de médecins soutiennent les thèses ultralibérales. Et l'on voit apparaître d'étranges réflexes chez certains membres du corps médical : l'étranger est un ennemi, le malade un coupable, le pauvre un voyou...

Retrouver les valeurs humanistes de Jacques Tenon n'est donc pas une question d'urgence, mais une question d'avenir.

J'AI GLISSÉ SUR UN CONCOMBRE

8 novembre 2006

J'avais envie d'écrire sur le cul mais pas comme vous pourriez le croire. Cet article a eu son petit succès et cela m'a fait vraiment plaisir de savoir que beaucoup de gens avaient bien ri !

S'il est un domaine où nous ne savons pas trop ce qui se passe, c'est bien celui de la sexualité. Les psychiatres ou les physiologistes développent sans fin toutes sortes de théories, s'affrontent sur le comment et le pourquoi ça marche... Mais, en consultation, il est bien rare que les gens en parlent si facilement, même s'ils savent que c'est la cause de leurs maux.

Il ne faut pas se fier aux apparences. Le rapport qu'a chaque individu avec ces cinq centimètres carrés de la région dite du périnée, où se situe le sexe des hommes et des femmes, n'a rien à voir avec la beauté corporelle, l'apparence vestimentaire ou les artifices de maquillage. En douze ans d'urgences, j'ai vu évoluer les modes, les critères de beauté, les piercings, les tatouages... Mais, au fond, rien n'a changé dans ces cinq centimètres carrés.

Parfois, les surprises sont de taille : la jolie dame qui est un homme, les femmes très belles recouvertes de cicatrices faites par un chirurgien esthétique débutant ou parkinsonien... Quant au petit monde des soirs de fête, que l'on voit arriver aux urgences en état d'ébriété, ou à la suite d'une bagarre, d'un accident, d'un suicide, ses sous-vêtements ne sont pas toujours à la hauteur des tenues de soirée. Du string aussi gras qu'un fil à couper le beurre au slip pas changé depuis plusieurs mois, en passant par la culture du champignon en milieu touffu, certains de nos compatriotes se savonnent partout, sauf dans ces fameux cinq centimètres carrés.

D'autres, plus inventifs, y fourrent tout et n'importe quoi. On a les accros de la bougie, des fruits et légumes ou de la bouteille de Perrier, ceux qui finissent au bloc de chirurgie digestive pour se faire ouvrir le rectum... On n'arrive jamais à leur faire dire comment ils se sont débrouillés pour s'enfiler un Rubik's Cube – authentique – ou une boule de verre qui fait de la neige ! Leur histoire est toujours la même : « J'ai glissé. » Difficile, dans ces cas-là, de ne pas rire, ne serait-ce que pour dédramatiser la situation.

Et puis, il y a les agressions, les viols. Souvent au moyen de drogues que l'on met dans le verre en boîte, dans les bars, dans les soirées privées, afin de neutraliser la future victime. Plus de 75 % des viols sont commis par des individus connus de la victime depuis plus d'un an. Surtout, n'oublions pas le sida et l'ensemble des maladies sexuellement transmissibles. La contamination ne touche pas que les milieux homosexuels. L'urgence, c'est aussi la mise en vente de préservatifs à 5 centimes.

Pour en avoir vu de toutes les couleurs, de toutes les formes, de tous les âges et de toutes les classes sociales, je sais au moins une chose : la grosseur du sexe des hommes n'a rien à voir avec la race. Rien ne peut accroître la taille du sexe – qui est d'ailleurs bien assez long pour ce que certains en font. Ni la musculation, ni l'alimentation, ni les médicaments...

À propos de médicaments, on a eu une fois un homme qui avait fait une tentative de suicide en avalant des remèdes miracles contre la panne d'érection... Non seulement il n'est pas mort, mais il n'était même pas transformé en menhir. En revanche, il s'était fait un superbe infarctus du myocarde. Vu son âge, le cœur n'avait pas apprécié. Il semble d'ailleurs que ceux qui ont le plus de problèmes d'impuissance se trouvent dans les milieux dits « intellectuellement élevés ». Sans doute à force de se poser un peu trop de questions sur leurs cinq centimètres carrés...

Ces cinq centimètres carrés, que l'on retrouve de Freud à Lacan et des fresques de Pompéi aux pornos actuels, c'est votre univers. Il ne sert à rien de complexer sur cette zone du corps, ni d'en faire un fromage : tous les phénomènes de mode ne changeront rien à l'alchimie complexe qui conduit à prendre son pied en faisant l'amour. Allez, amusez-vous bien.

COUP DE FILET À L'HÔPITAL

15 novembre 2006

Michel est passé devant un juge quelques jours après l'incident. Le juge n'a pas compris ce qu'il faisait là ! Et il n'a évidemment reçu aucune peine. Mais j'ai reçu des dizaines de témoignages relatant des débordements policiers. Inutile de souligner que la relation entre la police et la médecine d'urgence n'est pas simple !

Michel est cariste à l'hôpital Saint-Antoine. Des années qu'avec son tracteur il transporte les containers, les chariots. De la bouffe au linge, des poubelles aux médicaments, toute la manutention de l'hosto dépend de ces « roadies ». Seulement voilà, à l'époque de la construction des bâtiments, l'automobile n'existait pas. La circulation y est presque impossible et le stationnement illusoire. Et comme les infirmières sont obligées, vu leur salaire mirifique, d'habiter de plus en plus loin – et donc de venir en voiture –, comme les médecins de garde ont des horaires qui ne leur permettent pas de prendre les transports en commun parisiens dès 8 heures du matin, entre les camions de livraison, les ambulances, les taxis et les véhicules des pompiers, l'hôpital se met à avoir des petits airs de boulevard périphérique parisien.

Le 26 octobre, Michel, comme tous les agents hospitaliers, pénètre avec beaucoup de difficultés dans l'hôpital au volant de son petit tracteur. Et, une fois passé la porte, il doit se faufiler. Mais, sur son trajet, une voiture à l'arrêt l'empêche de circuler et de faire son travail. Le conducteur, un jeune homme visiblement anodin, est toujours au volant. Michel lui demande de bouger, pour qu'il puisse passer. Le jeune homme lui répond : « Pas question. » L'engueulade commence. Après quelques échanges verbaux soutenus, le conducteur crie : « Police ! », et sort une carte tricolore. Notre collègue lui dit que ce n'est pas une raison pour ne pas respecter le travail des autres et gêner la circulation dans l'hôpital. Quelques instants après, Michel est convoqué par sa hiérarchie et la police vient alors l'arrêter !

Aux urgences, c'est normal, nous avons des contacts fréquents avec les policiers du XIe arrondissement. Il y a des hauts et des bas dans ces relations professionnelles – les bas sont souvent relatifs au secret médical, dont les hôpitaux sont garants. On sait bien que certains policiers, que vous croisez régulièrement depuis des années, peuvent abuser de leur autorité à tout moment, même s'ils vous ont serré la main peu de temps avant. Mais jamais nous n'avions encore assisté à l'arrestation d'un agent hospitalier sur son lieu de travail parce qu'il a demandé à quelqu'un de respecter le code de la route et, surtout, les priorités de l'hôpital.

Notre collègue est donc devenu un dangereux délinquant, à six mois de sa retraite. Il a été conduit menotté au commissariat du XIe, déshabillé entièrement, a subi un prélèvement ADN, puis a été menotté à nouveau et transféré pour examen à l'unité médico-judiciaire de l'Hôtel-Dieu... Sa garde à vue a duré six heures. Il sera jugé le 20 novembre. En attendant, il est sous le choc, en arrêt maladie.

Me Chabert, son avocat, ne comprend pas pourquoi la police s'est acharnée sur lui : « Cette procédure est abusive. » Elle l'est d'autant plus que l'on aimerait que les policiers fassent preuve du même zèle quand la sécurité des médecins et des infirmières est menacée aux urgences. Pendant la dernière Coupe du monde de foot, quand les bandes débarquaient et nous insultaient, la réaction policière fut plutôt « soft ». Quant à l'individu qui a tenté d'étrangler en septembre dernier une collègue infirmière, il n'a jamais été arrêté.

Mais il y a encore plus inquiétant. Un hôpital dont l'administration accepte que ses agents se fassent arrêter sans raison est victime d'une dérive grave. Une dérive du même ordre que celle qui a conduit à l'arrestation d'une femme sans papiers aux urgences de Nantes il y a quelques semaines. Mais sans doute cela va-t-il de pair avec la nouvelle « gouvernance » hospitalière voulue par le plan Hôpital 2007...

NAUFRAGE AUX URGENCES

29 novembre 2006

Les politiques, à force de ne pas se préoccuper du peuple et de son vieillissement, ont laissé le champ libre à des voyous modernes. En voici un exemple parmi tant d'autres.

On ne voit poindre qu'un petit visage tout ridé, au milieu d'un tas de draps et de couvertures. Les quelques mots illisibles griffonnés par le médecin qui a décidé l'hospitalisation mentionnent une « altération de l'état général ». Médicalement, cela ne veut rien dire. Mais cela résume bien l'accumulation de difficultés sociales, environnementales, médicales et psychologiques qui font qu'à force une vie n'a plus d'autre possibilité que de finir aux urgences.

Cette dame de quatre-vingt-dix-huit ans n'est pas une exception. Bien souvent, personne ne les accompagne. On retrouve de vieux papiers, des morceaux de famille éparpillés aux quatre coins du pays, des lambeaux d'amis notés sur un carnet à petits carreaux, mais les numéros de téléphone sont à six chiffres... Il y a belle lurette, d'ailleurs, que le téléphone ne doit plus sonner. La solitude s'est installée dans leur vie sans bruit, comme paralysant leur existence. Alors, il faut faire le point sur toutes leurs maladies et, surtout, évaluer leur degré de démence.

Emmanuelle et Sandrine, les assistantes sociales, sont de vraies expertes pour recueillir des informations : en quelques heures, elles parviennent à reconstituer toute la vie de cette vieille dame. Et elles découvrent qu'elle est placée sous la tutelle d'un administrateur, qui est censé gérer ses biens et son argent.

Elle s'appelle Catherine. Elle a perdu presque tous ses cheveux, et le peu qui lui reste hésite entre le violet et le blanc sale. Du dentier aux sous-vêtements, rien n'a été lavé depuis des mois. La peau de son visage ressemble à une pomme flétrie. Elle ne dit rien et ses yeux sont éteints. Valérie et Saliha la déshabillent, la nettoient et la placent sous perfusion pour pallier sa déshydratation.

Elle vit seule au bout du monde, dans son appartement parisien. Elle a bien une aide ménagère qui, paraît-il, passerait une fois par jour. Mais, visiblement, elle ne vérifie pas ce qui se passe dans l'appartement. Nous apprenons que, toutes les nuits, elle hurle, tape sur les murs, comme un prisonnier qui n'en pourrait plus de sa détention. Aux urgences, elle est calme comme si elle attendait quelque chose. Sa fin, peut-être..

Lorsque l'assistante sociale parvient enfin à joindre son administrateur, on comprend tout. « Elle ne pourra pas retourner chez elle, ce n'est plus possible, explique-t-il. Elle est propriétaire et elle n'a plus d'argent. D'ailleurs, j'ai mis en vente son appartement. » Comme elle n'a plus de famille, l'administrateur fait ce qu'il veut. Vu le prix du mètre carré parisien, on imagine sans peine la connivence avec les vendeurs de biens... Les malheurs d'une petite vieille, ce n'est pas le genre de chose qui préoccupe un argentier.

Après quelques jours d'hospitalisation, cette brave femme allait fort bien. Je l'aurais bien vue dans une grande ferme, à la campagne, faisant sa promenade et parlant de tout et de rien avec les copines, finissant sa journée sur un banc, à regarder les nuages et les animaux qui passent... Mais voilà, c'est impossible. Alors, on l'a placée dans un endroit où nul ne sait ce qu'elle deviendra. Elle-même doit s'en foutre un peu.

Chaque fois, on se sent désarmés. Nous n'avons jamais su qui joindre pour signaler les agissements de ces tuteurs qui virent les vieux de chez eux pour récupérer leurs appartements. Les personnes âgées ou handicapées ont rarement la force de briser le silence de leur détresse. Parfois, certaines ont la chance d'avoir un petit-fils, une petite-nièce, qui se pointe dès leur arrivée aux urgences et qui reste auprès d'elles. Alors, de notre côté, nous faisons le maximum pour leur rendre la vie plus belle. En quelques jours, généralement, tout est arrangé : les assistantes sociales ont décroché les aides qui leur permettent de vivre dignement et de profiter de cette chance immense : ne pas être seules jusqu'au bout.

COMMENT TENIR ?

6 décembre 2006

Vous croyez que c'est simple d'être constamment en première ligne sur le front des souffrances humaines ? Eh bien, non ! Alors, voilà une des mes potions magiques pour tenir...

Les pompiers l'ont ramassé inconscient sur un trottoir, en état de coma profond, et non d'ivresse, comme on aurait pu le supposer. Éric et Nora, deux infirmiers, l'ont installé dans la salle réservée aux malades gravement atteints et se sont occupés de lui. Un scanner a mis en évidence un hématome intracrânien. À cinquante-neuf ans, il n'avait sur lui que quelques vieux papiers provenant de foyers d'hébergement, pas de portable, personne à prévenir. Après l'avoir mis sous respirateur, nous avons appelé les spécialistes de neurochirurgie.

En Île-de-France, onze millions d'habitants, et une seule garde de neurochirurgie par jour. À Saint-Antoine, nous n'avons pas de neurochirurgien. Et tout le monde s'accordait à reconnaître que l'état de cet homme nécessitait une prise en charge adaptée. Pendant quatre heures, nous essayons donc de convaincre le jeune interne à l'autre bout du fil de recevoir ce malade. Mais rien à faire ! Il admet qu'il faut le surveiller en milieu spécialisé... ce que nous lui demandons depuis le début. En attendant, nous faisons de notre mieux, dans un état de stress intense. Nous sommes tous furieux et impuissants face à ces organisations de soins ubuesques dont le malade fait les frais.

Le soir venu, pour me changer les idées et garder le moral, je vais voir Louise Attaque et les Têtes Raides. Du son plein la tête, des lumières plein les yeux, je suis plongé dans l'excellent rock des Louise et des Têtes. Le rock'n roll s'est réveillé ce soir-là à Bercy, la chanson française aussi. Des mélodies et des textes bien ficelés et une grande énergie sur scène étaient offerts au public. Un bon concert, dans un esprit de tolérance et d'humanisme. Entre chaque chanson, je repensais à la journée et à ce malade dont l'interne n'avait pas jugé bon de se charger, bien que le réanimateur soit revenu à la charge à plusieurs reprises.

En arrivant le lendemain matin, Nora et Éric sont catastrophés d'apprendre que l'état de ce malade s'est encore aggravé. Pourtant, nous avons fait notre travail, mais, s'il était mort, nous n'aurions pas été à l'abri des critiques. Un expert de neurochirurgie ne s'en serait pas privé et nous aurait reproché de ne pas l'avoir transféré en milieu spécialisé. Dans la journée, les réanimateurs ont négocié plusieurs heures pour trouver un neurochirurgien qui accepte de le recevoir, tout en disant : « Mais pourquoi ne nous l'avez-vous pas adressé plus tôt ? »

Chacun de nous porte sur son dos un fardeau, avec ses remords, ses doutes et ses colères. Il se remplit plus ou moins chaque jour et parfois il se vide un peu. Ce soir-là, je ne pouvais pas rentrer chez moi et en sortant je suis allé au concert de l'excellent Bénabar. Il fut exceptionnel, avec des duos entre Bénabar et Cali (les deux dansent comme s'ils souffraient d'un lumbago !), la grande Sophie (si belle voix), Lavilliers (à chanter du Vian) et Higelin (toujours aussi formidable)... Avec son show, plein d'humour, Bénabar est devenu le Dean Martin contemporain. Il a su s'entourer de musiciens fabuleux et écrire des textes sensibles et poétiques sur notre médiocre civilisation.

Le soleil n'est pas encore levé. Je me retrouve aux urgences, à boire le café aigre avec l'équipe de nuit qui raconte les dernières douze heures, éclairés par ces néons qui nous donnent des visages jaune-gris. J'ai dans la tête des bribes de chansons, l'ambiance du concert de Bénabar... Mais la salle d'attente est pleine, le SAMU, les pompiers arrivent avec des malades. Fini les états d'âme, nous nous devons d'être disponibles et en forme. Un petit air dans la tête pour sourire et tenir, voilà qui fait partie de notre job. Merci, les artistes !

SILENCE, HÔPITAL EN GRÈVE

13 décembre 2006

En 1999 il nous avait été promis un nouveau bâtiment pour les urgences... Nous sommes en 2007 et les travaux commencent à peine. Il nous manquait du personnel, alors le seul moyen de se battre pour avoir les moyens de travailler et donc d'améliorer la qualité des soins fut la lutte et la grève. C'est peut être regrettable mais pour l'instant il n'y a que cela pour se faire entendre. Six mois après cette nouvelle grève et cette chronique, le personnel n'a toujours pas été recruté !

C'est de nouveau la grève dans le service des urgences de Saint-Antoine. En 1999, toute l'équipe s'était mobilisée contre des conditions de travail épouvantables. C'était peu de temps après la fermeture des urgences de l'hôpital Rothschild, dans le même secteur : du coup, le couloir des urgences s'embouteillait de vingt à trente patients de plus par jour. La grève avait permis d'obtenir une poignée de personnels supplémentaires et la promesse de la construction d'un nouveau bâtiment pour les urgences.

Sept ans après, le bâtiment n'est toujours pas construit, l'hôpital Rothschild est fermé en quasi-totalité, les infirmières et les aides-soignants sont en effectifs réduits. En moins d'une année, près de 40 % de l'équipe ont quitté le service et certains postes ne sont plus pourvus. Alors l'administration a recours aux personnels intérimaires, plus ou moins motivés et compétents. En prime, comme ils sont rémunérés beaucoup plus qu'une infirmière de l'hôpital public, cela entraîne des tensions. Cette année, à Saint-Antoine, plus d'un million d'euros ont été dépensés pour payer ce seul personnel intérimaire. Le comble, c'est que, quand les infirmières sortent des écoles, les hôpitaux leur disent qu'il n'y a pas de postes ! J'ai récemment fait une rencontre avec une promotion d'infirmières. Sur plus de cent, seulement deux viendront dans mon hôpital : « Ils nous ont dit qu'il n'y avait pas de postes... alors nous sommes parties. »

Le salaire d'une infirmière en début de carrière est de 1 300 euros par mois, avec des conditions de travail à vous faire manger votre éthique et une hiérarchie moyenâgeuse. Il y a les changements de planning, sans prévenir, les congés supprimés... On ne compte plus les jours où, au lieu d'être dix, les infirmières ne sont plus que cinq. Il y a la mise en place des pôles, qui regroupent plusieurs services de spécialités différentes, où certaines infirmières peuvent changer tous les jours de lieu d'exercice. Terminé, le lien indispensable avec le malade.

Tout cela est voulu. Les manques de personnel entraînent non seulement une charge de travail supplémentaire, mais aussi, par extension, des fermetures de lits. Donc des économies. Et tant pis si les malades ou les familles gueulent aux urgences parce que nous n'avons pas assez de places, tant pis si certains d'entre eux finissent par péter les plombs et qu'il faut au final appeler la police...

Alors, à force de tirer sur la corde de la patience, à force de mépris de la hiérarchie, les équipes sont à bout et se mettent en grève. Une grève qui, d'ailleurs, ne gêne personne, car nous exerçons le service minimum. Ce qui fait que, dans les pseudo-négociations, il ne se passe rien – ce qui donne à réfléchir sur la généralisation du service minimum en cas de grève...

Mais vous n'entendrez pas parler de ce mouvement. En cinq ans, le gouvernement a tout bouclé. Et il n'y a pas que les urgences. Si vous passez dans la rue Crozatier, vous verrez, devant le service de psychiatrie, des banderoles réclamant des créations d'emplois. Mais l'entrée est bien gardée. Les chargés de com', les vigiles, les chefs de service empêchent toute intrusion des journalistes. Les directions rechignent à recruter des soignants, mais pas des attachés de presse, chargés de veiller à ce qu'aucun bruit ne vienne troubler l'assassinat du service public hospitalier. Tout se passe comme si on avait nommé Poutine régent des hôpitaux.

À LA GUEULE DU PATIENT

25 décembre 2006

Un médecin m'a écrit après cette chronique pour m'insulter et me dire que je n'avais rien à faire en médecine ! Mais voilà, j'ai une idée précise de ce que doit être le service public hospitalier et de ses engagements dans une civilisation humaine. Que des gros mots, en somme, pour ce lecteur… Et, de toute façon, on ne peut pas plaire à tout le monde !

« Le plus dur est de rester digne et de garder l'espoir », nous dit-elle dans le couloir des urgences. Son fils, Paul, dont le visage est tellement couvert de boutons qu'il ressemble à une chaîne de volcans, nous explique comment il se démène pour à la fois réussir ses études et aider sa mère : il cumule les cours au lycée et un « petit boulot » mal payé chez un vendeur de pizzas. La pluie qui tombe en rafales sur Paris l'a flanqué par terre, lui et son vélomoteur pourri-sans-freins-ni-lumières : il a dérapé sur la peinture d'un passage pour piétons. Sa jambe s'est cassée comme du bois.

Sa mère et lui n'ont ni la tête de méchants, ni l'âme d'escrocs. Ce sont juste deux naufragés sur la galère de la vie. Elle est comme n'importe quelle maman au chevet de son ado de fils qui doit se faire opérer. Pour se sortir des problèmes de santé, ils ont la CMU, qui prend en charge tous leur frais médicaux. Aux urgences, nous en voyons beaucoup dans ce cas. Et il est très rare que les titulaires de cette couverture sociale en abusent. Cette aide leur permet de mieux vivre, de retrouver une dignité face à la maladie et l'accès aux soins.

Mais voilà, les problèmes à l'hôpital Saint-Antoine sont tels qu'il n'y a plus qu'un seul bloc opératoire d'orthopédie. En dix ans, dans ce quartier de Paris, les services de chirurgie orthopédique des hôpitaux Rothschild et Tenon ont fermé. On est passé de plus de douze blocs opératoires d'orthopédie publics à un seul ! Ce soir-là, il n'y avait plus de place pour Paul.

Après avoir appelé les autres services d'orthopédie, qui répondent tous « pas de lit », nous devons donc nous résoudre à transférer ce jeune homme dans une clinique privée. Comme ce fut le cas pour le « testing » fait dans le Val-de-Marne, où 41 % des spécialistes avaient refusé les malades bénéficiaires de la CMU (contre 5 % de généralistes), la question est la même : a-t-il la sécurité sociale et une assurance complémentaire ?

Heureusement pour leur moral, Paul et sa mère n'entendent pas la conversation téléphonique. J'ai parfois honte de ce qu'on me répond. Personne ne me parle de l'état du malade, la principale question porte sur la couverture sociale. Tous refusent la CMU. Et cela fait des années que cette ségrégation sociale existe. Ne parlons même pas de l'image d'un corps médical dont la déontologie est elle aussi passée à l'euro. Finalement, nous réussissons quand même à joindre un médecin digne de ce nom : un jeune chirurgien orthopédiste d'une clinique parisienne, qui nous demande de lui envoyer ce jeune et assure qu'il ne payera rien du tout.

Le ministre de la Santé, Xavier Bertrand, s'est penché sur cette ségrégation. Mais comment lutter contre l'égoïsme et l'appât du gain alors même que la politique qui préside à toutes les nouvelles mesures de gestion, d'organisation et de sélection des professionnels de santé, répond à une logique économique ? Dans le domaine de la santé, les plus grands progrès sociaux se sont faits juste après la Seconde Guerre mondiale, grâce à la sécurité sociale. Si le corps médical ne défend pas les valeurs de solidarité qui ont donné naissance à ces progrès, si autant de médecins refusent de recevoir les titulaires de la CMU, la population n'aura plus confiance en eux.

La médecine n'est plus à deux vitesses, mais en boîte automatique. Et les médecins de ville ou hospitaliers qui croient encore aux valeurs humanistes, qui pensent que l'Assistance publique, le service public et l'intérêt général sont des idées modernes et non des puits financiers, sont considérés comme des fous...

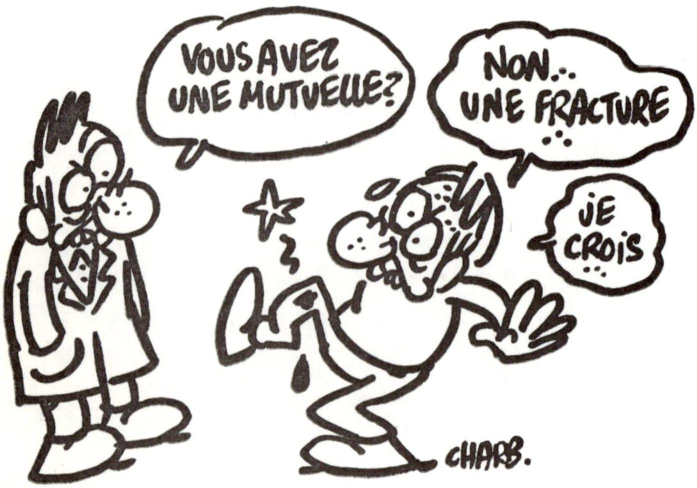
VOUS AVEZ UNE MUTUELLE ?
NON... UNE FRACTURE...
JE CROIS...
CHARB.

DÉSERTS BLANCS

10 janvier 2007

Médecin malade et maladies professionnelles des professionnels de santé sont deux tabous de la médecine. La souffrance des soignants se mesure doublement lorsqu'ils sont malades : la maladie et la vulnérabilité à la maladie, dont leur métier ne les a pas protégés. Les cordonniers sont toujours aussi mal chaussés.

Il avait été l'un des meilleurs de la classe, alors la vie s'annonçait belle. Il fut l'un des premiers à subir la sélection par concours au milieu des années soixante-dix. Il avait déjà une idée bien précise de la médecine générale, généreuse, humaniste. Il aimait la nature, il est allé s'installer dans une région rurale. Dans un coin reculé de la France, où son cabinet a bien vite fonctionné. « Les relations avec les gens y sont si simples », trouvait-il.

Pendant les fêtes, il est venu à Paris, où il avait fait ses études de médecine, pour se faire soigner. Ainsi, personne ne saurait qu'il avait un problème de santé. Depuis quelques semaines, son cœur ne battait pas bien. Mais il n'a pas pour habitude de s'écouter, alors il a retardé le moment de passer de l'autre côté du miroir : de soignant à patient. Paradoxe banal aux urgences que ces professionnels de santé que nous découvrons malades et qui, s'ils savent reconnaître, chez leurs malades, tous les symptômes et signes cliniques, font pratiquer tous les examens nécessaires et administrent les traitements adéquats, sont incapables d'appliquer leur savoir à eux-mêmes. C'est toujours très compliqué pour un médecin de s'avouer qu'il est malade. Comme si, pour nous, les diplômes et la blouse blanche servaient de gilet pare-balles contre les maladies.

Il a voulu regarder son électrocardiogramme. Il a cligné de l'œil en nous expliquant qu'il ne pouvait pas laisser ses vieux « tout seuls en pleine campagne, où plus un jeune ne veut aller s'installer alors que l'épidémie de gastro et de grippe commence ». Dans son bourg, la moitié des médecins prendront leur retraite dans les cinq ans. « Pour mes malades, je reste joignable la nuit et les week-ends, mais je ne peux plus faire les gardes, car ce serait tous les jours ! » La cinquantaine finissante, il constate : « Je n'en ai pas marre de mon métier, mais ras le bol de ce système de santé de plus en plus compliqué. Coincé entre les charges, la retraite, la Sécu, les papiers à remplir, des malades toujours plus exigeants et les journées qui ne font que vingt-quatre heures. » Pour sûr, ce toubib aime ses malades et il a fait plus d'une fois l'équivalent du tour de la Terre avec sa voiture, qu'il doit changer tous les ans, non pas par luxe mais du fait de l'usure. Il n'est pas moins digne qu'un hospitalier ou un spécialiste, et ses questions sur notre système de santé sont pertinentes : « Dans les prochaines années, qui va prendre ma place ? Qui viendra travailler dans cette campagne ? Qui fera la permanence des soins de nuit et le week-end ? » Les jeunes générations ne se pressent pas en fin d'études pour devenir généralistes et les politiques n'abordent pas, par peur de la réaction du corps électoral, ce sujet, pourtant crucial en terme d'accès aux soins et d'égalité des chances.

On n'a pas eu de mal à le conduire directement en unité de soins intensifs de cardiologie. Quelques heures plus tard, le SAMU envoyait une équipe pour l'emmener en salle d'angioplastie afin de traiter ses coronaires. Stress, sédentarité, tabac, cholestérol... On l'a dit, le corps médical, qui connaît les risques, assure la prévention des patients mais ne s'applique pas à lui-même ses propres connaissances !

Notre médecin de campagne vient de m'envoyer ses vœux. Il a repris son travail comme au premier jour, tout fier de la réussite de l'intervention qu'il a subie. Il va bien et jure qu'il ne fumera plus. Ce bout de campagne est bien gardé avec ce « doc ». Mais notre pays a des déserts sanitaires, dits « blancs », un peu partout, même dans les grandes villes, et il va y en avoir encore plus dans les toutes prochaines années, avec les départs à la retraite. À propos, savez-vous que le département où il y a le moins de généralistes par habitants est la Seine-Saint-Denis ?

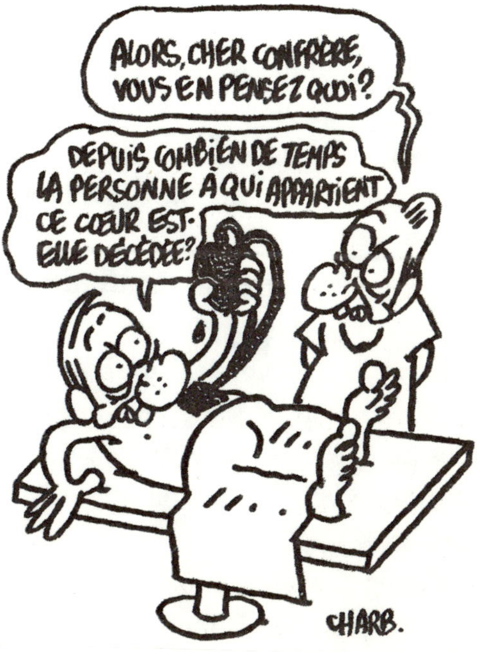
ALORS, CHER CONFRÈRE, VOUS EN PENSEZ QUOI ?
DEPUIS COMBIEN DE TEMPS LA PERSONNE À QUI APPARTIENT CE COEUR EST-ELLE DÉCÉDÉE ?
CHARB.

BRAZIL SUR ORDONNANCE

17 janvier 2007

Les hommes politiques auront-ils le courage de nous défendre contre les grandes puissances pharmaceutiques ?

Vous aimez le démarchage téléphonique ? Vous adorerez votre surveillance par les laboratoires pharmaceutiques. Dans un doux silence, nos députés sont en train d'accepter une ordonnance du gouvernement qui transpose une directive européenne sur le médicament. Mais nos législateurs ne la transposent pas entièrement, s'arrangeant pour qu'elle devienne totalement favorable aux labos. Ainsi, l'industrie pharmaceutique pourra vous contacter par « relance téléphonique, numéros verts, éducation personnalisée, envoi d'infirmière du laboratoire... », pour savoir si vous prenez bien vos traitements. Terminée la relation médecin-malade, tout comme la liberté de prescription et la liberté d'acceptation du patient.

L'alerte a été donnée par l'excellente revue indépendante *Prescrire* (www.prescrire.org) : « Le monde est en train d'être organisé par les firmes pharmaceutiques ; de la formation initiale et continue des professionnels de santé, de l'information et éducation des malades jusqu'à leur surveillance. » Les grands médias n'ont pas relevé. Peut-être par peur du retrait de la pub par ces généreux industriels...

En fait, le lobbying des labos auprès de la Commission européenne a commencé dès 2001. L'industrie pharmaceutique veut obtenir la surveillance des malades – qui sont avant tout des consommateurs – au prétexte de « l'aide à l'observance des traitements ». Sait-on jamais, au cas où le malade ne prendrait pas sa pilule ou, pire, qu'il veuille arrêter... Hop, un coup de téléphone et gobe ton médoc. Vous imaginez la conversation : « Madame, vos gouttes, il faut les prendre, sinon vous allez mourir dans d'atroces souffrances ! » Un fabricant ne peut pas parler objectivement de ses médicaments. Il y a conflit d'intérêts.

L'autre jour, une dame a fait un scandale aux urgences, car nous avons refusé de lui renouveler un traitement que son généraliste avait arrêté. Son pharmacien avait donné ses coordonnées au labo, qui lui avait téléphoné et expliqué qu'il fallait reprendre le médicament, contre l'avis de son toubib...

L'offensive est d'ores et déjà lancée. Ces dernières années, on a vu se multiplier les campagnes publicitaires de « prévention » – jusque dans les écoles –, en partenariat avec les labos pharmaceutiques, sur le thème : on ne veut que votre bien. Les médecins sont achetés à coups de colloques, de symposiums, de voyages « d'étude », et de copieux repas gastronomiques... Et à l'autre bout de la chaîne, le malade est surveillé, et carrément rééduqué.

Le rapport vantant les mérites de l'automédication, rédigé par deux professeurs et remis au ministre la semaine dernière, sous-entend que les Français ne bouffent pas assez de médicaments. On disait exactement le contraire il y a quelques mois. En fait, la France est le pays qui consomme le plus de médicaments, notamment les anti-inflammatoires en vente libre. Ce qui affole les néphrologues, qui sont confrontés à une augmentation des insuffisances rénales. Ajoutons que probablement plus de 10 % des malades hospitalisés le sont pour des effets iatrogènes (provoqués par les seuls médicaments ou le traitement), et l'on peut se faire une idée de l'ampleur des conséquences de la consommation excessive ou médicalement non contrôlée. Mais qu'importe, la déréglementation est en marche... Et avec elle, de nouveaux problèmes de santé publique, dus à la surconsommation. Et vers qui les gens malades de ces stratégies commerciales se tourneront-ils pour régler ces problèmes ? Vers les médecins formés par les labos et qui leur prescriront d'autres délicieux médicaments...

Et le scandale n'est pas près d'éclater. Comme le souligne le collectif Europe et médicament, l'article de la loi du 4 mars 2002, obligeant les professionnels de santé à déclarer leur conflits d'intérêts éventuels à l'occasion de leurs interventions dans une manifestation publique ou par le biais des médias, attend toujours son décret d'application. Pas question d'une quelconque transparence dans la fructueuse relation entre industrie pharmaceutique et professionnels de la santé.

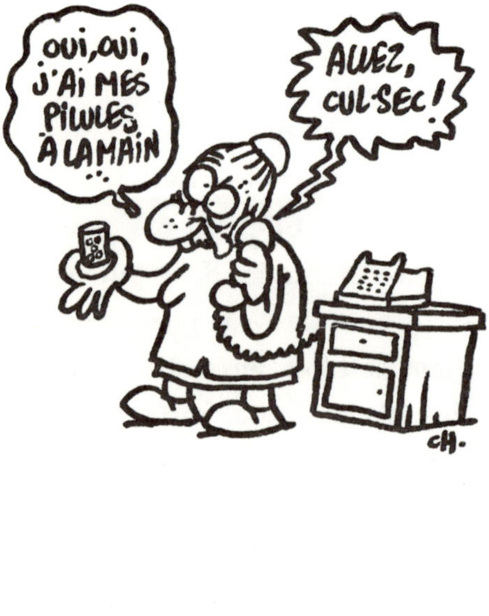
OUI, OUI, J'AI MES PILULES À LA MAIN...
ALLEZ, CUL-SEC !
CH.

LES VIEILLARDS SAUVAGES

24 janvier 2007

Évidemment, qu'il y a des jeunes cons et des vieux cons. Sont-ce les mêmes ? Les faits dont je parle se produisent quasiment tous les jours. C'est comme les maltraitances aux personnes âgées : je ne sais pas si c'est de pire en pire ou si nous sommes plus sensibles qu'avant. En tout cas, il va falloir faire de sacrés progrès. Désormais, le combat sera celui de la qualité du vieillissement.

L'un est très malade et l'autre complètement dément. Un quart d'heure après, deux autres dans le même état. Deux histoires qui, au fond, n'en font qu'une : le nombre des couples de vieux handicapés augmente en flèche.

Les deux premiers ont dépassé les quatre-vingt-dix ans chacun. Elle est là pour une fracture à l'épaule. Elle ne fait que s'occuper de lui, dont la seule activité consiste à regarder la télé en l'appelant, toute la journée, « maman ». Elle le regarde et lui répond en écho : « J'suis pas ta mère, enfin, tais-toi ! » Même dialogue en boucle toute la journée, et aussi la nuit. Comme dans mon hôpital les chirurgiens n'ont plus les moyens de travailler car il ne reste qu'une salle de bloc opératoire, nous avons transféré la dame en clinique. Lui est resté devant une télé en appelant « maman », dans une chambre du service des urgences, en attendant que la clinique nous renvoie sa dame.

Les deux autres sont complètement cinglés. Ils ont failli foutre le feu à l'immeuble plus d'une fois. Ils sont convaincus d'être encore dans les années 1930 et ne se souviennent même pas de ce qui s'est passé au cours des cinq dernières minutes. Toute leur famille a disparu. C'est l'infirmière qui passe les voir une fois par jour qui a alerté les pompiers, car ils ne voulaient pas ouvrir. Ils ont eu un mal fou à entrer : ils avaient barricadé l'entrée. Ils ont dû parlementer pour les emmener à l'hôpital.

L'infirmière de ville nous a expliqué qu'ils refusaient toutes les aides, toutes les visites, et que, la nuit, les voisins n'en pouvaient plus car le vieux tapait dans les murs... L'Assistance publique fait ce qu'elle peut pour ces malades, mais les structures capables d'accueillir un couple de personnes âgées très handicapées sont peu nombreuses et surchargées. Nous les avons gardés à l'hôpital, mais le vieux veut frapper les infirmières et la vieille hurle et crache sur tout ce qui passe à sa portée.

On n'arrive pourtant pas à leur en vouloir. Les équipes sont beaucoup plus compréhensives envers les extravagances de ces malades que vis-à-vis des familles qui lâchent leurs vieux pour récupérer un appartement ou qui les abandonnent à leur sort, comme pour demander à la mort de s'en occuper. Nous faisons d'ailleurs de plus en plus de signalements pour maltraitance sur les personnes âgées.

Parfois, c'est pire, c'est le conjoint qui abandonne l'autre à son sort. Comme cette dame de plus de soixante-dix ans, maquillée comme une voiture volée, qui a décidé de refaire sa vie avec un homme de son âge et de nous laisser son ex, cent ans, grabataire. On a bien essayé de l'engueuler, mais son nouvel amour l'attendait dans la Twingo, moteur allumé, un peu comme dans une sorte de remake de *Sailor et Lula*. Mais cinquante ans après... Elle n'a plus donné signe de vie, et son mari, lui, n'a toujours rien compris : il regarde la télé toute la journée et ne sait même pas que sa femme s'est tirée. Nos assistantes sociales tenteront un miracle, en lui trouvant une maison de retraite.

Il y a aussi ces couples qui se sont haïs toute leur vie et qui continuent, même dans la démence. Julie, quatre-vingt-treize ans, a fait tomber son Lucien, qui s'est cassé le col du fémur. Pour se venger, il lui a collé un coup de canne, lui cassant l'avant-bras. Un petit-fils nous a expliqué qu'ils passaient leurs journées à s'insulter et à se tendre des pièges dans l'appartement... tout en refusant de se séparer ou d'aller en maison de retraite. Ils ont été hospitalisés dans des services différents. Pour leur bien et pour celui des autres.

Ces malades sont très compliqués à gérer et on assiste à un phénomène inquiétant : de plus en plus, les établissements pour personnes âgées acceptent ces malades, mais comme ils n'ont pas forcément d'assistante sociale, au bout de quelques semaines, soit ils nous les renvoient en disant « nous ne pouvons plus rien », soit ils les renvoient chez eux. Et ces vieillards se retrouvent de nouveau aux urgences dans les vingt-quatre heures...

Ce n'est pas pour vous affoler, mais notre tour viendra, forcément... Alors, réfléchissons bien à ce que nous voulons leur offrir. Pour eux, et aussi pour nous.

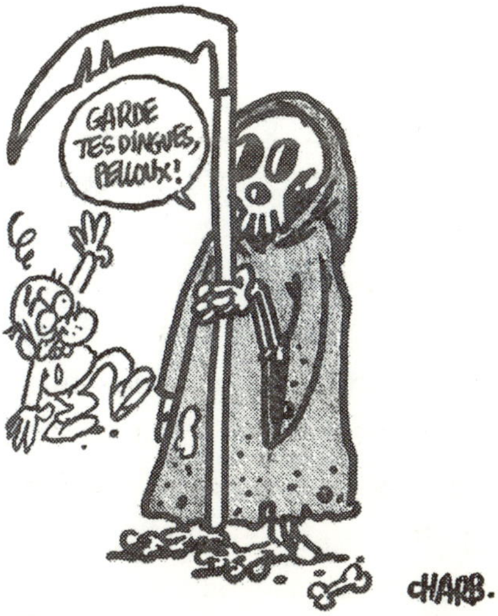

LE VILLAGE D'ASTÉRIX

14 février 2007

Deux jours après cette chronique, j'ai rencontré Philippe Séguin, président de la Cour des comptes, sur le plateau d'Yves Calvi, lors de l'émission « C dans l'air ». Le président a alors réaffirmé que la Cour n'accusait pas les services d'urgences et que « les services d'urgences n'étaient pas là pour faire le travail que les autres ne voulaient pas faire ». C'est pour cette phrase que le conseil de l'ordre me poursuit. Feront-ils un procès au président de la Cour des comptes ?

Quelle triste idée de vouloir se suicider à dix-neuf ans. Cette jolie fille ne broie que du noir derrière ses larmes. Ses parents sont là, une famille aisée et sans problème particulier, jusqu'à la nuit dernière. Ses paupières tombent de sommeil à cause des benzodiazépines piqués à sa mère dans la table de chevet. Elle avait rompu la veille avec son petit ami, qui l'a alors passée à tabac. Son état n'est pas trop grave et elle est sortie après avoir vu le psychiatre, avec tout ce qu'il faut pour être prise en charge. Quelques jours plus tard, les hauts magistrats de la Cour des comptes sortaient leur rapport annuel et stigmatisaient les urgences.

C'est comme ça, les urgences sont à la fois la solution à tous les maux et le coupable de tout.

Selon les critères médicaux de la Cour des comptes, cette jeune fille n'était pas à l'article de la mort et n'avait donc rien à faire aux urgences, comme « plus de 90 % des malades ». Bien.

Alors où aller à 1 heure du matin, pour une mère qui trouve sa fille dans cet état, sinon aux urgences de l'hôpital ou des établissements participant du service public ? L'urgence, ce n'est pas seulement l'arrêt cardiaque ou le polytraumatisme. D'ailleurs la jurisprudence l'a redit à plusieurs reprises : c'est le malade qui détermine si ce dont il souffre relève de l'urgence. Et c'est aux médecins urgentistes de répondre à sa demande, en fonction de leur diagnostic.

Marguerite, par exemple, est arrivée aux urgences pour altération de l'état général. Ces mots ne veulent strictement rien dire, mais résument parfaitement la situation : elle a des problèmes cardiaques, mais pas dramatiques, elle croit être en 1947, elle a des escarres aux pieds et ne peut plus marcher seule, sans compter un handicap dû à une hémiplégie ancienne. Le tout compliqué par une gastro-entérite. Pour les magistrats de la Cour des comptes, elle devrait aller ailleurs qu'aux urgences, en ce dimanche après-midi. D'accord. Mais la voisine n'a pas trouvé de médecin de ville de garde et le SAMU ne pouvait envoyer que les pompiers, car SOS-Médecins était débordé... Alors la voilà aux urgences, où de toute façon elle aurait fini, car elle est seule chez elle.

Et comme l'hôpital n'a plus de moyens – la Cour oublie de dire que 100 000 lits ont été supprimés en douze ans –, au bout de douze heures sur le brancard, elle sera considérée comme hospitalisée et paiera plus de 1 000 euros par jour, avec forfait et franchise voulus par le gouvernement, en dormant dans le couloir des urgences. Marguerite exagère, non ? Elle n'aurait pas dû appeler au secours, elle aurait dû se laisser crever pour faire plaisir aux comptables, aux économistes et aux gestionnaires qui n'ont de cesse que de dégrader le système de santé ! Quinze millions de personnes viennent aux urgences chaque année. Toutes coupables ! Nous coûterions 243 euros par acte, alors que la consultation chez un généraliste libéral de garde de nuit ne coûte que 48 euros (plus de 800 euros selon un autre rapport de juin 2006 sur la permanence des soins, fait par l'IGASS). Les comptables de la Cour oublient de préciser que leur calcul inclut tout le fonctionnement du service, de l'électricité aux salaires des personnels, en passant par tous les examens effectués. La consultation seule, elle, ne coûte que 23 euros.

Heureusement, pour votre sécurité et votre santé, il reste un numéro d'appel et 695 endroits en France où vous pourrez être toujours reçu et aidé. Même si vous êtes un magistrat de la Cour des comptes ou encarté à l'UMP. Car ce pauvre hôpital, comme le village d'Astérix, résiste. Allez, j'y retourne, pour attendre la prochaine attaque de comptables romains.

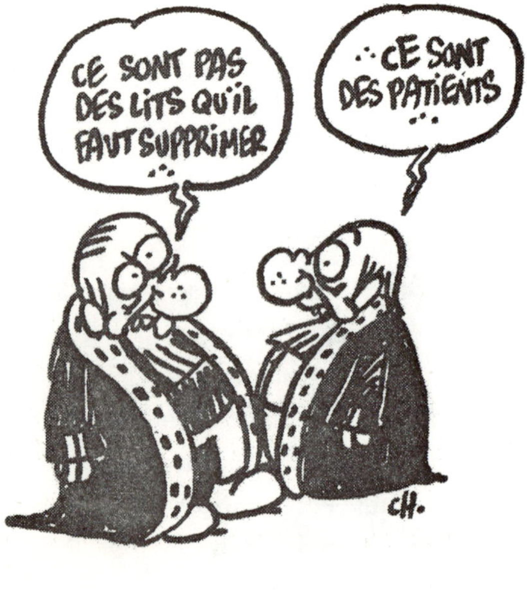
CE SONT PAS DES LITS QU'IL FAUT SUPPRIMER...
...CE SONT DES PATIENTS...
CH.

DEVINE D'OÙ JE T'APPELLE ? DES URGENCES !

21 février 2007

J'imagine que cette chronique aura un air préhistorique dans dix ans, vu la vitesse à laquelle la technologie évolue. Je suis convaincu que ces progrès sont formidables... et qu'ils sont un bien pour ceux qui peuvent se les payer !

Souvenez-vous de l'époque où il n'y avait pas d'ordinateur, pas de téléphone portable, de SMS, de MMS, de chat, de blog ou de numérique... Tous ces objets de consommation, devenus une sorte de prolongement de notre anatomie, ces indispensables objets sans lesquels nous semblerions, pour certains, ringards, marginaux, nuls. Cette haute technologie est entrée partout, modifiant toutes les attitudes, jusque dans la maladie. Mais améliore-t-elle la relation humaine ?

L'autre matin, un homme est mort aux urgences. Son portable sonnait encore. D'où ma réflexion : y a-t-il une vie après la mort à travers le portable ? La boîte vocale personnalisée du défunt vous prie de lui laisser un message avant de vous lancer, tel un appel à une réincarnation, « À bientôt ! »... À l'hôpital, nous ne pouvons plus empêcher l'utilisation des téléphones portables, sauf lorsque le type se met à hurler ou si la sonnerie est tonitruante. La politesse, la civilisation, n'est pas encore couverte par le réseau. À peine allongés sur le brancard, la jambe dans l'attelle, les malades appellent, préviennent. Sauf que, l'autre jour, l'épouse du blessé le croyait à l'autre bout de la France, et non sur un scooter en plein Paris avec sa secrétaire à l'arrière… Les amants trahis par le cellulaire.

Toujours joignable, toujours quelque chose à dire. Parfois, le malade demande des avis aux quatre coins du pays sur son état de santé. Noyé sous un flot d'informations souvent contradictoires, il ne sait plus qui croire, et la technologie censée le rassurer ne fait qu'augmenter son stress.

Les plus sophistiqués consultent Google directement sur leur portable dès qu'ils entendent prononcer à leur sujet le moindre mot médical. Ainsi, ils imaginent le pire, comme le meilleur. Nous avons par exemple le cas de personnes qui ne comprennent pas pourquoi on ne leur fait pas de scanner, alors que « c'est marqué dans Google ». La négociation est alors difficile, même si cela engendre quelquefois des dialogues constructifs.

Mais le pire est apparu avec les appareils photo intégrés au téléphone. Le voyeurisme a alors évolué : on se retrouve confronté à une sort de happy-slapping version hosto. Et il faut négocier avec cet homme qui prend des clichés du personnel et des blessés ensanglantés, ou celui qui a repéré un acteur arrivé aux urgences… Pourtant, tous savent que ça peut finir sur Internet ou même être publié.

Et puis il y l'humanoïde, avec son oreillette téléphonique qu'il garde en permanence, sans doute en attente d'une téléportation prochaine qui lui permettra de rejoindre son vaisseau spatial. Au milieu du couloir des urgences et de toutes les douleurs, il se croit dans *La Guerre des étoiles.* Jusqu'à ce que sa femme l'appelle : « Non, j'ai qu'une entorse, c'est pas grave… Ok, je prends le pain… » Darth Vador finira à la boulangerie de la planète Tatoïne… Et s'il se perd dans l'hyper-espace, sa Twingo avec GPS lui indiquera le chemin qu'il prend depuis dix ans pour rentrer chez lui...

Moins drôle, mais plus positif, le portable se révèle très utile lorsqu'on recueille un malade dans le coma. Presque chaque fois, « papa et maman » sont inscrits dans le répertoire. Cela nous fait gagner du temps et nous permet de joindre plus vite les familles. On a ainsi pu demander à une mère de venir d'urgence à l'hôpital, car ses deux enfants étaient gravement blessés. Ils s'étaient fait agresser : « On voulait leur voler leur téléphone... »

Georges Charpak disait que nous avions les technologies de notre millénaire mais l'état d'esprit des hommes préhistoriques.

N'avons-nous pas gardé aussi leur comportement ?

L'ARMÉE DES OMBRES N'EST PAS MORTE !

Ces chroniques ne sont rien d'autre qu'un voyage dans la beauté cachée d'un instant présent, une imprévisible aventure dans notre époque. Je témoigne dans ce journal, *Charlie Hebdo* – le seul, avec *Le Canard enchaîné*, a être sans publicité –, avec des dessinateurs, des journalistes... C'est un grand réconfort intellectuel de faire partie de cette équipe d'artistes. Chaque semaine, à partir d'un brouillard formé par toutes les informations et émotions qui m'arrivent au quotidien, suivant une discipline austère, en pressant mon cerveau, j'écris. Et je découvre le bonheur subtil de voir mon texte paraître dans *Charlie*. Parfois, quand ça a du mal à sortir, le désespoir me gagne et Gérard Biard réconforte, aide, soutient, conseille... Il met en scène le texte, me rappelle à l'ordre : « Pas plus de 4 000 signes, sinon !... » Quand ça dépasse, il prend avec talent sa tronçonneuse et taille largement dans le texte... Sans laisser de cicatrice !

Puis viennent les dessins de mon frère Charb, parfois de Jul, Luz, Catherine, Tignous ou Riss. En quelques coups de crayon, ils font la synthèse. Je suis très heureux d'être dans ce journal et je découvre toujours leurs dessins avec le même bonheur.

Il n'y a pas de fin à ces chroniques du médecin urgentiste ordinaire que je suis, et cette absence de fin est peut-être un espoir. Espoir que tout continue, que rien ne soit jamais perdu. Même si notre civilisation est en crise, il faut garder la pêche, la patate... et tous les autres fruits et légumes que vous trouverez.

Je tenais à vous remercier de m'avoir lu. J'espère que ça vous a fait rire, car c'est le meilleur remède... À l'idée de tout ce qui nous attend prochainement, je vais avoir beaucoup de chroniques à écrire ! Moi, je retourne à ma table.

Ah, si, une dernière chose encore : je me réveille souvent en me disant que je fais partie des premières générations qui n'ont pas connu la guerre sur notre territoire. Ne l'oublions pas ! Pensons à l'histoire et ne nous contentons pas de ce qu'on a. Rien n'est jamais éternel. Le travail et l'amour restent les valeurs les plus sûres pour construire une civilisation meilleure. Certains l'ont montré tout au long de leur vie avec un courage sans faille Avec Val, Cabu et Jean-Luc Hess, nous étions allés, en novembre 2005, interviewer Raymond et Lucie Aubrac, pour faire un beau cadeau de fin d'année aux lecteurs de *Charlie.* On est resté avec eux toute une après-midi. Ce fut passionnant. Nous étions tous les trois assis en face d'une page de l'histoire contemporaine, en train de papoter autour d'une tasse de thé, tout en nous demandant si, dans la même situation qu'eux, nous aurions été aussi forts, aussi intransigeants, aussi combatifs... J'ai eu beaucoup de peine ce 14 mars 2007, lorsque Lucie Aubrac nous a quittés. Mais sa volonté de se battre pour la liberté, l'égalité et la fraternité reste présente. À eux deux, ils incarnent l'humanisme de ce nouveau siècle : amour, résistance et combat pour la justice.

L'interview, écrite par Jean-Luc Hess et Philippe Val a été publiée le 28 décembre 2005. Je leur avais posé une question : comment ça va ?

Raymond Aubrac : Mes plaisirs sont simples. un bon bouquin, mes enfants et petits-enfants, des amis. Je reste à l'écoute de la société et toujours astreint au travail intellectuel. C'est une résistance ! Je cultive d'autres envies et besoins, mais pas ceux des publicitaires ! Je lis beaucoup de livres, de journaux, je continue mes déplacements en province et mes interventions dans des colloques pour débattre avec les gens. En restant actif le plus possible, « être vieux » ne veut rien dire, même si le physique fait des siennes. La vie continue. J'ai quatre-vingt-dix ans, et j'apprends à me servir d'un ordinateur. Il faut trouver, sans faiblir, des centres d'intérêt nouveaux : vivre et ne pas être contemplatif, mais actif et présent dans une société qui a peur : il faut lutter contre la peur. « N'ayez pas peur » est la meilleure phrase du Vatican et la plus démocratique (rire). Ne pas se laisser aller à la facilité, nous restons passionnés par la vie. Il faut se battre contre l'altération de son propre corps. Nous continuons à nous mobiliser contre les intolérances, le racisme, l'antisémitisme, pour la paix... Même le silence peut être une contestation. C'est cela aussi, résister à la vieillesse : regarder devant. Résister se conjugue toujours au présent.

Lucie : Il faut se mobiliser, se battre et profiter de la vie. Avec Raymond, on discute toujours, et parfois on n'est pas d'accord (rire des deux les yeux dans les yeux...). La vie est une continuité, il faut surtout ne jamais désespérer et savoir oublier les salauds. On ne peut pas toujours haïr, sinon on ne vit plus. J'ai dix petits-enfants et mon bonheur est de savoir qu'ils viennent me voir, que Claire va aux champignons, que sur la terrasse les fleurs sont belles, que les enfants de la prof du collège d'Étampes sont allés la voir à l'hôpital après son agression, que des enfants d'un collège m'ont envoyé une boîte avec le mot « résistance » écrit dans toutes les langues, que des écoliers sont mobilisés pour un collège afghan... Je suis presque aveugle, mais je vois tout. Raymond me lit les journaux, tous les jours. Être vieux n'est pas facile, mais il y a plein de plaisirs nouveaux à conquérir, de combats à mener, de nouveaux savoirs à acquérir, même si vous souffrez d'un handicap. Ce que j'ai fait, tout le monde peut le faire s'il en a envie.

À mercredi prochain...

TABLE

Au cherche midi

ÉMILIE BARRUCAND
Wayanga, Amazonie en sursis

NICOLAS BEAU,
LAURENCE DEQUAY
et MARC FRESSOZ
SNCF : la machine infernale

LINDA BENDALI
et NATHALIE TOPALOV
La France des incapables

LAURENCE BENEUX
et SERGE GARDE
Le Livre de la honte
Les réseaux pédophiles

SOPHIE BÉROUD
Les Robins de bois de l'énergie

CABU
Les Dessins les plus drôles

Duo à l'Élysée

L'Étranger de Cabu

Grossesse nerveuse

Les nouveaux beaufs sont arrivés

Sarko Circus

CAVANNA
Les Pensées de Cavanna

PHILIPPE EVEN
Les Scandales des hôpitaux de Paris et de l'hôpital Pompidou

CLAUDE FRÉMONT
Adieu Sécu

THIERRY GADAULT
et OLIVIER NICOLAS
Les Fossoyeurs des Services publics

GÉBÉ
Anarchie douce

Un dimanche au frais

PASCAL GOBRY
Handicapés : l'enquête interdite

GUY HUGNET
Antidépresseurs, la grande intoxication

INSTITUT PIERRE-MENDÈS-FRANCE
Éthique et démocratie, l'exemple de Pierre Mendès France
Préface de Lionel Jospin

ANNE DE LOISY
Bienvenue en France !

ABDEL MABROUKI
Génération précaire

FRANÇOIS MALYE
Amiante : 100 000 morts à venir

FAWZI MELLAH
Clandestin en Méditerranée

JEAN-PAUL NEY
Souriez, on vous espionne

Dorothée Ramaut
Journal d'un médecin du travail

Iulius Rosner
Dans les coulisses du Rideau de fer
Autopsie d'un régime totalitaire

Mohamed Sifaoui
La France, malade de l'islamisme

Mes « frères » assassins
Comment j'ai infiltré une cellule d'Al-Qaida

Sur les traces de Ben Laden

Lettre aux islamistes de France et de Navarre

Catherine de Silguy
Sagesse de la nature et folie des hommes

Siné
Les Chats

Siné sème sa zone

Serge Tribolet
L'abus de « psy » nuit à la santé

Philippe Val
Vingt ans de finesse

Allez-y, vous n'en reviendrez pas

Allez-y, vous n'en reviendrez pas (la suite)

Bonjour l'ambiance

Bons baisers de Ben Laden

Fin de siècle en solde

No problem !

Le Référendum des lâches

Les Traîtres et les Crétins

Wolinski
Dialogues de sourds

Les Droits de la femme (et de l'homme)

Mes aveux

La Morale

Les Pensées de Wolinski

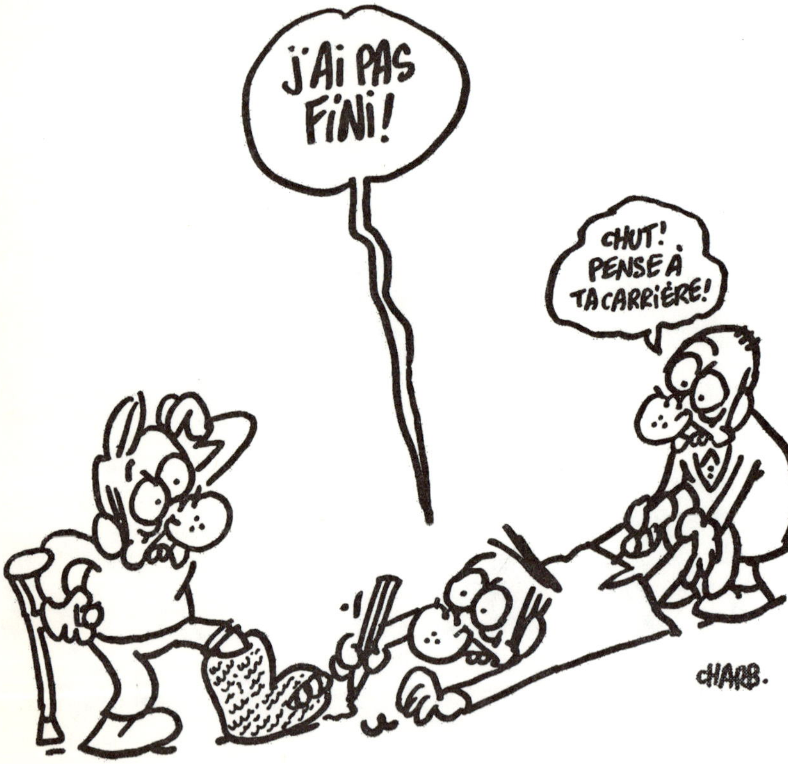

Mis en pages par DV Arts Graphiques à Chartres
Imprimé en France par la Société Nouvelle Firmin-Didot
Dépôt légal : mai 2007
N° d'édition : 896/03 - N° d'impression : 85644
Suite du premier tirage : juin 2007
ISBN : 978-2-7491-0896-4